感染症道場破り

シーズン1

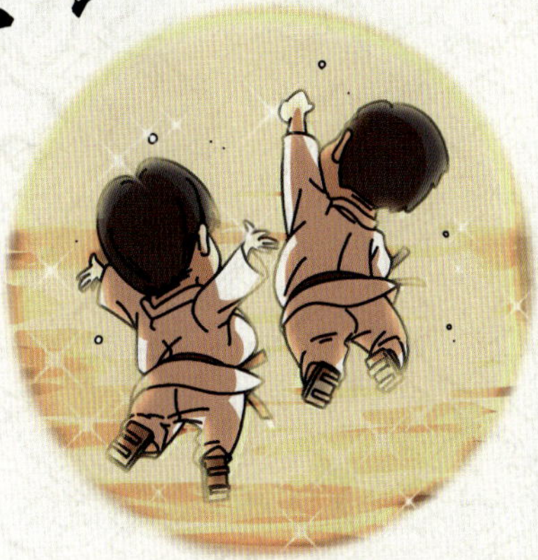

忽那賢志
大阪大学大学院医学系研究科
感染制御学教授

中外医学社

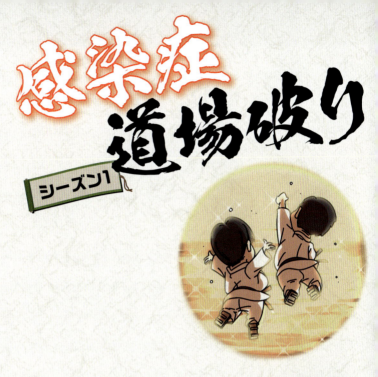

はじめに

この『感染症道場破り』は『症例から学ぶ 輸入感染症 A to Z』という書籍の続編として始まった，私と上村悠の２人が様々な感染症の症例の診断に挑むシリーズです．当時，私は国立国際医療研究センター病院で感染症医として働いていましたが，とにかく珍しい感染症や稀な感染症が大好きな私は，いつか全国を旅しながらその土地土地の感染症を学びたいなあという思いが溢れすぎてしまい，その空想が連載となったものです．マダニ関連の感染症が妙に多いのも，私の思いが溢れすぎているためです．

臨床医が１人で経験できる感染症の症例には限度があります．しかし，全国の優れた臨床医が経験した感染症の症例から学ぶことで，自分が経験できたかのような学びを得ることができます．読者の皆さまも同じように，症例から多くのことを知っていただけたら本望です．稀な感染症のことを全ての臨床医が知っておく必要はないのかもしれませんが，もしかしたらいつか役に立つ日が来るかもしれません．そのような機会があったら，ぜひ私に教えていただけましたら幸いです．

なお，私と上村の冒険は，COVID-19 の登場により一旦休止を余儀なくされましたが，現在は再開しています．「シーズン2」でも皆さまとお会いできることを楽しみにしております．

最後に，空想の旅にお付き合いいただいている上村悠先生に心から感謝申し上げます．

2025 年 4 月　　　　忽那賢志

もくじ

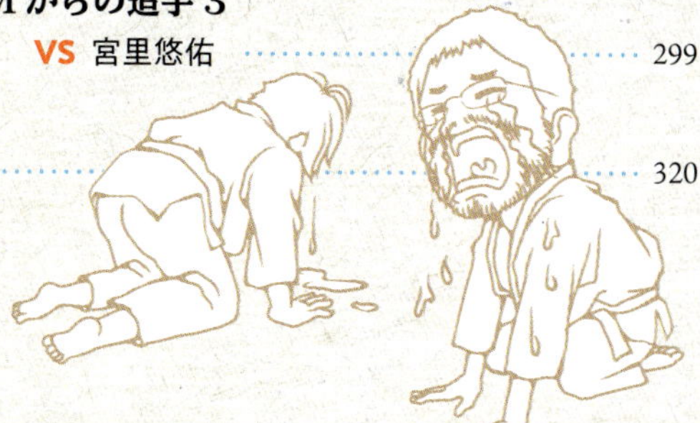

第一話

忽那，旅立ちのとき

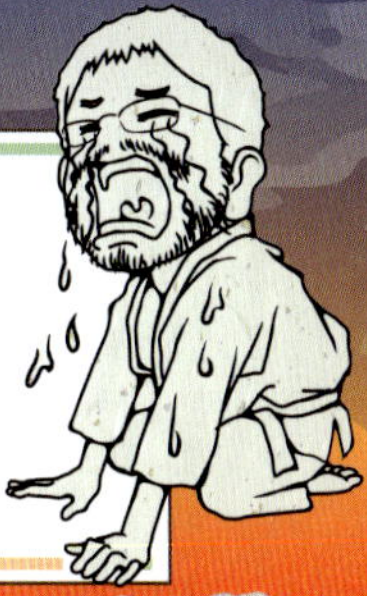

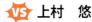

VS 上村　悠
国立国際医療研究センター国際感染症センター*

ある日の国立国際医療研究センターにて……

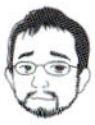
忽那「おい，上村よ」

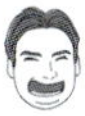
上村「なんですか」

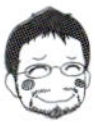
「突然だがオレは今日から道場破りの旅に出ることにした……」

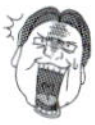
「ど，道場破り？　どうしたんですか急に……．おかしくなっちゃったんじゃないですか？　先生……もしや脳炎ですか？　あ，そうか，先生，マダニ取りにいったりしてるし……ダニ媒介脳炎かッ!?　急いでルンバールをせねばッ！」

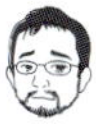
「落ち着け！　オレは正気だ！」

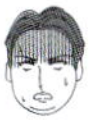
「いや，むしろ正気の方がやばいんですけど！　この平成の時代に，道場破りだなんて……ホントに正気なんですか？」

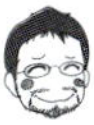
「そう，確かにオレは輸入感染症を極めたかもしれない」

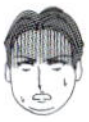
「いや，極めてはないと思うッス」

---

*現所属：
国立健康危機管理研究機構国立国際医療センターエイズ治療・研究開発センター

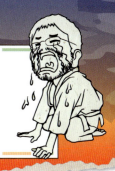

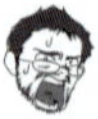
「だが，世の中にはまだまだ診断困難な感染症の症例がたくさんあるに違いない……オレはそういった難しい症例を診断した猛者に症例提示をしてもらい診断力を高めていきたいのだッ！」

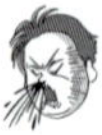
「な，なんて自分勝手な理由なんスか……40 近いオッサンが言うこととは思えないッスね……．そもそも先生，今日当直ですよね？　当直前に病院出ていっちゃダメですよ」

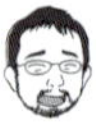
「よく気づいたな，上村．そこでお願いなんだが，当直を代わってくれ．カネなら払う！」

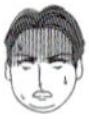
「そうやってなんでもカネで解決しようとする大人の論理……最低ですね！」

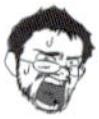
「うるさい！　あの青〇眞先生だって国立国際医療研究センターに勤務されていたときは当時のレジデントに当直を代わってもらっていたんだぞ！」

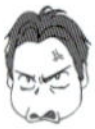
「先生みたいな小物が青〇眞先生のマネをしちゃダメでしょ！」

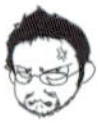
「どうしても当直を代わらないというんだな……よーし，こっちにも考えがある．上村，おまえが最近診断した症例をオレに提示してみろッ！　そしてオレがその症例を診断できたらオレの当直を代わってもらう！　そしてオレは旅立つ！」

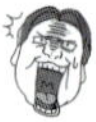
「どこまでも自分勝手なヒトだな！　言ってること無茶苦茶でしょ！」

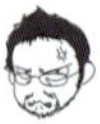
「いいから，早く症例を提示しろッ！」

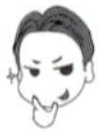
「なんて強引なヒトなんだ……仕方ないなあ……じゃあ先生には診断できないであろうとっておきの症例にするッス．じゃあいきますよ！」

生来健康な 19 歳の男性が発熱と倦怠感を主訴に受診した．X 日に 38℃の発熱，倦怠感が出現したが市販の感冒薬を内服して様子をみていた．X+2 日には発熱が遷延するため近医を受診しインフルエンザ迅速検査を施行されたが陰性であった．この際も解熱薬を処方され経過観察となった．X+5 日にはやや解熱傾向となったが倦怠感が持続するため当院を受診した．

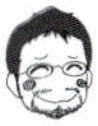
「感冒薬を飲んでいたということは……かぜかッ!?」

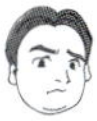
「先生，診断力ゼロですね．かぜというのは『鼻・喉・咳』の 3 症状がだいたい同時期にみられるものですよ．この患者ではそういった症状はありませんよ」

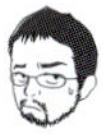
「フッ……冗談だよ……私が気になったのはそういった気道症状の訴えが全くないことだな．それどころか消化器症状，泌尿器症状もない．いわゆるフォーカス不明の発熱というところだ．まずは本当にそうした症状がないのか丁寧に問診したいな．具体的には，

- 悪寒，寝汗，体重減少
- 視覚異常
- リンパ節腫脹（無痛性・有痛性）
- 鼻汁，咽頭痛
- 咳嗽，痰，息切れ
- 嘔気・嘔吐，腹痛，下痢，テネスムス
- 皮疹，潰瘍病変
- 頭痛
- 感覚障害や脱力，精神状態の変化，痙攣などの神経学的症状
- 排尿時違和感，尿道分泌物
- 帯下の増加や性状の変化

などを確認しておきたい」

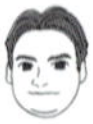
「では review of systems についても提示します」

本症例の review of systems

ROS（＋）：発熱，頭痛，関節痛，筋肉痛
ROS（－）：鼻汁，咽頭痛，咳嗽，嘔気・嘔吐，腹痛，下痢，排尿時違和感，尿道分泌物

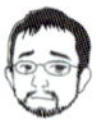
「やはりこれといった局所症状がないな……」

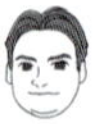
「続けて，既往歴・社会歴ッス」

既往歴としてアトピー性皮膚炎の加療をしていたことがあるが，現在は特に治療をしていない．アレルギー性鼻炎でときどき点鼻薬を使用することがあるという．職業は大学生で，喫煙はなく，アルコールは機会飲酒程度である．

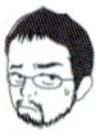
「ふむ……特に取り立てて問題にすべきポイントがあるわけではないが……何か臭うな……上村，何か隠しているなッ！」

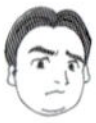
「ぎ，ギクッ！　つ，次は身体所見ッス」

◆バイタルサイン：意識清明，体温 38.3℃，脈拍数 93/分，血圧 98/54 mmHg，呼吸数 18/分，酸素飽和度 98%（室内気）
◆頭頸部：眼球結膜充血（＋） 図1，黄染（－），咽頭部発赤軽度（＋），扁桃腫大（－），表在リンパ節腫大なし

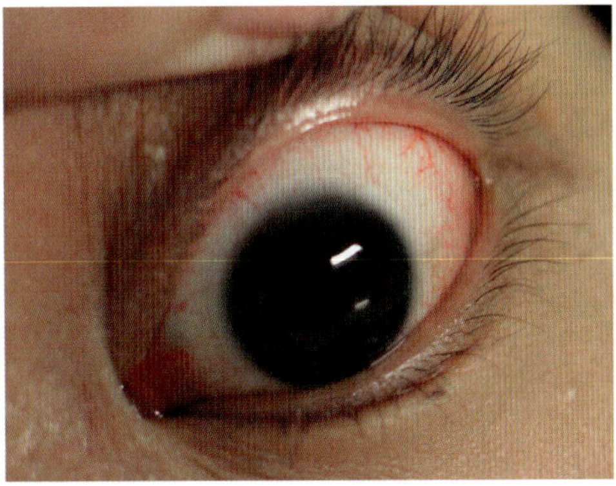

図1 本症例でみられた眼球結膜充血

- ◆胸部：心音整，過剰心音なし，心雑音なし，呼吸音清
- ◆腹部：平坦・軟，圧痛（−），反跳痛（−）
- ◆背部：肋骨脊柱角（CVA）叩打痛（−）
- ◆四肢：関節腫脹（−）
- ◆皮膚：両肘関節内側に皮膚乾燥（＋），その他に皮疹（−）

「ないな……やはりない……」

「何がですか？」

「フォーカスだよ！　発熱のフォーカスを示唆する症状・身体所見がまったくないじゃないか！」

「ほ〜ん」

「こうしたフォーカスがない場合に考えないといけない疾患としては 表1 のような感染症がある．もちろん感染症以外の疾患でも局所所見の乏しい発熱を呈するが，このケースのような急性経

表1 フォーカスがはっきりしない発熱を呈する感染症の例

種類	感染症
血流感染症	感染性心内膜炎
肝胆道系感染症	胆管炎，肝膿瘍
泌尿器系感染症	腎盂腎炎，急性前立腺炎
消化管感染症	キャンピロバクター腸炎の初期
輸入感染症	マラリア，デング熱，腸チフス，レプトスピラ症，リケッチア症，A 型肝炎など
節足動物媒介感染症および人畜共通感染症	SFTS，リケッチア症，*Borrelia miyamotoi* 感染症など

SFTS：重症熱性血小板減少症候群

過の発熱ではまずは感染症を考えたいところだな」

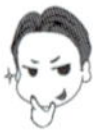

「ふーん．勉強になるッス（鼻ホジホジ）」

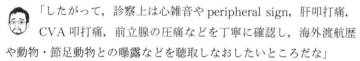

「したがって，診察上は心雑音や peripheral sign，肝叩打痛，CVA 叩打痛，前立腺の圧痛などを丁寧に確認し，海外渡航歴や動物・節足動物との曝露などを聴取しなおしたいところだな」

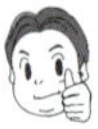

「ほほう……では提示しましょう」

海外渡航歴としてマレーシアのボルネオ島にX−10日からX−3日まで滞在していたという．旅行の形態はバックパック旅行で，ボルネオ島の中でもクチン，コタキナバル，シブを訪れたという．現地での節足動物との曝露については覚えていない．

ペットは飼っておらず動物曝露もないという．

身体所見上，心雑音や peripheral sign，肝叩打痛，CVA 叩打痛，前立腺の圧痛の所見はみられなかった．

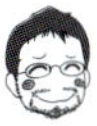
「ほら～，やっぱり海外渡航歴があった！　この勝負，もらった！」

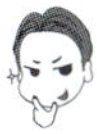
「フッ……海外渡航歴があるからといって，輸入感染症とは限りませんよ！」

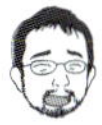
「その通り．たまにはいいことを言うな，上村．海外渡航歴はしばしば目くらましになるので注意が必要だ．しかし，この場合は『フォーカスがはっきりしない発熱を呈する感染症』の中で他にしっくりくる疾患がないので，まずは海外渡航歴から鑑別を考えていきたいところだな」

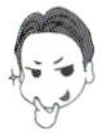
「先生，自分が輸入感染症の専門だからって他から目をそらそうとしてませんか？」

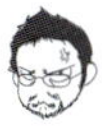
「うるさいッ！　輸入感染症の診断のキーポイントは①渡航地，②潜伏期，③曝露歴の 3 つだッ！　まず渡航地だが，マレーシアは東南アジアだから GeoSentinel のサーベイランス[1)]によると，帰国後の発熱疾患として多いのはデング熱，マラリア，チクングニア熱，腸チフス・パラチフス，レプトスピラ症だな 図2 ．それ以外には東南アジアではツツガムシ病などのリケッチア症もときどき報告されて

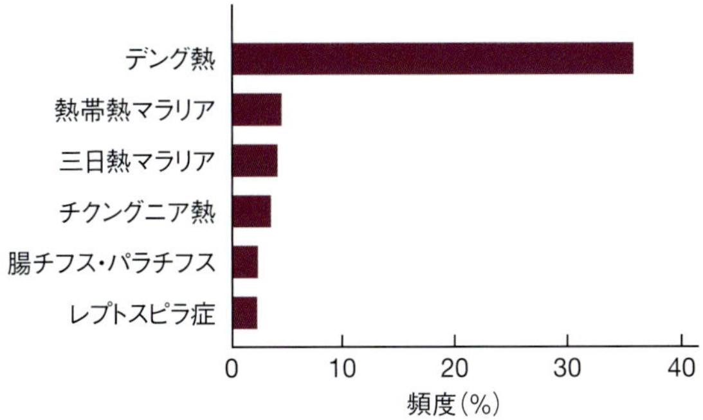

図2 東南アジア渡航後に発熱で受診した患者（1,818 人）の最終診断（文献 1 より引用）

いる」

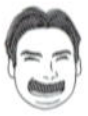

「まあ頻度が高いからといってその中に最終診断があるとは限りませんけどね」

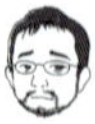

「さらに潜伏期からすると，この患者はX－10日からX－3日まで渡航しX日に発症していることから，マレーシアで感染したとすると潜伏期が3～10日の感染症ということになる」

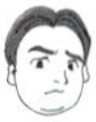

「それがどうかしたんですか」

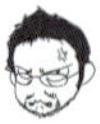

「バカヤロウ！　輸入感染症は潜伏期で分けて考えると鑑別を絞りやすくなるんだろうが **表2** [2]！　名著『症例から学ぶ 輸入感染症 A to Z ver. 2』（中外医学社）で教えたことを忘れたのかッ」

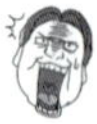

「そうでした……大絶賛発売中の『症例から学ぶ 輸入感染症 A to Z ver. 2』で確かに学びました……」

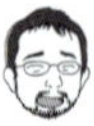

「というわけで鑑別診断としては，腸チフスやマラリアは潜伏期としてはやや長すぎるということになり，可能性としてはやや下がるだろう．デング熱，チクングニア熱，レプトスピラ症，リケッチア症は十分ありえるな」

表2 潜伏期別にみた輸入感染症

潜伏期 10日未満	潜伏期 10～20日	潜伏期 30日以上
デング熱 チクングニア熱 ジカ熱 ウイルス性出血熱 旅行者下痢症 黄熱 リケッチア症 インフルエンザ レプトスピラ症	マラリア（特に *P. falciparum*） レプトスピラ症 腸チフス 麻疹 トリパノソーマ症 ブルセラ症 トキソプラズマ症 Q熱	マラリア 結核 ウイルス性肝炎（A, B, C, E） Mellioidosis 急性HIV感染症 住血吸虫症 フィラリア症 アメーバ肝膿瘍 リーシュマニア症

（文献2を参考に作成）

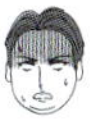
「ぐぬぬ……」

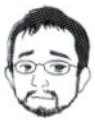
「さらに曝露歴を丁寧に聴取することで診断に近づくことができる．先ほどの鑑別診断から考えれば，蚊やマダニの曝露，淡水曝露について聴取しておきたいな」

現地では蚊に何度か刺されたことを記憶している．マダニの曝露については覚えがない．現地での宗教儀式に興味本位で参加し，10 分ほどため池に肩まで浸かったという．

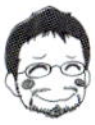
「蚊の曝露と淡水曝露……要チェックや！」

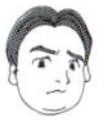
「曝露があるからといって必ずしもその病気とは……」

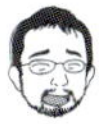
「そういうわけで，海外渡航歴からはデング熱，チクングニア熱，レプトスピラ症が鑑別診断としては上位に来るな……あとは一応，ジカ熱も鑑別に残しておくか．ここまでのプロブレムリストと鑑別診断を整理してみるか」

プロブレムリスト

#1　マレーシア・ボルネオ島帰国後の発熱（潜伏期 3〜10 日）
　#1-1　比較的徐脈
　#1-2　頭痛・関節痛
#2　眼球結膜充血
#3　アトピー性皮膚炎の既往
#4　淡水曝露歴
#5　蚊刺咬歴

鑑別診断

デング熱・チクングニア熱・ジカ熱
レプトスピラ症
リケッチア症

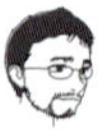
「これらの鑑別に必要なのは……末梢血，生化（特に肝機能・腎機能・電解質），尿検査・尿沈渣だな．デング熱やチクングニア熱では白血球と血小板が低下していることが多く，レプトスピラ症では CK 上昇，腎障害がみられることがある」

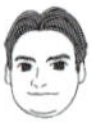
「では検査結果を示します」

◆血液検査：WBC 14,450/μL，RBC 487×10^{4}/μL，Hb 14.5 g/dL，Hct 42.9%，Plt 22.9×10^{4}/μL，CRP 30.6 mg/dL，Alb 3.4 g/dL，AST 21 IU/L，ALT 13 IU/L，LDH 230 IU/L，CK 352 IU/L，ALP 209 IU/L，γ-GTP 15 IU/L，BUN 32.4 mg/dL，Cre 2.93 mg/dL，Na 136 mEq/L，K 3.7 mEq/L，Cl 95 mEq/L，T-bil 1.4 mg/dL
◆尿検査：白血球 2+，潜血 1+，蛋白 2+
◆尿沈渣：白血球 20〜29/HPF，細菌（−）

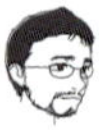
「脱水の所見が乏しいわりに，腎機能が悪いな……．これは入院が必要そうだ．デング熱やチクングニア熱にしては白血球減少・血小板減少がない．特にCRP 30 mg/dLという値でデング熱はありえないだろう」

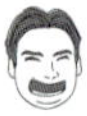
「でたッ，CRP 厨！　先生のようなCRPに寄り添った診療のことをCOM（CRP Oriented Medicine）って言うんですよ」

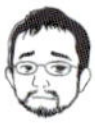
「うるさいッ！　COMでも構わんッ！　さらに，この検査結果で注目したいのは，尿検査の結果だな．蛋白や膿尿が出てい

る……これはレプトスピラ症でみられやすい所見だ．そうすると腎障害の説明もつく」

「ごくっ……」

「わかった……診断はレプトスピラ症だ！　保健所に連絡して血清と尿のPCRと血清のMAT法を依頼すべしッ！　治療はセフトリアキソンだが，この場合はリケッチア症も完全に否定はできないから，自分ならドキシサイクリンも加えておくだろうな」

血清PCRでは*Leptospira interrogans*が陽性，またMAT法でもペア血清で血清型*Hebdomadis*が陽性となりレプトスピラ症と診断された．

最終診断

レプトスピラ症

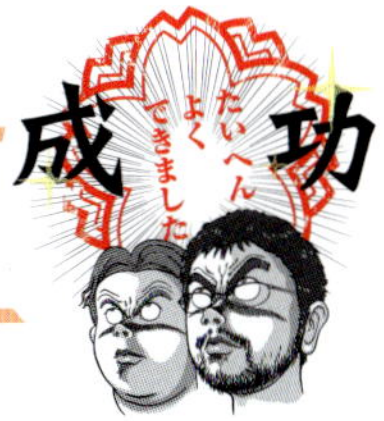

「ま，まさかこの症例が診断されるとは……」

「輸入感染症でオレに挑むとは1ヵ月早かったな．約束通り，当直は代わってもらうぞ！」

「忽那先生……私も全国道場破りの旅に連れて行ってください！」

「なにッ！　なんだこの少年ジャンプみたいな展開はッ!?」

「私も全国の診断困難な症例に挑んでみたいんですッ！」

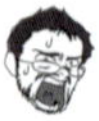
「断る！　なんか面倒そうだから断るッ！」

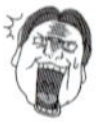
「そこをなんとか！」

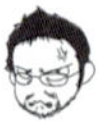
「ダメだッ！　なんとなくダメッ！」

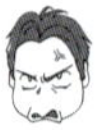
「わかりました……そういうことを言うなら，先生が当直を後輩に無理やり押し付けようとしたことをボスのO先生に言いつけますよ」

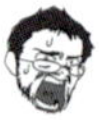
「なッ……それだけはやめろッ！　いや，どうかやめてくださいッ！　クソッ……上村，卑怯なりッ！」

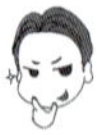
「フッフッフ……そういうわけで，先生が当直をこなした後に，ちゃんと休日を使って旅に出ましょう．まずはどこに行くんですか？」

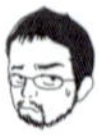
「くッ……仕方ない……勝手に付いてこい．まずは佐久だ，長野県佐久市にいるという猛者に会いにいくぞッ！」

解説

レプトスピラ症は病原性レプトスピラによる人獣共通感染症である．病原性レプトスピラはげっ歯類などの動物の尿中に排泄され，人はレプトスピラに汚染された水から経皮的または経粘膜的に感染する．

日本国内の都市部におけるレプトスピラ症の症例はネズミの尿への直接曝露や，農業など職業に関連した曝露が原因による事例が多い[3)]．一方で，海外で感染したと考えられる輸入感染症としてのレプトスピラ症はカヌー，ウインドサーフィン，水泳，水上スキーといったウォータースポーツに関連した淡水曝露が原因と考えられる事例が多いとされる．提示した症例は宗教儀式に参加するためにため池に浸かったことがレプトスピラ菌に感染した原因と考えられた．旅行者におけるレプトスピラ症は，ネズミとの直接曝露が原因であることは少なく，淡水曝露が原因となっていることが多いため，淡水曝露歴を聴取することが診断の上で重要である．

参考文献

1) Leder K, Torresi J, Libman MD, et al. GeoSentinel surveillance of illness in returned travelers, 2007-2011. Ann Intern Med. 2013；158：456-68.
2) Spira AM. Assessment of travellers who return home ill. Lancet. 2003；361：1459-69.
3) Kutsuna S, Kato Y, Koizumi N, et al. Travel-related leptospirosis in Japan：a report on a series of five imported cases diagnosed at the National Center for Global Health and Medicine. J Infect Chemother. 2015；21：218-23.

第二話

佐久の青いイナズマ

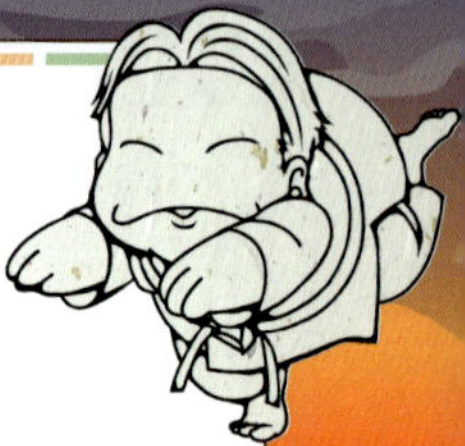

VS 嶋崎剛志
佐久総合病院総合診療科*

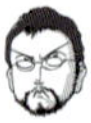
忽那「ここが長野県佐久市の佐久医療センターか……めっちゃ寒いな……」

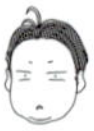
上村「ええ……けっこう冷えますね……でも寒いのは柔道着を着てるからじゃないですかね……」

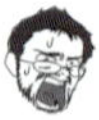
「バカヤロウ！　これを着ないと道場破りの気分が出ないだろ！　よし，じゃあ行くぞ．たのも～！　道場破りであるッ！誰かおらぬかッ！」

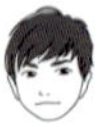
嶋崎「何奴！　ムムッ……そのヒゲ面……その柔道着……そしてこの平成の世に道場破りなどという時代錯誤な行動……貴様，神経梅毒だなッ！」

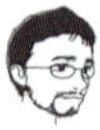
「ほほう……柔道着を着た太った中年２人組を見て神経梅毒を疑うとは，お主，なかなかできるな！　だが残念ながら，オレは MSM（men sex with men：男性と性行為を行う男性）でもないし神経梅毒でもないッ！　正気で道場破りをやっているんだッ！」

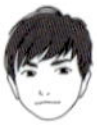
「バカな……正気だと……ますます怪しいヤツめッ！」

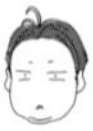
「ですよね～」

---

*現所属：佐久医療センター救急科

JCOPY 498-02156

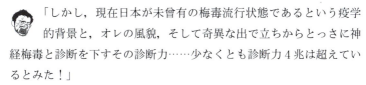

「しかし，現在日本が未曾有の梅毒流行状態であるという疫学的背景と，オレの風貌，そして奇異な出で立ちからとっさに神経梅毒と診断を下すその診断力……少なくとも診断力 4 兆は超えているとみた！」

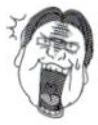
「なんなんですか，急に出てきたその診断力とかいう概念は？しかもケタが異常に大きいんですけど」

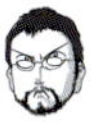
「上村，うるさいッ！　嶋崎とやら，相手にとって不足はない．さっそくオレに症例を呈示してみろッ！　そしてオレが見事に診断できたら病院の看板をもらって行くッ！」

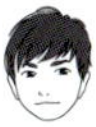
「な，なんて自分勝手なヤツだ……」

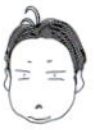
「ですよね～」

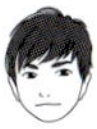
「仕方ない……貴様らにはとうてい診断できぬだろうが，私のとっておきの症例を呈示してやろう」

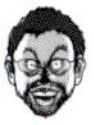
「しゃらくさいわッ！」

2 型糖尿病，脂質異常症を基礎疾患に持つ 60 歳代男性が発熱，頭痛，関節痛を主訴に受診した．受診当日の朝 8 時ごろから頭痛を自覚していたが，昼ごろには 39℃の発熱も出現したため，市販の感冒薬を内服したが改善せず 17 時ごろに当院救急外来を受診した．受診時にも 39℃の発熱があり，間欠的ではあるが NRS（Numerical Rating Scale）で 10/10 程度の拍動性の後頭部痛を自覚していた．

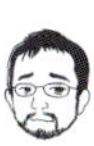
「発熱，頭痛，関節痛か……」

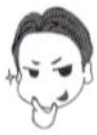
「インフルエンザですかね」

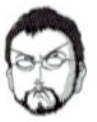
「上村，貴様の診断力は3だ」

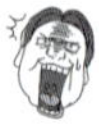
「さ，3？　嶋崎先生が4兆で僕がたったの3ですか!?」

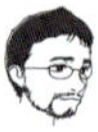
「前回の上村が呈示した症例もそうだったが，今回の症例も発熱・頭痛・関節痛という全身症状を呈している一方で，咳嗽や咽頭痛，鼻汁といった気道症状がないようだ．このような場合はインフルエンザや風邪は考えにくいだろう」

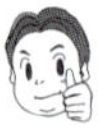
「そうでしたね．でもこの『頭痛』はホントによくある全身症状として捉えていいんでしょうか．10/10の頭痛って言ってますよ」

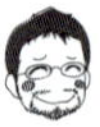
「なかなか鋭いな，上村．そう，たしかにこの症例では強い頭痛を訴えており，発熱疾患に随伴する頭痛だけでなく髄膜炎も鑑別として考えるべきだろうな」

既往に2型糖尿病（受診1ヵ月前のHbA1c 6.1），脂質異常症があり，シタグリプチン100 mg，フィノフィブラート80 mgを常用薬として内服している．現在も喫煙しており，1日20本を40年続けている．アルコールも焼酎を1日に2～3合（日本酒で3～5合/日）飲むという．そば，ピーナッツにアレルギーがあり蕁麻疹が出るという．

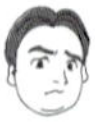
「大酒家で，そばとピーナッツにアレルギーか……」

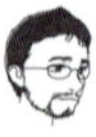
「どうした，上村．なにか重要なことに気づいたか」

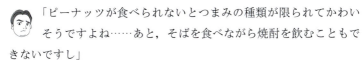

「ピーナッツが食べられないとつまみの種類が限られてかわいそうですよね……あと，そばを食べながら焼酎を飲むこともできないですし」

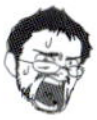

「そうだな……確かにそばと焼酎の組み合わせは最高だからな．だがとりあえず今はそれは置いておこうか……それよりも，糖尿病のコントロールは比較的良いようだな．糖尿病患者では気腫性腎盂腎炎，気腫性胆囊炎，ムーコル症など特定の感染症のリスクが高くなるが，この症例ではこれらの疾患は考えなくてもよいかもしれんな」

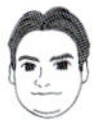

「それ以外にも糖尿病患者では，高血糖による免疫反応の障害，血流障害，感覚障害などによって免疫不全が起こるとされていますね[1]．糖尿病性足壊疽など，糖尿病患者で起こりやすい感染症については特に意識しておきたいところです」

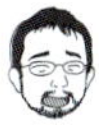

「喫煙者，大酒家であるという点は肺炎のリスクになる．これらの感染症を意識して ROS（review of systems）の聴取や，身体所見を取る必要があるな」

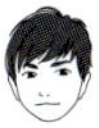

「他に病歴について追加で訊きたいことはあるか？」

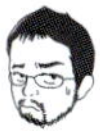

「渡航歴……海外渡航歴はないのか？」

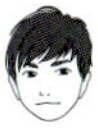

「ない！」

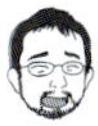

「そうか……じゃあギブアップ！」

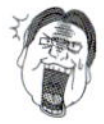

「先生，いくら輸入感染症が専門だからって海外渡航歴がないと診断もできないんですかッ」

「上村，冗談だ．あとは性交渉歴，食事摂取歴も確認させてくれ！」

「性交渉は妻とだけだが，1年はしていないとのことだ．食事摂取については，最近生ものは食べておらず，イノシシなど特殊なものも食べていない」

「特に診断につながるような情報はないですね……」

「では続けるぞ」

本症例の review of systems

ROS（＋）：発熱，頭痛，関節痛
ROS（－）：咳嗽，咽頭痛，鼻汁，痰，嘔気・嘔吐，腹痛，下痢，排尿時痛

◆入院時身体所見：身長 162.5 cm，体重 47.4 kg，BMI 17.95
◆バイタルサイン：体温 39.1℃，脈拍数 110 回/分，血圧 123/78 mmHg，SpO_2 96%（室内気），呼吸数＜20 回/分
◆頭頸部：結膜・口腔・リンパ節に異常所見（－）
◆胸部：肺音・心音に異常所見（－）
◆腹部：Murphy・McBurney 含め異常所見（－）
◆体幹：CVA 叩打痛（－）
◆神経：髄膜刺激徴候（－），神経学的異常（－）
◆四肢：足先に潰瘍形成なし，皮疹なし

「先生，肺炎を疑ってましたけど，全然肺炎っぽくありませんね！（ニヤリ）」

表1 フォーカスがはっきりしない発熱を呈する感染症の例

血流感染症	感染性心内膜炎
肝胆道系感染症	胆管炎，肝膿瘍
泌尿器系感染症	腎盂腎炎，急性前立腺炎
消化管感染症	キャンピロバクター腸炎の初期
輸入感染症	マラリア，デング熱，腸チフス，レプトスピラ症，リケッチア症，A型肝炎など
節足動物媒介感染症および人畜共通感染症	SFTS，リケッチア症，*Borrelia miyamotoi* 感染症など

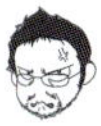
「うるさいッ！　肺炎どころか，フォーカスを示唆する所見がないな……」

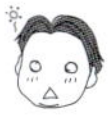
「髄膜炎を疑っていましたが，項部硬直などの髄膜刺激徴候もはっきりしないんですね……」

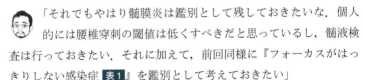

「それでもやはり髄膜炎は鑑別として残しておきたいな．個人的には腰椎穿刺の閾値は低くすべきだと思っているし，髄液検査は行っておきたい．それに加えて，前回同様に『フォーカスがはっきりしない感染症 **表1**』を鑑別として考えておきたい」

血液検査ではCRPの軽度上昇を認める以外は特に異常値はなかった．尿検査でも異常所見はなく，髄液検査も行ったが，細胞数の増加を含め異常所見はなかった．

胸部X線でも肺野の浸潤影や心拡大はなく，頭痛の精査のために頭部CTを撮影したが器質的な異常はなかった．

髄膜炎は否定的と考えられたが，頭痛の改善がなく経過観察のために入院となった．入院後も39℃台の発熱が継続したが，アセトアミノフェンの内服で頭痛は改善し就寝した．入院6時間後（午前2時）にナースコールがあり，看護師が訪室すると，ベッド上に座位になり，ルート抜去，脱衣，シーツの上に吐物があった．会話は可能で指示も入るが歩行は不安定であり，ポータブルトイレに大量の水様便があった．朝方までに10数回の排便があり，徐々に便意は消失した．

翌朝の身体所見では，体幹部から大腿にかけて入院時にはみられなかった点状出血が出現していた．バイタルサインは体温39.6℃，脈拍数110回/分，血圧105/79 mmHg，SpO_2 83%（室内気）であった．入院２日目にも血液検査を行ったところ以下のような結果であった．

◆血液検査：WBC 700/μL，RBC 345×10^4/μL，Hb 13.0 g/dL，Hct 36.9%，Plt 1.2×10^4/μL，CRP 22.5 mg/dL，Alb 2.2 g/dL，AST 162 IU/L，ALT 38 IU/L，LDH 682 IU/L，CK 1,383 IU/L，ALP 185 IU/L，γ-GTP 73 IU/L，BUN 17.4 mg/dL，Cre 1.97 mg/dL，Na 133 mEq/L，K 3.0 mEq/L，Cl 102 mEq/L，T-bil 2.1 mg/dL，PT-INR 2.34，APTT 26.4，FDP 184 μg/mL，D-dimer 47 μg/mL

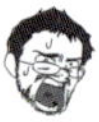
「な，なにいいいぃ！　前日までほぼ正常だった血液検査が，翌日にはめっちゃ荒れているじゃないか！」

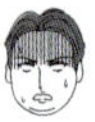
「入院１日目の夜から嘔吐・下痢が出現していますし，SpO_2の低下，点状出血の出現など新たな症状も出てきていますね」

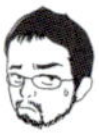
「なにがなんだかわからんな……」

第２病日に胸腹部造影CTを撮影したが，脾臓低形成の所見と，胃幽門～空腸，上行結腸，直腸および胆嚢に浮腫性変化がみられたのみで，感染症のフォーカスとなるような膿瘍などはみられなかった．

肺炎球菌などによる電撃性紫斑病などが疑われたため末梢血の

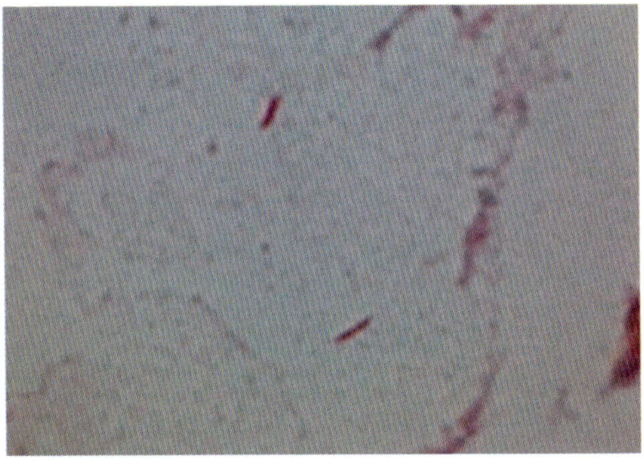

図1 本症例の末梢血のグラム染色像

グラム染色を行ったところ以下のような菌が観察された 図1.
なんらかのグラム陰性菌による重症感染症が疑われメロペネムと
アミカシンの投与が開始された.

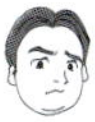

「血液培養が陽性になったものではなく，末梢血をそのままグラム染色して菌がみえるとは……いわゆる overwhelming post-splenectomy infection（OPSI）のような病態でしょうか」

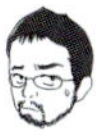

「たしかに腹部CTでも脾臓低形成の所見があったし，点状出血も出ているし，OPSI による電撃性紫斑病なのかもしれないな」

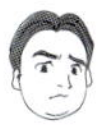

「でもグラム陰性桿菌のように見えますね．OPSI を起こす肺炎球菌はグラム陽性球菌だし，髄膜炎菌はグラム陰性球菌ですよね」

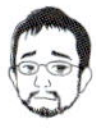

「しかも，このグラム染色像はグラム陰性桿菌だが，典型的な腸内細菌科のように太くはなく，細長いな」

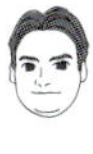

「そうすると，ブドウ糖非発酵菌ということでしょうか．緑膿菌や *Stenotrophomonas maltophilia*, *Burkhordelia cepacia* とかですか？」

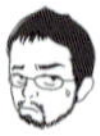
「いや，これらのブドウ糖非発酵菌は通常，病院内感染症で問題になる微生物であり，カテーテル関連尿路感染症や人工呼吸器関連肺炎，カテーテル関連血流感染症などの特定の臓器やデバイスに感染するものだ．本症例は明らかな医療曝露はなく，これらのブドウ糖非発酵菌による感染症を起こすリスクは極めて低いといえるだろう」

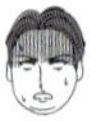
「だったら何なんですか，この菌は！」

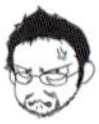
「落ち着け！　フォーカスを伴わないグラム陰性桿菌菌血症を呈する微生物を考えれば自ずとわかるはずだッ！」

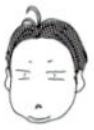
「先生のあげたリスト **表1** だと，腸チフスくらいしかないんですが……腸チフス菌って腸内細菌科ですよね．国内発症も稀ですし……こんなに劇的な経過をたどることもないですよね」

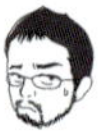
「そ，そうだな……．一応，これまでのプロブレムリストをまとめてみるか」

プロブレムリスト

#1　細長いグラム陰性桿菌による敗血症
　#1-1　白血球減少，血小板減少
　#1-2　肝機能障害
　#1-3　急性腎不全
　#1-4　DIC
　#1-5　高 CK 血症
#2　2 型糖尿病
#3　大酒家，喫煙者
#4　脾臓低形成

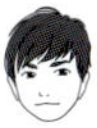
「それでは最終診断を言ってもらおうか」

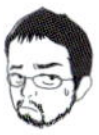
「ぐぬぬ……，あ，そうだ，たしか鼠咬症の起炎菌ってグラム陰性桿菌じゃなかったっけ．*Streptobacillus* なんたらっていう菌だったはず」

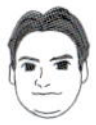
「でもネズミに噛まれたというエピソードもないですよ」

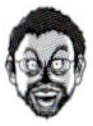
「いや，噛まれてるはずだッ！　佐久は田舎だからネズミがたくさんいるはずッ！」

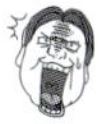
「先生，佐久市民に訴えられますよ」

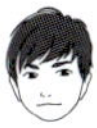
「それが最終診断でいいんだな」

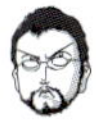
「うむッ，鼠咬症に違いないッ！」

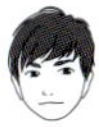
「フッ……それでは同定結果を示すことにしよう」

その後，患者はICUに入室しカテコラミン投与などが行われたものの，徐々にショック状態を離脱し，第32病日に退院となった．

第12病日に血液培養で，*Capnocytophaga canimorsus* と同定された．また他施設で行われた16SrRNA遺伝子シークエンス解析により，*Capnocytophaga canimorsus* と確定された．

最終診断

Capnocytophaga canimorsus による敗血症

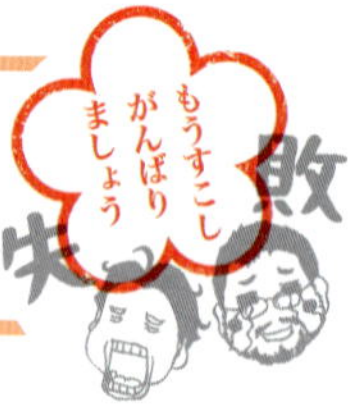

「*Capnocytophaga* だとッ？　動物曝露があったなんて情報はなかったじゃないかッ！」

「それは貴様が訊かなかったからだ．本症例はイヌを飼っており，受診１週間前に飼い犬に手を噛まれたというエピソードがあったのだ」

「ぐぬぬ……確かにこの症例は大酒家……脾臓低形成もある……リスクファクターが揃っていたわけだな……」

「*Capnocytophaga* ってカプチーノっぽくておいしそうな名前ですね．なんなんですか，この菌は」

「イヌやネコの咬傷によって起こる感染症だが，まさかこの症例がそうだったとは……」

「残念だったな」

「クッ……今後は『フォーカスを伴わない感染症』や『脾機能低下でリスクが高くなる感染症』のひとつとして *Capnocytophaga* 感染症を鑑別に加えるべきだな……OPSI を疑い末梢血のグラム染色を行うという判断も見事だ……．診断はできなかったが，非常に教育的な症例であり勉強になった……礼を言うぞ，嶋崎とやら」

「道場破り，失敗したのに何故か上から目線ですね，先生」

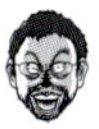

「まだまだ修行が足りなかったな……さっそく次の道場に向かうぞ！　次は武蔵野だッ！」

解説

Capnocytophaga canimorsus は通性嫌気性グラム陰性桿菌であり，発育が遅く好二酸化炭素性であることが特徴である（*Capnocytophaga* は capnophilic に由来）．本症例のようにグラム染色では細長く見える．イヌやネコの口腔内の常在菌であり，これらの動物の咬傷や掻傷によって感染する[2)]．

オランダの報告では頻度は 0.67 件/100 万人と稀であり，高齢の男性に多く，無脾症，肝硬変，大酒家など特定の免疫不全者でリスクが高いとされる[2)]．致死率は 30%前後と高く，特に免疫不全者で高い．日本では 1993 年以降 2012 年までに，9 死亡例を含む 37 例が確認されている **表 2** [3)]．

臨床症状としては，急性経過の発熱，血圧低下，紫斑，急性腎不全，意識変容などを伴った敗血症が 41%と最も多く，髄膜炎（13%），蜂窩織炎（11%），呼吸器感染症（7%）などを呈することもある[4)]．

診断は培養検査に基づくが，前述のように発育が遅いため培養陽性になるまでに時間を要する．血液培養では陽性までに平均 6 日（1～14 日）かかるとされており[5)]，本感染症を疑った場合には，細菌検査室に伝えて培養検査を延長してもらう必要がある．ときに末梢血や buffy coat のグラム染色で菌が観察できることもある（特に無脾症や脾臓低形成患者で）．

治療についてはエンピリックにはタゾバクタム/ピペラシリン，セフトリアキソン，セフタジジム，セフェピムが推奨されている．感受性検査判明後は de-escalation を行う．

特にリスクの高い免疫不全者などには，イヌに噛まれた後にアモ

表2 本邦における *C. canimorsus* 感染症報告症例

発生年	年齢	感染源	感染経路	主な臨床症状	予後	既往
2002	90歳代	ネコ	咬傷・掻傷	意識障害	死亡	糖尿病, 肝硬変
2004	60歳代	ネコ	掻傷	敗血症	死亡	不明
2005	40歳代	ネコ	咬傷	敗血症	不詳	不明
2006	70歳代	イヌ	咬傷	敗血症・DIC	回復	なし
2006	60歳代	不明	不明	敗血症	死亡	なし
2007	70歳代	イヌ	咬傷	敗血症・髄膜炎	回復	不明
2007	50歳代	ネコ	掻傷	敗血症・嘔吐	死亡	不明
2008	60歳代	イヌ	咬傷	敗血症・DIC	死亡	なし
2008	50歳代	イヌ	咬傷	敗血症・DIC	回復	不明
2008	40歳代	イヌ	咬傷	敗血症・DIC	回復	なし
2008	70歳代	イヌ	咬傷	発熱・創部発赤	回復	なし
2008	70歳代	野良ネコ	掻傷	敗血症	死亡	なし
2008	70歳代	ネコ	掻傷	敗血症・DIC	回復	肝炎
2009	50歳代	イヌ?	不明	電撃性紫斑・DIC	回復	不明

（文献3より）

キシシリン・クラブラン酸を5日間内服する曝露後予防によって発症を防ぐことも推奨されている.

参考文献

1) Joshi N, Caputo GM, Weitekamp MR, et al. Infections in patients with diabetes mellitus. N Engl J Med. 1999；341：1906-12.
2) van Dam AP, Jansz A. *Capnocytophaga canimorsus* infections in The Netherlands：a nationwide survey. Clin Microbiol Infect. 2011；17：312-5.
3) 鈴木道雄．話題の感染症　イヌ・ネコ咬傷・掻傷と *Capnocytophaga canimorsus* 感染症．Modern Media. 2010；56：71-7.
4) Janda JM, Graves MH, Lindquist D, et al. Diagnosing *Capnocytophaga canimorsus* infections. Emerg Infect Dis. 2006；12：340-2.
5) Kullberg BJ, Westendorp RG, van't Wout JW, et al. Purpura fulminans and symmetrical peripheral gangrene caused by *Capnocytophaga canimorsus* (formerly DF-2) septicemia--a complication of dog bite. Medicine（Baltimore). 1991；70：287-92.

第三話

武蔵野のオー・ダーレン登場！

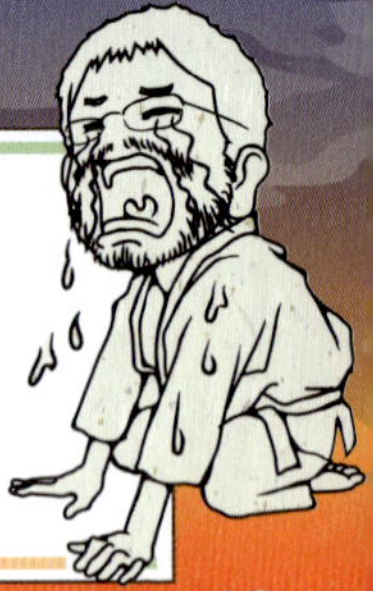

VS 織田錬太郎

武蔵野赤十字病院感染症科*

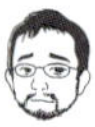
忽那「ここが武蔵野か……思ったより都会なんだな……」

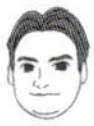
上村「ええ……もっと荒野を予想していましたね……」

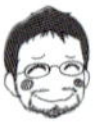
「それにしても通行人がやけにオレたちのことをチラチラ見る気がするんだが……やっぱりオレがTVスターだからかな……もしかして『情熱大陸』とか『ドクターG』とか見てくれたのかな……(照れ)」

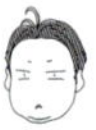
「いや，こんな街中で中年が柔道着を着て歩いてたら誰だって不審者だと思って振り返りますよ！　そろそろ警察呼ばれますよ！」

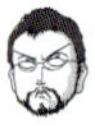
「上村よ……誰がなんと言おうと，オレはこの柔道着スタイルで道場破りを続けていくのだ……それがオレのやり方だッ！」

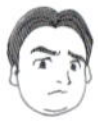
「すげーどうでもいいこだわりッスね……」

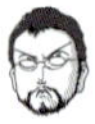
「よし，武蔵野赤十字病院に着いたぞ．ここに有名な猛者がいるという……．たのも～！　道場破りであるッ！　出てこい，猛者とやら～！」

*現所属：東京都立多摩総合医療センター感染症内科

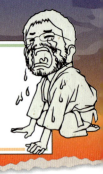

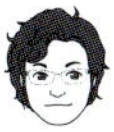
織田「誰だ誰だ……なんだお前は！　その出で立ち……まさか貴様，神経梅毒だなッ！」

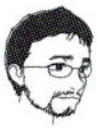
「ほほう……このオレの『中年太りのヒゲのオッサン』という出で立ちから，MSM（men sex with men）であると予想し，『柔道着で道場破り』という奇異な行動から神経梅毒を疑ったか……」

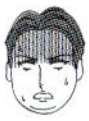
「一瞬でここまでの臨床推論を立てるとは……しかも前回の嶋崎先生とまったく同じ診断ですね……」

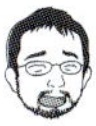
「ああ，ただ者ではないな．だが残念だったな！　オレたちはMSMでもなければ神経梅毒でもない！　ただの柔道着を来た中年太りのヒゲのオッサンだッ！」

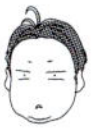
「自分で言ってて悲しくならないんですか？」

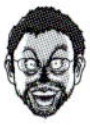
「しかしヤツの臨床推論から算出される診断力はおよそ3京とみた」

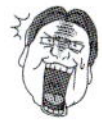
「ちょっと！　前回の嶋崎先生の診断力が4兆でしたよね？　またケタが増えてるんですけど⁉　なんかジンバブエドルみたいな感じでインフレしてないですか？」

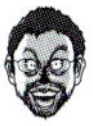
「うるさいッ！　しかしヤツが優れた臨床力を持っているのは間違いなさそうだな……．貴様，名を名乗れッ！」

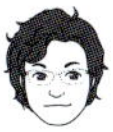
「オレか……オレは武蔵野の織田錬太郎だ」

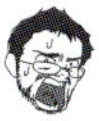
「なにッ……武蔵野のオー・ダーレンだと……？」

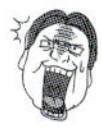
「無理やり『魁!!　男塾』の王大人（ワン・ターレン）みたいな言い方にするのやめてください！」

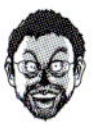
「オー・ダーレンとやら……確かに相手にとって不足はないッ！　さっそくオレに症例を呈示してみろッ！　そしてオレが見事に診断できたら病院の看板をもらって行くッ！　ちなみにオレ

が診断できない場合も，特にオレにペナルティはないッ！」

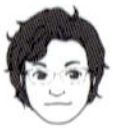

「おまえ，無茶苦茶ワガママなヤツだな……まあいいだろう．とっておきの症例を提示してやろうじゃないか．では現病歴からだ」

日本在住の60歳代アメリカ人男性が10日間続く発熱，頭痛，関節痛，筋肉痛を主訴に受診した．

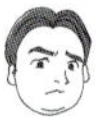

「また発熱，頭痛，関節痛，筋肉痛ですね……この道場破りシリーズ，似たような主訴が多すぎませんか？」

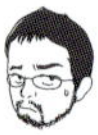

「確かに著者が手抜きをしようとしている可能性も考えられるが……こういった非特異的症状を呈する疾患に，より診断力が問われる感染症が含まれることも間違いのない事実だな」

既往歴は特になく，定期内服薬もない．

海外渡航歴として，受診の20日～5日前までアメリカのミネソタ州に帰郷していたという．ミネソタ州ではログハウスに滞在し，そこで何度もマダニに咬まれたという．

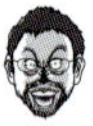

「マダニだとッ!?（キラーン）」

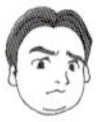

「なに目を輝かせてるんですか．マダニに咬まれてるからといって必ずしもマダニ媒介性感染症とは限りませんよ」

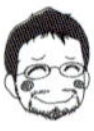

「だっておまえ……めっちゃ思わせぶりなマダニ・エピソードが開陳されちゃってるじゃないか．これマダニ関係だよ絶対．楽勝だなコレ」

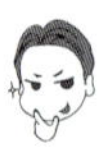

「Anchoring（固着効果）とPremature Closure（早期閉鎖）……先生，思いっきりバイアスの罠に引っかかってますよ！」

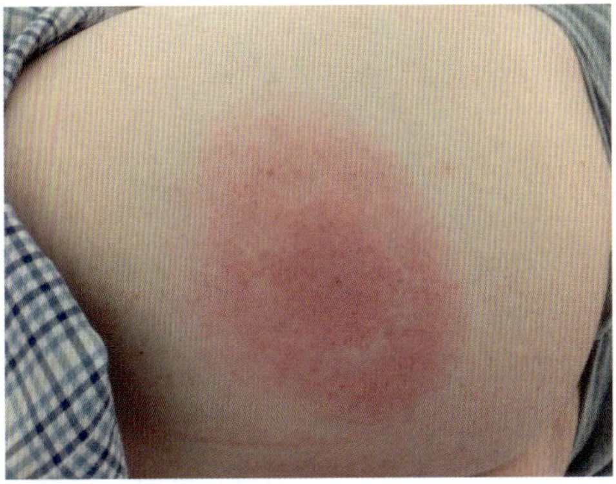

図1 本症例の臀部の紅斑

バイタルサインは，体温 39.2℃，血圧 120/85 mmHg，脈拍数 77/分，呼吸数 20/分，SpO_2 95%（室内気）であった．

身体所見では，臀部に紅斑が観察された 図1 以外に特記すべき所見はなかった（なお，紅斑には疼痛や掻痒感を伴わず本人も気づいていなかった）．

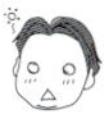
「臀部に紅斑……」

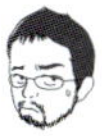
「しかもちょっと二重に見えちゃってるし……これはもう……アレだよなあ……」

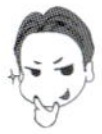
「確かにアレっぽいですよねえ……」

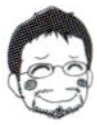
「やっぱりマダニだろうコレは．絶対マダニに咬まれてるよ」

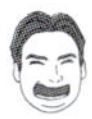
「今回こそは道場破りできそうですね」

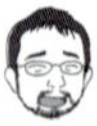
「だよなー．オー・ダーレンとかカッコいい名前名乗っておいて大したことねえよなあ」

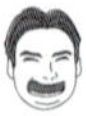
「まあ先生が勝手に呼んだだけですけどね」

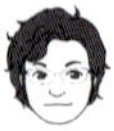
「クックック……では血液検査結果を示すぞ」

◆血液検査：WBC 6,600/μL，RBC 430×10^4/μL，Hb 15.3 g/dL，Hct 43.6%，MCV 101.4 fL，Plt 29.0×10^4/μL，Na 138 mEq/L，K 4.5 mEq/L，Cl 104 mEq/L，BUN 13.2 mg/dL，Cre 0.86 mg/dL，Glu 92 mg/dL，AST 26 IU/L，ALT 40 IU/L，ALP 211 IU/L，LDH 259 IU/L，T. Bil 0.8 mg/dL，CRP 4.62 mg/dL

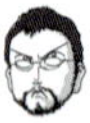
「ムウ……」

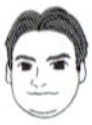
「どうしたんですか？」

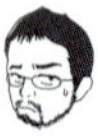
「上村，この患者の診断はなんだと思う？」

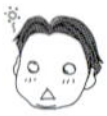
「え，ライム病ですよね？　だってライム病の流行地域であるミネソタ州でマダニに咬まれてますし，マダニに咬まれたと思われる箇所に遊走性紅斑と思われる紅斑も出ていますし」

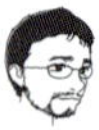
「そうだな……確かにライム病っぽい……．上村，成長したな．おまえの診断力は５だ」

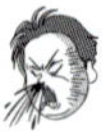
「なんで僕だけインフレしてないんですか　前回から２しか増えてないじゃないですか！」

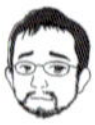
「まあまあ．オレもライム病じゃないかと思ったんだが……ライム病として合わないところはないだろうか」

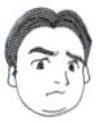
「ええ～……典型的なライム病かと思ったんですが，そう訊かれると僕も何例もライム病を診てるわけじゃないんで……」

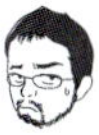
「バイタルサインの時点で少し違和感は感じていたんだが，ライム病にしては熱が高すぎないか？」

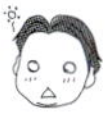
「ふーん，そういうもんなんですか？」

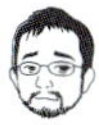
「通常，ライム病患者でみられる発熱は微熱程度であることが多い．37.8℃以上の発熱を呈した早期ライム病の患者は16％しかいなかったという報告もある[1]．それに……肝機能障害も決して頻度の高い所見ではなく3～4割といわれている……」

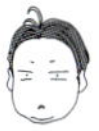
「でも逆に言うとライム病でも発熱や肝機能障害がみられることはあるってことですよね．やっぱりライム病だと思うけどなあ……だってライム病じゃないとしたら何なんですか？」

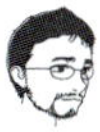
「ライム病と鑑別すべき疾患としてSTARI（スターリ）がある」

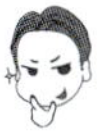
「スターリン……『1917（いくいな）あきこのロシア革命』ですね？」

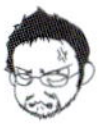
「スターリンは関係ねえ！　STARIはSouthern tick-associated rash illnessの略であり，ライム病のような遊走性紅斑様の皮疹を呈する疾患だ．ライム病と同じボレリア属である*Borrelia lonestari*による感染症であると推測されているがまだ完全には証明されていない[2]」

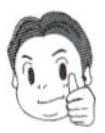
「さすがマダニの感染症については人一倍よくご存知で．で，その症例はそのSTARIっぽいんですか？」

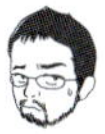
「うーむ……STARIはホントにエセ・ライム病みたいな病気で，ライム病に比べて紅斑が小さいとか治療への反応が早いとかそういった違いは報告されているが……高熱や肝機能障害は稀なはずだ」

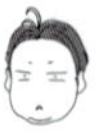
「先生……もしやSTARIという病気に関する知識を晒したかっただけじゃないですか」

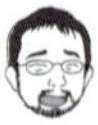
「よくわかったな．ちなみに日本でも似たような病気でTick-associated rash illness（TARI）という疾患が兵庫医科大学皮膚科の夏秋 優先生によって提唱されている[3]．なので日本でこのようなSTARIっぽい症状が出ることもある．でもTARIでも高熱や肝機能障害はないだろうな……」

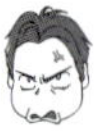
「だったら言わないでください！」

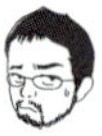
「うーん……でもこの遊走性紅斑を見ると，ライムとSTARI以外の鑑別が思いつかないな……ただのライムでいいのかな～……」

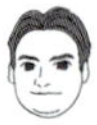
「アメリカで感染した輸入感染症だとすると……輸入感染症診療の原則に立ち返って考えてみますか」

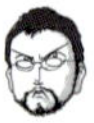
「うむ．それがいいな．『症例から学ぶ 輸入感染症 A to Z ver. 2』絶賛発売中だからな」

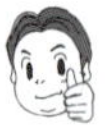
「輸入感染症は渡航地，潜伏期，曝露歴の3つからアプローチするという原則に立ち返ると……渡航地はアメリカのミネソタ州，受診の20日～5日前まで渡航していて10日前に発症だから潜伏期は0～10日，曝露歴は明らかにマダニに咬まれた痕がある……この3つを満たすのは……やはりライム病ッ！」

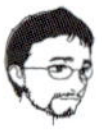
「確かにミネソタ州はアメリカのなかでもライム病の流行地域だな **図2**」

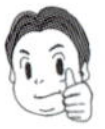
「ライム病の潜伏期はだいたい12日前後といわれていますし，潜伏期も合致します」

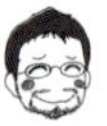
「そしてマダニの曝露歴もある……やっぱりライム病だな，うん」

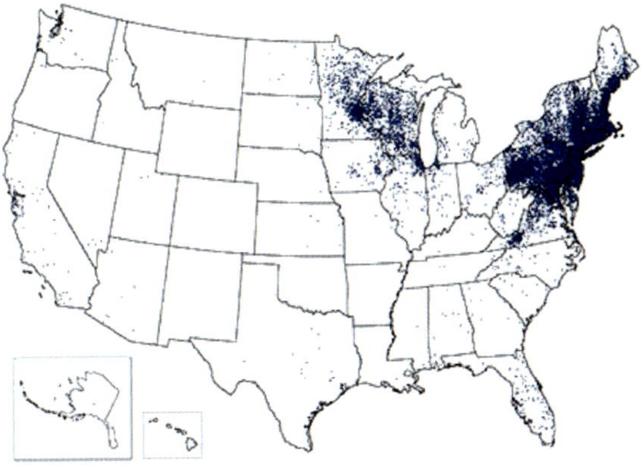

図2 アメリカ合衆国におけるライム病の流行地域　Centers for Disease Control and Prevention. Lyme Disease. Data and Statistics（https://www.cdc.gov/lyme/stats/index.html）

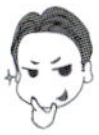
「間違いないっスね．輸入感染症診療の原則に死角なしっスね」

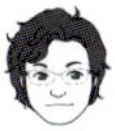
「ではそろそろ診断を言ってもらおうか」

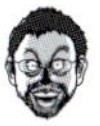
「うむ，ライム病だッ！」

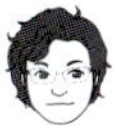
「クックック……忽那，敗れたりッ！」

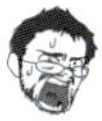
「なぬッ!?」

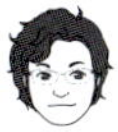
「それでは診断だ……」

本症例の血清を国立感染症研究所 細菌第一部に送付しボレリア症の検査を依頼したところ，*Borrelia burgdorferi* が PCR で陽性となりライム病と診断された．

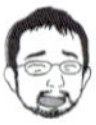
「ほら～，やっぱりライム病じゃないか！」

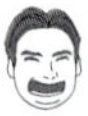
「間違いないっスね．最強っスね」

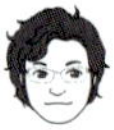
「フッ……問題はここからだ」

さらに，ボレリア GlpQ 抗原抗体を測定したところ陽性であり，*Borrelia miyamotoi* 感染症との共感染と診断された[4]．

最終診断

ライム病と *Borrelia miyamotoi* との共感染

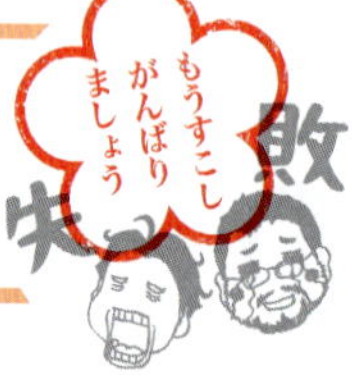

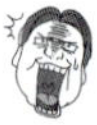
「ミヤモトイ……？　この患者さんの名前が宮本さんってことですか？　いや，だってこの患者さんは外国人でしょうがよ！宮本って誰ですか！」

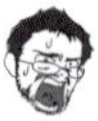
「落ち着け，上村！　そうか，*Borrelia miyamotoi* との共感染だったのか……どうりで高熱や肝機能障害があったはずだ……」

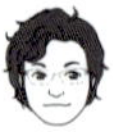
「そういうことだ．高熱や肝機能障害はライム病だけでは説明がつかない．そうするとシュルツェマダニが同時に持っている

ことのある *miyamotoi* との共感染を疑うのは必然であろう」

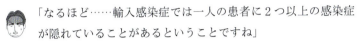

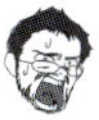
「確かにライム病患者のうち，一定数は *miyamotoi* との共感染だといわれている……クッ……しまった……．ライム病という1つの診断だけでなく，さらにもう1つの診断も貪欲につけにいくその姿勢……見事なり．『輸入感染症ではオッカムの剃刀は切れ味が悪い』という格言の通りだな」

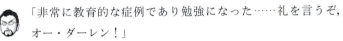

「なるほど……輸入感染症では一人の患者に2つ以上の感染症が隠れていることがあるということですね」

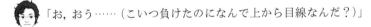

「非常に教育的な症例であり勉強になった……礼を言うぞ，オー・ダーレン！」

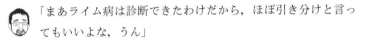

「お，おう……（こいつ負けたのになんで上から目線なんだ？）」

「まあライム病は診断できたわけだから，ほぼ引き分けと言ってもいいよな，うん」

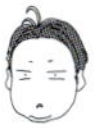
「先生，めっちゃポジティブですね」

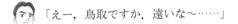

「うむ，この調子で次に行こうじゃないか．次はそうだな……鳥取砂丘のヌシに会いに行くか……」

「えー，鳥取ですか．遠いな～……」

解説

Borrelia miyamotoi は北海道の根室に生息する *Ixodes persulcatus*（シュルツェマダニ）から初めて分離された回帰熱スピロヘータであり，病原体名は旭川医科大学医動物学教室（当時）の宮本健司先生の名前に由来している．

ボレリアはライム病を起こすグループと，回帰熱を起こすグループに分かれ，ライム病グループはカタダニ（hard tick）が媒介し，回帰熱グループはヒメダニ（soft tick）が媒介するのが一般的であるが，*miyamotoi* は回帰熱グループに属しながらも例外的にカタダニに媒介されるという特徴がある．このためライム病と *Borrelia miyamotoi* 感染症の共感染ということが起こりうる．これまで病原性があるのか不明であったが，2011 年にロシアで 46 例の *B. miyamotoi* 感染症の症例が報告され，*B. miyamotoi* に病原性があることがわかった[5]．

日本国内でもすでに *B. miyamotoi* 感染症は報告されている．これまでにライム病と診断された 408 例の患者の血清を後ろ向きに PCR をかけまくったところ２例の患者の血清から *B. miyamotoi* の遺伝子が検出された[6]．この２例はいずれも北海道在住の患者で発症のそれぞれ 10 日，14 日前にダニ咬傷歴があった．どちらも血清診断でライム病と診断されており，ライム病と *Borrelia miyamotoi* 感染症との共感染と考えられる．北海道ではダニの疫学調査が行われており，シュルツェマダニだけでなく，*Ixodes pavlovskyi* も *B. miyamotoi* を保有していることがわかっている[7]．

臨床像としては，潜伏期 12〜16 日の後に発熱，頭痛，関節痛といった非特異的な発熱を呈する．また免疫不全患者では慢性髄膜炎の病像を呈することがある[8]．血液検査上は白血球・血小板減少や肝機能障害がみられることがある．

診断は血清または髄液から PCR 法で *B. miyamotoi* を検出することである．国立感染症研究所や一部の地方衛生研究所で行うことができるため保健所を介して検査を依頼する．PCR で *B. miyamotoi* が検出されない場合，ELISA 法を用いた GlpQ 抗原抗体の検出によっても診断可能である．ただし，一部の回帰熱ボレリアと交差反応があるため古典的回帰熱の流行地域への渡航歴のある患者では偽陽性の可能性が残る．

治療についてはまだ十分検討されていないが，アメリカでは本症例のように共感染しうるライム病，臨床像が酷似するヒト顆粒球アナプラズマ症にも有効であるドキシサイクリンが選択されることが多いようである（100 mg 1 日 2 回 14 日間）．その他，ペニシリン系やセファロスポリン系も有効と考えられている．

本疾患はすでに北海道を中心に本邦でも報告されており，マダニ刺咬後の発熱疾患では *B. miyamotoi* 感染症を鑑別としてあげるべきである．

参考文献

1) Nadelman RB, Nowakowski J, Forseter G, et al. The clinical spectrum of early Lyme borreliosis in patients with culture-confirmed erythema migrans. Am J Med. 1996；100：502-8.
2) Feder HM Jr, Hoss DM, Zemel L, et al. Southern Tick-Associated Rash Illness（STARI）in the North：STARI following a tick bite in Long Island, New York. Clin Infect Dis. 2011；53：e142-6.
3) 夏秋　優，高田伸弘，川端寛樹，他．タカサゴキララマダニ刺症に伴う遊走性紅斑 Tick-assosiated rash illness（TARI）．衛生動物. 2013；64：47-9.
4) Oda R, Kutsuna S, Sekikawa Y, et al. The first case of imported *Borrelia miyamotoi* disease concurrent with Lyme disease. J Infect Chemother. 2017；23：333-5.
5) Platonov AE, Karan LS, Kolyasnikova NM, et al. Humans infected with relapsing fever spirochete *Borrelia miyamotoi*, Russia. Emerg Infect Dis. 2011；17：1816-23.
6) Sato K, Takano A, Konnai S, et al. Human infections with *Borrelia miyamotoi*, Japan. Emerg Infect Dis. 2014；20：1391-3.
7) Takano A, Toyomane K, Konnai S, et al. Tick surveillance for relapsing fever spirochete *Borrelia miyamotoi* in Hokkaido, Japan. PLoS One. 2014；9：e104532.
8) Gugliotta JL, Goethert HK, Berardi VP, et al. Meningoencephalitis from *Borrelia miyamotoi* in an immunocompromised patient. N Engl J Med. 2013；368：240-5.

第四話

仁義なき寄り道師弟対決

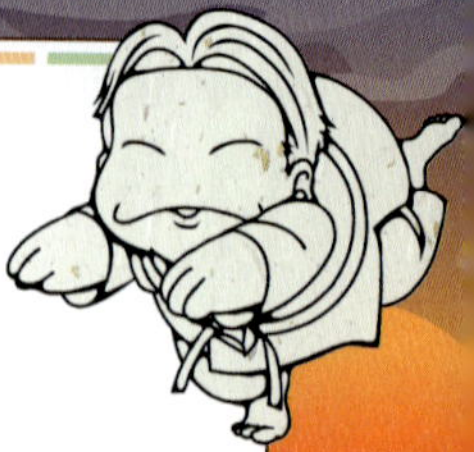

VS 上村　悠

国立国際医療研究センター国際感染症センター*

忽那「ようやく浜松か……鳥取まで遠いな……浜松は龍潭寺，摩訶耶寺，実相寺，大福寺など日本庭園史に残る名庭が多いからちょっと寄り道したいなあ……」

上村「っていうか，なんで移動手段が徒歩なんですか．遠いに決まってますよ」

「バカヤロウ！　道場破りに行くのに新幹線とかで訪問するヤツがあるか！　道場破りは徒歩だ……それに新幹線にこんな柔道着を着た男が２人乗っていたら通報されるだろうが」

「だったら普通の服装で乗ればいいのに……」

「こういうのは雰囲気作りが大事なんだよ！　ところで上村よ，一つお願いがある」

「なんですか？　イヤな予感がするなあ」

「明日，また病院の当直なんだけど，ここまで来て途中で東京まで引き返すのもなんだから，悪いが代わってくれないか」

「イヤですよ！　絶対イヤです！」

---

*現所属：
国立健康危機管理研究機構国立国際医療センターエイズ治療・研究開発センター

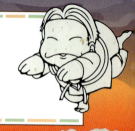

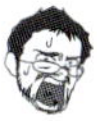
「ダメだ！　代わるんだッ！」

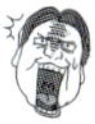
「なんでお願いしてる立場なのにそんなに偉そうなんですか！」

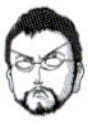
「オレは道場破りという大事な使命があるのだ……その点，おまえはまったく診断の役に立っていないじゃないか」

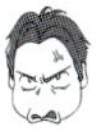
「先生だってまだ１回も診断できてないじゃないですか」

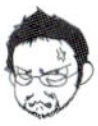
「貴様……師匠を師匠と思わぬその発言……堪忍袋の緒が切れたッ！　今日という今日は懲らしめてくれるッ！」

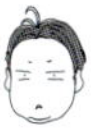
「(師匠っていうか，ただの指導医なんだけどな……)」

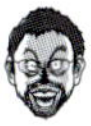
「こうなったらオレのとっておきの症例を披露してやる！　これが診断できなかったら当直を代われッ！　万が一診断できたらおとなしく当直に行ってやろうじゃないか」

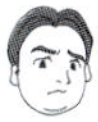
「相変わらずワガママだな……わかりましたよ．とりあえず症例を出してください．でも先生お得意の輸入感染症はやめてくださいよ．超マニアックな『なんとか熱』とか出されても読者は興味ないですから」

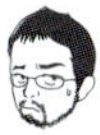
「えっ……」

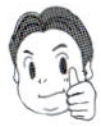
「渡航歴のない症例でお願いします」

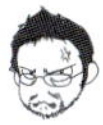
「ぐぬぬ……よかろう……それくらいのハンデはやろうじゃないか．では渡航歴のないこの症例を診断してみせよッ！」

症例：20歳代女性

主訴：発熱，右乳腺の腫脹・疼痛

現病歴：14歳のときに混合性結合組織病（mixed connective tissue disease, MCTD）と診断され当時のかかりつけ医にステロイドを処方されていたが中3のときには中止．18歳のときにレイノー症状が再燃し，A病院の膠原病科を定期受診していた．その後はプレドニゾロン5 mg/日で維持されていた．2年前に右乳腺の圧痛と40℃台の発熱のためA病院外科を受診し，右乳腺膿瘍と診断され外科的に切開排膿したところ改善したという．しかし，半年前から再び乳腺の腫脹と熱感が出現したため，主治医が原疾患の増悪と判断しプレドニゾロンを12.5 mg/日に増量した．しかしその後も乳腺の腫脹が増悪したため，外科的に切開排膿し改善した．さらに1ヵ月前にも乳腺が腫脹し，切開排膿目的にA病院の外科に入院となった．

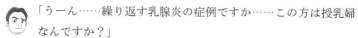

「うーん……繰り返す乳腺炎の症例ですか……この方は授乳婦なんですか？」

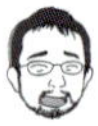
「良い質問だな．確かに乳腺炎のリスクファクターとして『乳汁のうっ滞』があげられ，乳腺炎の患者のほとんどは授乳婦だからな．だが残念ながらこの人は授乳婦ではないッ!!」

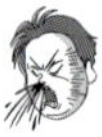
「な，なにいィィィィィ!?　授乳婦じゃない患者の乳腺炎だとォォォォォ!?」

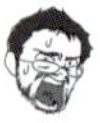
「いちいちリアクションがでかいな．しかし着目点はなかなか良いと言っておこう」

既往歴は前述のMCTDの他に，5年前から強迫性障害と診断されているが特に加療はされていない．MCTDに対し，プレドニゾロン（5 mg/日），アザチオプリン（50 mg/日），ロキソプロフェン，アルファカルシドール，エソメプラゾール，テプレノン，モサプリド，スルピリドを内服している．アレルギーとしてアジスロマイシンで蕁麻疹が出たことがあるという．大学を卒業後，会社員をしていたが現在は入退院を繰り返しているため休職している．

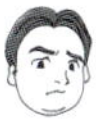
「胃薬飲み過ぎじゃないですか．ネキシウム，セルベックス，ガスモチンですよね？　いくらステロイドとロキソプロフェンを飲んでるからって……」

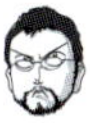
「そんなことはオレに言われても知らん！」

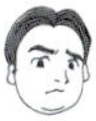
「一応訊きますけど，海外渡航歴はないんですよね」

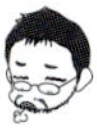
「残念ながらないッ！（泣）」

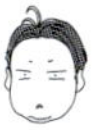
「別に残念じゃないんですけど．なんで泣いてるんですか」

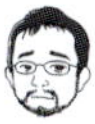
「他に質問はないのか？」

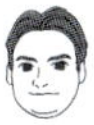
「授乳婦じゃないってことですけど，性交渉歴と，妊娠出産歴を教えてください」

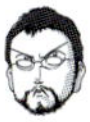
「最後の性交渉は 2 年前で現在は性的にアクティブではない．妊娠・出産歴もないッ！」

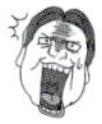
「なんとッ！　手がかりなしッ！」

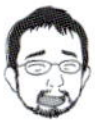
「では進めていくぞ」

身体所見では，体温 37.8℃と発熱がある以外にはバイタルサインは正常であった．右乳房は発赤・腫脹・熱感があり 1 時，7 時方向に径 3～4 cm 大の腫瘤を触知した 図 1．

乳腺超音波検査所見を 図 2 に示す．

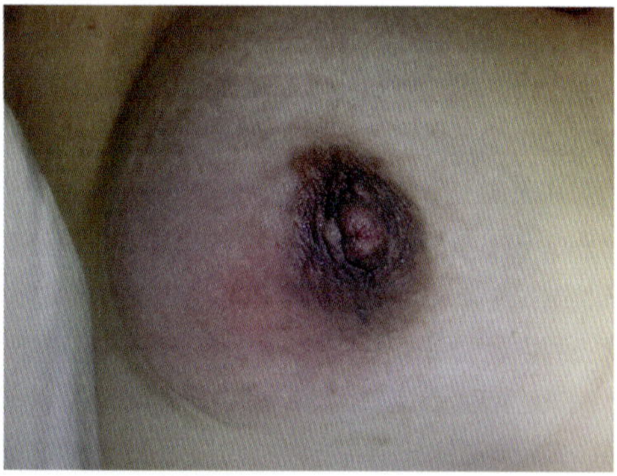

図 1 本症例の右乳房の所見
発赤・腫脹・熱感を認める．

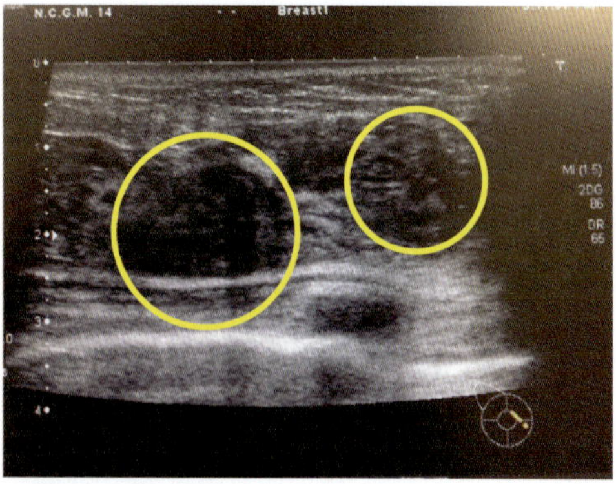

図 2 本症例の右乳腺の超音波検査所見
膿瘍と思われる多発性結節を認める．

「さあ，診断を言ってもらおうか！」

「え，これだけですか？　もっとヒントとかないんですか！」

「血液検査は特にこれといった所見はない．CRP がちょっと高いとかそれくらいだ．他にどういう情報がほしいんだ？」

「えーと……じゃあ培養検査の結果とか聞いちゃってもいいですか？」

「このほしがりやさんめ……ではこれまでに 3 回行われた切開排膿の際の培養検査結果を教えてやろう」

◆培養検査結果

1 回目：培養陰性

2 回目：培養陰性

3 回目：*Corynebacterium* spp.

「3 回中 2 回陰性で 1 回だけコリネか……うーん，コンタミっぽいですね……」

「ちなみにこれが今回，切開排膿の際に採取した膿汁だ 図3」

「むう……まさに膿ですね」

「さあ，ほしい情報は出したぞ．診断を言ってみろッ！」

「いっこ質問なんですけど，この症例は感染症なんですよね？」

「もちろん感染症とは限らないッ！」

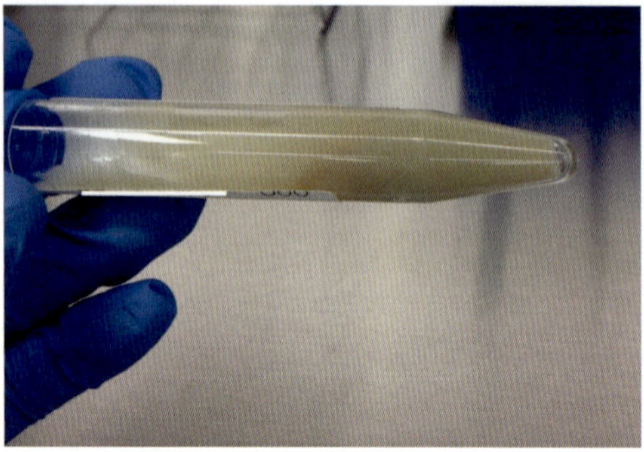

図3 本症例の右乳腺膿瘍を切開排膿した際に採取された膿汁

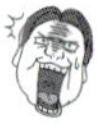
「そんな殺生な！（泣）感染症の雑誌なのにッ！」

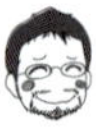
「フッフッフ……全く歯が立たないようだな……」

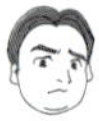
「むう……とりあえずプロブレムリストをまとめると

プロブレムリスト

#1　繰り返す乳腺炎（乳腺に多発性の膿瘍を形成）

#2　MCTD（プレドニゾロン 5 mg/日，アザチオプリン内服中
→細胞性免疫不全）

というかんじですかねえ．MCTDが基礎疾患にあるってことですけど，なんかその関連の症状って気がしてきたんですけど」

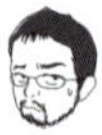
「ムッ……」

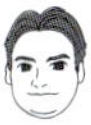
「これまでもプレドニゾロンの量を増やして対応してきてるみたいだし．うろ覚えなんですけど，確か乳腺炎を繰り返す病気で，癌と間違われるような多発性の腫瘤を作る病気があった気がしたんですけど……膠原病の一種でステロイドを使ったような……」

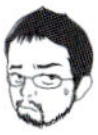
「ムムッ……」

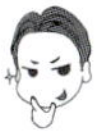
「思い出したッ！　肉芽腫性乳腺炎じゃなかったかな，確か！」

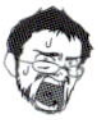
「クッ……よかろう．肉芽腫性乳腺炎が最終診断でいいんだな」

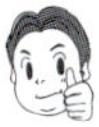
「ええ，肉芽腫性乳腺炎でお願いしますッ！」

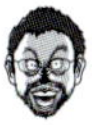
「肉芽腫性乳腺炎……半分正解で半分不正解だッ！」

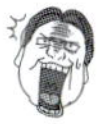
「なんですとッ!?」

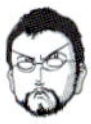
「おまえは大事な所見をプロブレムリストから外してしまっている……それはこれまでの培養検査の結果だッ！」

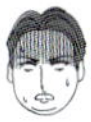
「えっ．でも培養検査は1回だけコリネがコンタミで生えてきただけですよね？」

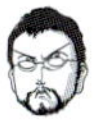
「コンタミか……それでは先ほどの膿汁のグラム染色の所見を見せてやろうッ！ 図4」

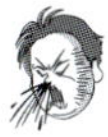
「なっ……なんかコリネっぽいのがおるッ！　え，コンタミじゃないってことですか？」

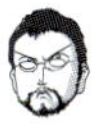
「そして今回の培養からもコリネバクテリウム属が生えてきたのだ…… 図5」

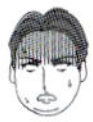
「コリネバクテリウム属って……菌種はなんなんですか？」

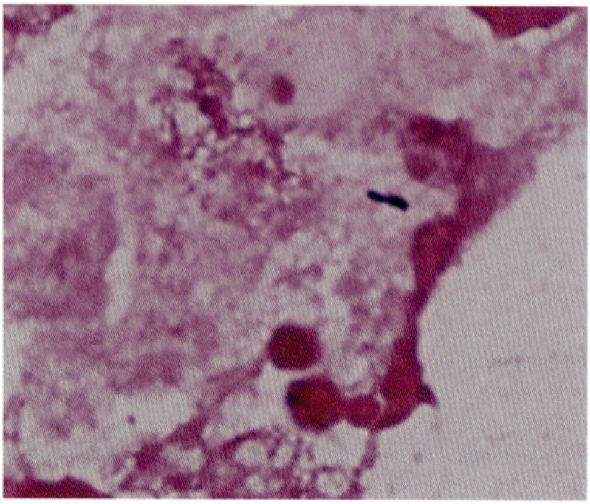

図4 本症例の膿汁のグラム染色所見
グラム陽性桿菌を認める.

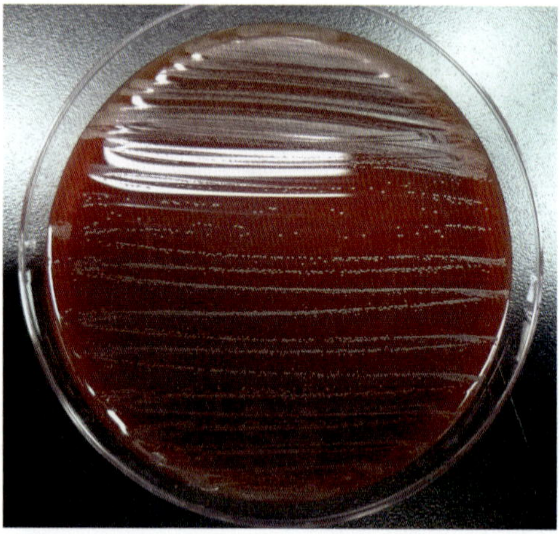

図5 本症例の膿汁を塗抹した血液寒天培地から発育したコリネバクテリウム属と思われるコロニー

「通常，当院では API Coryne（シスメックス・ビオメリュー）という同定キットを使用しているが，これでは同定できなかったため 16s RNA 遺伝子の配列を解析したところ，*Corynebacterium kroppenstedtii* と同定された」

「コッペパン……？　聞いたことのない菌名なんですけど！」

「どうだ，マニアックだろう．だが，この *C. kroppenstedtii* は近年，肉芽腫性乳腺炎の原因微生物として注目を集めている微生物であり，感染症医であれば要チェックな菌なのだッ！」

「へえ……自己免疫疾患かと思われていた肉芽腫性乳腺炎が，実は感染症によるものだってことですか」

「少なくともその一部はそうだろうと考えられているのだッ！　というわけで，最終診断は *Corynebacterium kroppenstedtii* による肉芽腫性乳腺炎だッ！」

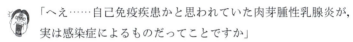

最終診断

Corynebacterium kroppenstedtii
による肉芽腫性乳腺炎

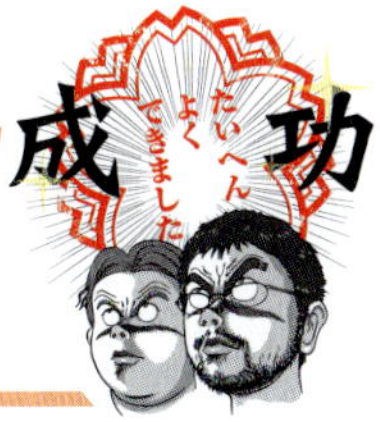

「どうだ上村，オレの勝ちだな」

「いや，半分正解って言ってたじゃないですか．引き分けですよ」

「屁理屈を言うなッ！　正解できなかったからダメッ！　当直を代われッ！」

「先生こそ，またそんな理不尽なことを言ってると O 先生に言いますよ」

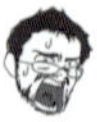
「だからそれだけはやめろって！……仕方ない，おとなしく東京まで帰るか……」

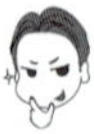
「ええ，僕はここで待ってますので，柔道着で新幹線に乗って周囲の視線に耐えてください」

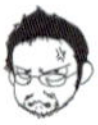
「ぐぬぬ……当直が終わったら今度こそ鳥取を目指すぞッ！」

解説

肉芽腫性乳腺炎は 1972 年に Kessler らによって報告された良性の腫瘤形成性の慢性炎症性疾患で[1)]，乳癌と似た臨床像を呈する．これまでは病態が不明であり難治例ではステロイドなどで加療が行われていたが，2002 年に Paviour らが 24 人の乳腺炎患者の膿汁などから *C. kroppenstedtii* が検出されたと報告[2)]して以降，*C. kroppenstedtii* の感染が肉芽腫性乳腺炎の関連を示す報告が相次いでいる．

C. kroppenstedtii は脂質を好む性質があり，本症例の培養検査でも 1% Tween 80 という脂質を培地に添加することで菌が発育した．脂質の添加がない場合には培養期間を延長することが望ましい．乳腺はまさに脂質に富む組織であり，それゆえに *C. kroppenstedtii* が感染しやすいのではないかと推測されている．*C. kroppenstedtii* による肉芽腫性乳腺炎の症例の大半は経産婦で分娩後数年以内に発症しているが，これは分娩後に乳腺が発達するためと考えられる．経産婦でない本症例がなぜ肉芽腫性乳腺炎に罹患したのかという謎についてであるが，本症例では後に高プロラクチン血症が判明しており，おそらく強迫神経症に対して処方されていたと思われるスルピリドによる薬剤性の高プロラクチン血症が *C. kroppenstedtii* による肉芽腫性乳腺炎の誘因となったのではないかと思われた[3)]．

治療の原則はドレナージであり，抗菌薬治療はあまり有効ではない．ドキシサイクリンによる治療が有効であったとする報告もあるが，抗菌薬治療のみではしばしば難渋する．

参考文献

1) Kessler E, Wolloch Y. Granulomatous mastitis：a lesion clinically simulating carcinoma. Am J Clin Pathol. 1972；58：642-6.
2) Paviour S, Musaad S, Roberts S, et al. *Corynebacterium* species isolated from patients with mastitis. Clin Infect Dis. 2002；35：1434-40.
3) Kutsuna S, Mezaki K, Nagamatsu M, et al. Two cases of granulomatous mastitis caused by *Corynebacterium kroppenstedtii* infection in nulliparous young women with hyperprolactinemia. Intern Med. 2015；54：1815-8.

第五話 トータス四天王・キムタケ登場！

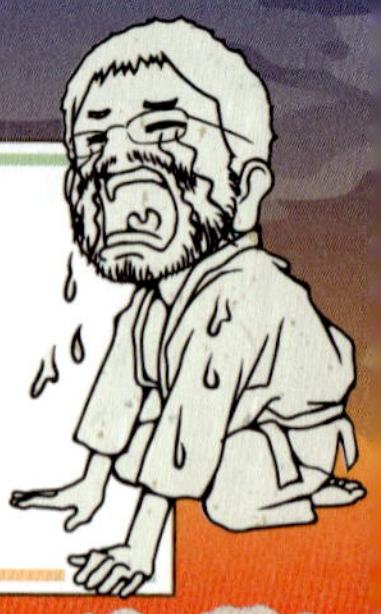

VS 木村武司

安房地域医療センター総合診療科・小児科
(亀田総合病院より出向中)*

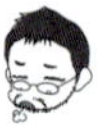

忽那「ふう……ようやく安房に着いたな……」

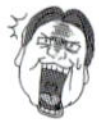

上村「ちょっと，先生，前々回に『鳥取に向かう』って言っておきながら，全然違うところに来ちゃってるんですけど！　鳥取はどうなったんですか!?」

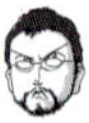

「事情が変わったのだ……どうも千葉県房総半島周辺に初期研修医・後期研修医に絶大な人気を誇る病院があるという……」

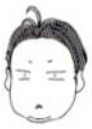

「ああ，亀田総合病院ですね」

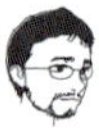

「名前を出すんじゃないッ！　ところで知っているか……オレはこの4月から国立国際医療研究センターの初期研修内科プログラムの責任者になったのだ（※この回は2017年に書かれたものです）」

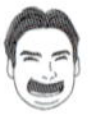

「ええ，一番的はずれな人選ですよね」

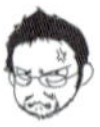

「うるさいッ！　そこで初期研修医に人気の某総合病院の道場破りを成功させて，国立国際医療研究センターも凄いじゃないかってところをアピールし，初期研修医をわんさか集めるのだッ！」

---

*現所属：名古屋大学医学部附属病院卒後臨床研修・キャリア形成支援センター

「すごい短絡的な発想ですね」

「さあ着いたぞ……ここが安房地域医療センターだな」

「あれ？　亀田総合病院じゃないんですか？」

「バカヤロウ！　いきなり本丸を攻めるヤツがあるかッ！　まずは外堀から埋めていくのが戦術家というものだ．とりあえず亀田総合病院の総合診療科卒業生のいる病院から道場破りしていくのだッ！　どうだ，この戦略ッ！」

「ふ～ん（いきなり本丸に行くのが怖いだけなんだろうなあ）」

「ではいくぞ……たのも～！　あの忽那がわざわざ房総半島まで来てやったぞ！」

木村「なんだ貴様……ヒゲ面，柔道着，ぽっちゃりの男２人組……貴様ら，神経梅毒のカップルだな！」

「ムムッ……われわれを一瞬見ただけで街中を柔道着で歩き回るカップルであることから神経梅毒と診断するとは……只者ではないなッ！」

「ついに僕まで一緒の括りになってしまった……（泣）」

「貴様，名を名乗れッ！」

「オレはトータス四天王の一人，キムタケだ！」

「と，トータス四天王のキムタケだとッ!?　上村，わかるか……？」

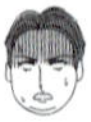

「ええ……いい年して自ら『四天王』を名乗るなんて完全に厨二病ですよね……（ゴクリ）」

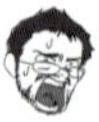

「違うッ！　そうじゃないッ！　トータス四天王……ウワサで聞いたことがある……日本最高レベルと言われる千葉県房総半島周辺の亀田総合病院関連の総合診療医のうち，特にパねえ診断力を持つ４人に与えられた称号……それがトータス四天王だ．空想上の存在だと思っていたがまさか実在したとは……」

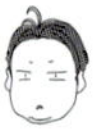

「ああ……亀田総合病院関係だからトータスなんですね」

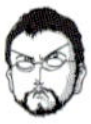

「先ほどのやり取りから察するに，ヤツの診断力は８恒河沙を超えていると見た」

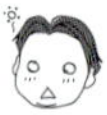

「8 恒河沙！　もはやケタがよくわからないんですが……」

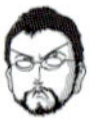

「ちなみに上村，おまえの診断力は６だ」

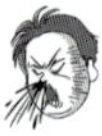

「なんで僕だけ一桁なんですか！　ラディッツが地球に来たときの村人じゃないですか！」

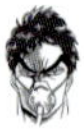

「フッ……貴様は運が良い……このトータス四天王の症例に挑むことができるのだからな……ただし，診断できるとはゆめゆめ思うでないぞッ！」

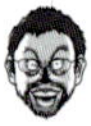

「ちょこざいなッ！　症例を提示してみろッ，キムタケッ！」

症例：77 歳男性

主訴：発熱

現病歴：20XX 年 10 月，受診 10 日前から腹部を中心にした赤い皮疹が出現．掻痒感もなく放置していた．受診前日夕方に熱っぽい感じがしたため検温したところ，39.2℃と発熱を認めた．

受診日朝には36.7℃に解熱していたが，昨年治療した肝膿瘍が再発したかと心配になり救急外来を受診.

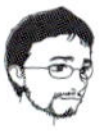
「皮疹と発熱，か……フッ……オレの得意分野だな」

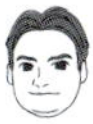
「フッ……僕の得意分野でもありますね」

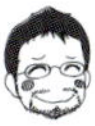
「この勝負，もらったな」

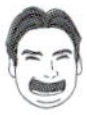
「楽勝っすね」

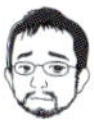
「しかし，肝膿瘍の既往があるのか……肝膿瘍と皮疹を結びつけるものはなさそうだが……」

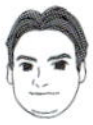
「季節は秋頃ですね」

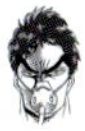
「次はROS（review of systems）だ」

本症例の review of systems

ROS（＋）：倦怠感，尿が濃い？（受診前日から）

ROS（－）：悪寒戦慄，咳，痰，鼻汁，咽頭痛，呼吸困難，排尿時痛，頻尿，頭痛，腹痛，下痢，便秘，動悸，胸痛，腰背部痛，関節痛，体重減少，寝汗

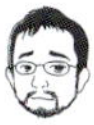
「臓器特異的な症状は乏しい，ということだな」

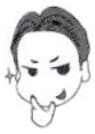
「またいつものパターンっすね」

「まあしかしここで『フォーカス不明の非特異的発熱』に飛びついてよいかは注意が必要だな」

「えっ，なんでですか？　フォーカス不明じゃないですか」

「この患者さんは77歳と高齢であり，若い人と比べると症状を呈しにくい……咳のない肺炎，CVA叩打痛のない尿路感染症，上村も診たことがあるだろう」

「た，確かに……」

「高齢者の発熱では，本当にフォーカス不明というにはしっかりと除外をする必要があるということだ」

「な〜る」

◆既往歴：肝膿瘍（受診1年前と6年前の2回），直腸癌術後（約1年前），肝（S4）転移疑い（他院外科 follow-up 中），高血圧
◆内服歴：なし
◆アレルギー：なし
◆生活歴：喫煙：5本×20年（30年前まで），飲酒：なし，旅行：なし，ペット：インコ，居住：千葉県館山市内，仕事：10日以上前に市内の畑に行ったほか，近所の人に頼まれ生垣を切った，温泉・循環風呂：利用なし，ADL：自立

「肝膿瘍に2回もなっているだとッ!?　二度あることは三度あるッ！　診断は肝膿瘍だッ！」

「えーと，アジアの特に *Klebsiella pneumoniae* による肝膿瘍のリスクファクターとして大腸癌・直腸癌が知られていますが[1)]，すでにこの方はおそらく肝膿瘍を契機に直腸癌がみつかって手術もしてしまっているようですけど……」

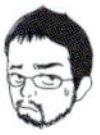
「むう……じゃあリスクファクターは取り除かれたということか……じゃあ肝膿瘍じゃないのかな……」

◆バイタルサイン：体温 36.8℃，心拍数 110 回/分，血圧 161/113 mmHg，呼吸数 24 回/分，SpO_2 97%（室内気）

◆身体所見：身長 176 cm，体重 76.9 kg，BMI 24.8

◆意識清明

◆眼瞼結膜充血あり，眼球結膜充血なし，黄疸なし，眼脂なし，口腔内は全体的に紅いが水疱やびらんなし

◆頸部リンパ節腫脹なし，腋窩・鼠径も有意な腫脹なし

◆胸部聴診：crackle なし，過剰心音・心雑音なし

◆腹部：平坦，軟，圧痛なし．肛門周囲膿瘍なし．直腸診で前立腺，圧痛や熱感なし，血液付着なし

◆四肢：浮腫なし，末梢冷感軽度

◆皮膚：顔面を含む体幹・四肢に 5～10 mm 程度の大小様々な丘疹性紅斑を認める．一部癒合あり．掻痒感なし，水疱やびらんなし．一部紫斑になり，下肢に一部 livedo reticularis/racemosa を認める 図1.

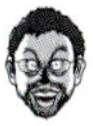
「livedo……リビドー？……性的衝動ッ!?　繰り返される諸行無常……よみがえる性的衝動ッ!!」

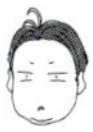
「リビドーじゃありません．リベドーですよ．リベドー・レティキュラリス/ラセモザ，だそうです」

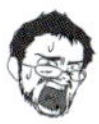
「何をわけのわからんことを言っているんだ．パリジェンヌか，貴様」

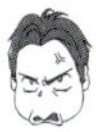
「僕じゃありません，キムタケが言ってるんですよ！」

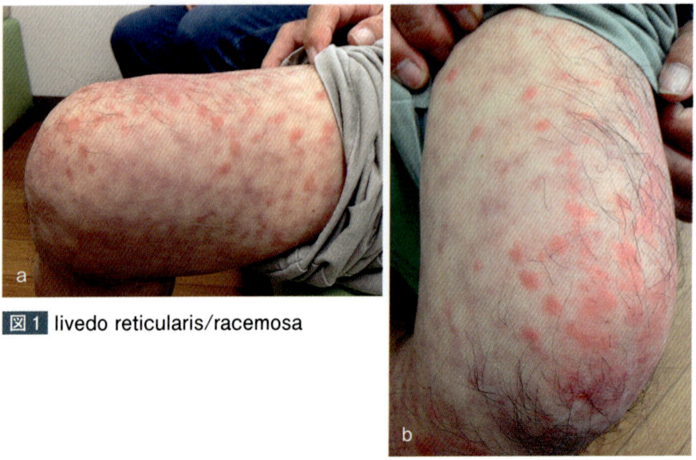

図1 livedo reticularis/racemosa

「はは〜ん，あいつ，ちょっと難しいことを言ってオレたちを混乱させようとしているんだな．ひっかけだよ，ひっかけ」

「いや，ひっかけってことはないでしょ……livedo って網状皮斑のことだと思いますけど」

「なんだ，網状皮斑のことか……キムタケめ……カッコつけてパリジェンヌ気取りやがって……ここは館山だぞッ！　周りには畑しか見えないだろうがッ！」

「先生，館山市民を敵に回しましたね……」

「貴様……館山をバカにすると痛い目にあうぞ……（ピクピク）」

「まあ確かに紅斑に見えるところと網状皮斑のように見えるところもあるな……なんだろう，この皮疹は．全然わからんな．あまり深く考えるのはやめよう」

「先生，ついさっき得意分野って言ってたのに……」

表1 検査結果

血液検査			
血算	静脈血液ガス	生化学	
白血球 7,300/μL	pH 7.441	TP 7.3 g/dL	BUN 17 mg/dL
好中球 79.9%	PCO_2 35.8 mmHg	Alb 3.8 g/dL	Cr 1.42 mg/dL
好酸球 1.0%	PO_2 36.2 mmHg	LDH 270 IU/L	Na 136 mEq/L
好塩基球 0.1%	HCO_3 24.0 mEq/L	AST 36 IU/L	K 3.9 mEq/L
単球 4.1%	Lac 1.7	ALT 31 IU/L	Cl 102 mEq/L
リンパ球 14.9%		ALP 231 IU/L	Ca 8.5 mg/dL
Hb 16.0 g/dL	＜凝固系＞	γ-GTP 138 IU/L	Glu 125 mg/dL
Plt 11.8 万/μL	PT INR 1.17	T. Bil 0.8 mg/dL	CRP 12.1 mg/dL
	aPTT 30.6 秒	CK 101 IU/L	

尿検査			
(定性)	潜血 (3+)	(沈渣)	上皮円柱 10〜19/HF
U-pH 5.5	蛋白 (3+)	赤血球 100 以上/HF	顆粒円柱 100 以上/HF
比重 1.010	糖 (−)	白血球 30〜49/HF	硝子円柱 100 以上/HF

胸部X線：浸潤影なし，胸水を示唆する所見なし
腹部超音波検査：IVC＜10 mm と虚脱あり．腹部大動脈瘤なし．胆嚢腫大・壁肥厚なし．肝内胆管拡張や腫瘤影なし．両側水腎なし，腹水貯留なし

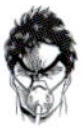
「では次は検査結果だ **表1**」

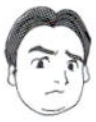
「胸部X線も尿検査も，腹部超音波検査も異常なしですね……」

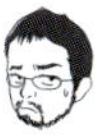
「むう……肺炎や尿路感染症，肝膿瘍や胆嚢炎などは否定的ということだな……」

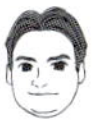
「ここまでのプロブレムリストを整理してみますか」

プロブレムリスト

発熱，皮疹
直腸癌術後，肝転移疑い
肝膿瘍の既往
眼球結膜充血
腎機能障害
尿検査で潜血，蛋白尿，上皮円柱，顆粒円柱，硝子円柱
血小板低下
胆道系酵素上昇

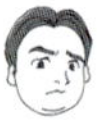
「先生，診断はなんでしょうか」

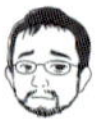
「うーん……網状皮斑は単に重症感染症だから出てるんじゃないかと思うんだが，10日前に畑に行ってるってのも考えるとやっぱりリケッチア症が疑わしいんじゃないだろうか」

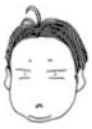
「先生，マダニ好きですねえ……」

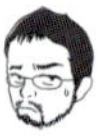
「なんか 図1b の膝の先端も痂皮っぽく見えないか？」

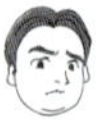
「そう言われてみるとそんな気が……」

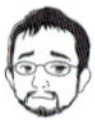
「問題はツツガムシ病か日本紅斑熱かだが……千葉県は日本紅斑熱，ツツガムシ病のどちらも発生が報告されている 図2．疫学的にはどちらでもいいはずだ」

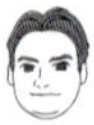
「ツツガムシ病は潜伏期が10〜14日，日本紅斑熱は2〜10日って言われてますよね」

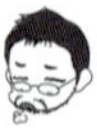
「今回の症例は潜伏期としては畑での曝露が怪しいんだが，正確な日数が不明なんだよな……」

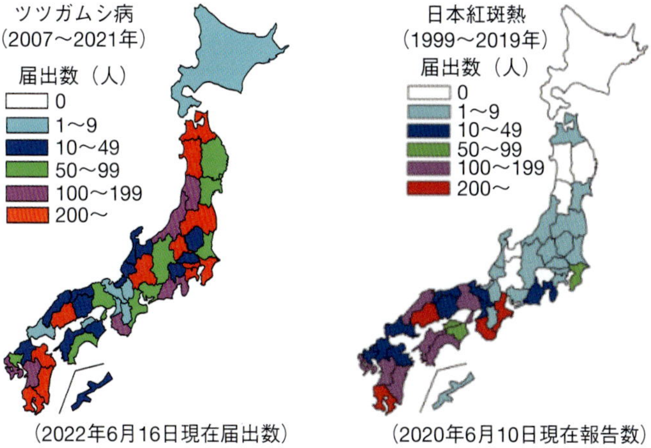

図2 日本紅斑熱とツツガムシ病の発生地域（国立感染症研究所発生動向調査より）
（IASR Vol. 41 p.133-5：2020年8月号，IASR Vol. 43 p.173-5：2022年8月号）

「どっちなんですかね……？」

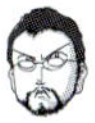
「うむ，オレのマダニ・カンピューターによると，千葉県ではツツガムシ病は房総半島を中心に南部で広範に発生がみられている．一方で，日本紅斑熱は夷隅郡大多喜町，勝浦市，鴨川市，君津市に集中していたはずだッ！　つまり，疫学的にもツツガムシ病の可能性が高いッ！」

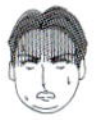
「なんなんですか，そのマダニ・カンピューターって．ホントにそのデータは信用できるんですか？」

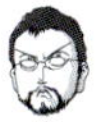
「大丈夫だ，オレの勘を信じろッ！」

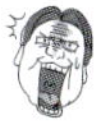
「結局勘じゃないですか!!」

表2 抗体価の推移

	受診時	1週間後
ツツガムシ IgG-Gilliam	10倍未満	10倍未満
ツツガムシ IgM-Gilliam	10倍未満	10倍未満
ツツガムシ IgG-Karp	10倍未満	10倍未満
ツツガムシ IgM-Karp	10倍未満	10倍未満
ツツガムシ IgG-Kato	10倍未満	10倍未満
ツツガムシ IgM-Kato	10倍未満	10倍未満
日本紅斑熱 IgM	20倍未満	160倍陽性
日本紅斑熱 IgG	20倍未満	80倍陽性

「最終診断はツツガムシ病でいいんだな……」

「うむ，診断はツツガムシ病だッ！」

「そうか……それでは最終診断だ．ペア血清の抗体価の推移を示す 表2」

「に，日本紅斑熱の抗体が上昇している……（泣）」

最終診断

日本紅斑熱

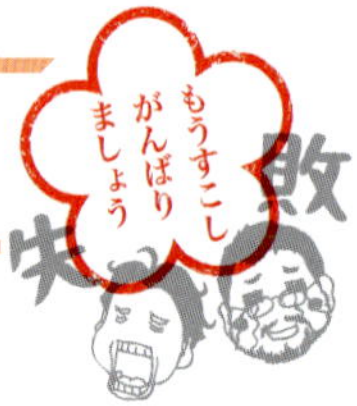

「また負けちゃいましたね……普通は四天王が出てきたら最初の一人目は噛ませ犬で，倒した後に残りの四天王が『キムタケがやられたようだな……』『ククク……奴は四天王の中でも最弱……』

とか言われるパターンなのに，いきなり最初の一人目に負けるなんてマジしょぼいッス……」

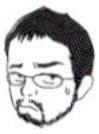
「いや……こんなもん，タダの二択だろう！　ツツガムシ病か日本紅斑熱かなんてコイントスで表裏が出るかどうかみたいなもんなんだから，ほぼ正解と言ってもいいはずだッ！」

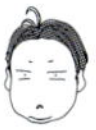
「先生，相変わらず無茶苦茶な理屈ですね」

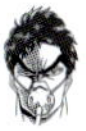
「マダニ好きと言っても大したことがないな……ハッキリ言おう，疫学情報と臨床像で多くのツツガムシ病と日本紅斑熱は鑑別が可能だッ！」

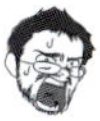
「な，なにィーーー！」

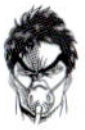
「表3 を見るがいい．このように，両者は発症の季節，潜伏期，皮疹の分布，リンパ節腫脹の有無，刺し口の形状で鑑別が可能なのだ」

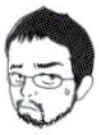
「む，むう……確かにこの患者では四肢に広がる皮疹であり，リンパ節腫脹もない……」

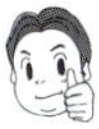
「この表，めっちゃ勉強になりますね」

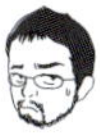
「ちなみにこの症例の経過はどうだったんだ」

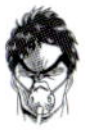
「この症例は，腎機能障害もあり全身状態も悪かったので入院を強く勧めたが拒否されたため，1 回点滴でミノサイクリンを 100 mg 投与し，その後ドキシサイクリン 100 mg 1 日 2 回を処方し外来フォローとした．翌日には解熱し，7 日目には症状は完全に消失した．治療は計 14 日間で終了とした」

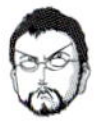
「リケッチア症は治療開始後は速やかに解熱するという……確かにリケッチア症に典型的な経過だな……キムタケ，素晴らし

表3 日本紅斑熱とツツガムシ病の違い

	日本紅斑熱	ツツガムシ病
潜伏期間	2〜10日	5〜14日
季節	(春〜) 夏〜秋	秋〜冬 (〜春)
病因	*Rickettsia japonica* を保有するマダニに刺されて発症	*Orientia tsutsugamushi* を保有するツツガムシの幼虫に刺されて発症
皮疹 紅斑の広がり	四肢末端➡中枢 手掌や足底にもみられるが初期2〜3日で消退する	中枢➡末梢 手掌全体に多発する紅斑はみられない
皮疹 刺し口 (eschar)	5〜10 mm 赤く丸い硬結	10〜15 mm 中心部に潰瘍や黒色痂皮
リンパ節腫脹	ほとんど目立たない	全身，特に刺し口の所属リンパ節が腫脹
治療	・MINO or DOXY 200 mg/日 分2 ・ニューキノロンの併用を推奨する専門家も	・MINO or DOXY 200 mg/日 分2 ・妊婦でAZMでの治療報告あり

い症例提示であったぞ．トータス四天王を名乗ることを許可してやろう！」

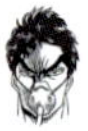
「お，おう……（こいつ負けたクセにここまで偉そうにできるとは……只者じゃねえ）」

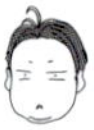
「先生，負けたってこと覚えてますか？」

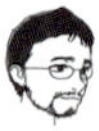
「上村よ……勝ち負けよりも大事なことがあるのだ……お前にもいずれわかるときがくるさ……」

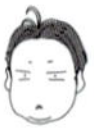
「だったら最初から道場破りなんてする必要はないんじゃ……」

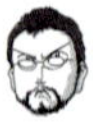
「うるさいッ！　次に行くぞ！　とりあえず鳥取を目指して西に向かうぞ！」

解説

日本紅斑熱は馬原文彦医師によって最初に報告されたリケッチア症である[2).]

日本紅斑熱は，ツツガムシ病と同じリケッチア症であるが，ツツガムシ病とはいくつかの点で異なる．まず，日本紅斑熱を媒介するのはツツガムシ（ダニ目）ではなくマダニである．特にキチマダニ，フタトゲチマダニ，ヤマトマダニといったマダニが媒介すると考えられている．また，疫学的にもツツガムシ病が北海道を除く全国津々浦々でみられる感染症であるのに対し，日本紅斑熱は明らかな西高東低での発生がみられる．

臨床症状としてはツツガムシ病と同じく発熱，頭痛，関節痛，皮疹といった症状がみられることが多く[3)]，特に皮疹はほぼ全例でみられるとされる．前述の通りツツガムシ病が体幹を中心に分布するのに対し，日本紅斑熱は四肢末梢に分布するのが典型とされる．また，刺し口の形状も異なると言われている．具体的には，ツツガムシ病の痂皮のほうが黒い部分が大きい，日本紅斑熱は黒い部分が小さくて周辺の発赤が大きい，という違いがある．

日本紅斑熱の診断はPCRまたは抗体価で診断する．ツツガムシ病にはコマーシャルベースでの検査として血清抗体検査があるが，日本紅斑熱にはコマーシャルベースの検査はないため，保健所を介して地方衛生研究所などに検査を依頼する必要がある．急性期血清でIgM抗体が有意に上昇している場合，あるいは，ペア血清で抗体価が4倍以上上昇した場合陽性となるが，1回の抗体検査では診断がつかないことが多いため，1回目が陰性であったとしても2～4週後のペア血清を提出すべきである．PCRを行うための検体は一般的には全血を用いるが，痂皮のPCRも有用であるという報告がある．

このように，日本紅斑熱はただちに診断がつくものではない．かといって治療開始が遅れると予後が悪化するため[4)]，日本紅斑熱を疑った際にはエンピリック治療を開始すべきである．日本紅斑熱を疑った時点でミノサイクリン点滴もしくはドキシサイクリン内服での治療を開始する．点滴であればミノサイクリン 100 mg を 12 時間ごと，内服であればドキシサイクリン 100 mg を 1 日 2 回投与する．通常であれば 72 時間以内に解熱がみられることが多いとされる．妊娠や年齢などの問題でテトラサイクリン系が使用できない場合，日本紅斑熱ではニューキノロンが第二選択薬になる（ツツガムシ病ではアジスロマイシンが第二選択薬となる）．重症例ではテトラサイクリン系とニューキノロンの併用が行われることもあるが，有効性については議論がある[5)]．

参考文献

1) Lai HC, Lin CC, Cheng KS, et al. Increased incidence of gastrointestinal cancers among patients with pyogenic liver abscess : a population-based cohort study. Gastroenterology. 2014 ; 146 : 129-37.
2) 馬原文彦．日本紅斑熱の発見と臨床的疫学的研究．Mod Media. 2008 ; 54 : 32-41.
3) Mahara F. Japanese spotted fever : report of 31 cases and review of the literature. Emerg Infect Dis. 1997 ; 3 : 105-11.
4) Kutsuna S, Ohbe H, Matsui H, et al. Delayed tetracycline initiation increases mortality risk in patients with japanese spotted fever : Retrospective analysis using a national inpatient database. Open Forum Infect Dis. 2022 ; 9 : ofac573.
5) Kutsuna S, Ohbe H, Matsui H, et al. Effectiveness of fluoroquinolone antimicrobials in addition to tetracyclines for Japanese spotted fever : A retrospective analysis using a national inpatient database. Int J Infect Dis. 2022 ; 123 : 70-5.

第六話

トータス最強の男
サダメタル現る

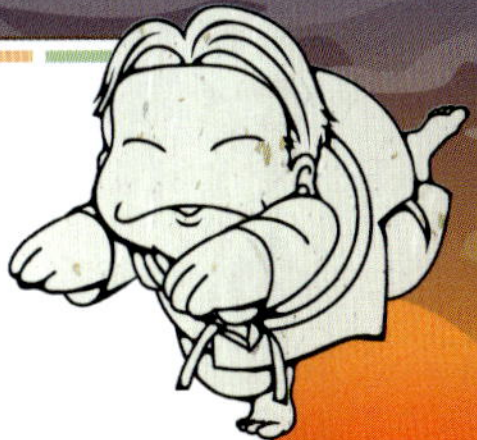

VS 佐田竜一

亀田総合病院総合内科/内科合同プログラム*

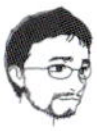

忽那「ふう……ようやく鴨川に着いたな……」

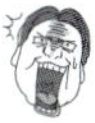

上村「ちょっと！　鳥取に向かうって言ってたのに，なんで安房から鴨川に来ちゃってるんですか！　ここはさっき僕らが負けたばかりの亀田総合病院のテリトリーですよ！　見つかったらタダじゃ済まないはずです．早く逃げましょうよ」

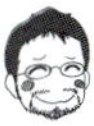

「大丈夫だって．前回のトータス四天王キムタケもさ，ほぼ互角だったわけじゃん．ほんのツツガムシ病か日本紅斑熱かの違いだったわけじゃん．もう実質オレたちの勝ちだったってことにしていいんじゃないかな」

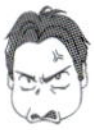

「いいわけないでしょ！　相変わらず能天気ですねえ……」

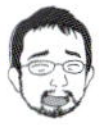

「まあまあそう言いなさんなって．せっかく鴨川まで来たんだ……鴨川シーワールドでカメさんを見て，打倒トータス四天王の決意を新たにしようではないか」

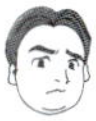

「亀田総合病院の関係者に見つからなければいいけどな……」

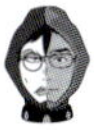

佐田「待て〜い！　そこの怪しい柔道着２人組！」

---

*現所属：
大阪大学大学院医学系研究科変革的感染制御システム開発学（日本財団）寄附講座

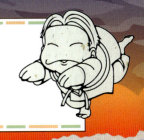

「なッ，何奴ッ!?」

「貴様らが鴨川シーワールドには一歩も入ることは許さん！」

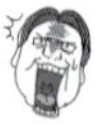
「なんだって？　まさか，貴様，鴨川シーワールドの関係者かッ!?」

「いや……オレはただの鴨川シーワールド・年間パスポートを持っている鴨川市民だ……」

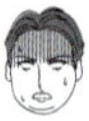
「ね，年間パスポートだって……（ゴクリ）」

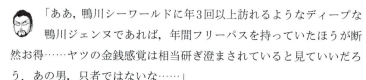

「ああ，鴨川シーワールドに年3回以上訪れるようなディープな鴨川ジェンヌであれば，年間フリーパスを持っていたほうが断然お得……ヤツの金銭感覚は相当研ぎ澄まされていると見ていいだろう．あの男，只者ではないな……」

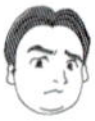
「そんな鴨川ジェンヌが僕たちに何の用なんですか！」

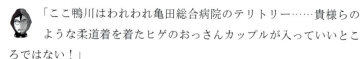

「ここ鴨川はわれわれ亀田総合病院のテリトリー……貴様らのような柔道着を着たヒゲのおっさんカップルが入っていいところではない！」

「ほほう……貴様，亀田総合病院の手の者か！」

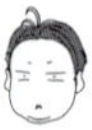
「いや，僕はヒゲは生えてないし別にカップルってわけじゃないんですけどね……」

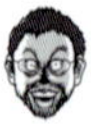
「貴様，何者だッ！　名を名乗れッ!!」

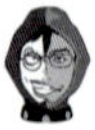
「オレの名はサダメタル……トータス四天王を束ねるトータス天帝だ」

「四天王を束ねるトータス天帝って……前回のキムタケよりもさらに強いってことですか……」

「ああ……まだ四天王もキムタケ１人しか出ていないのに，いきなり天帝まで出てくるとは展開が早すぎるな……もしかしてこの連載，打ち切りが近いんじゃないのか？」（編集部注：そのようなことはありません）

「貴様らのような柔道着のヒゲのおっさんカップルが鴨川でチョロチョロするのは目障りだッ！　蹴散らしてくれるッ！」

「いいだろう……全世界にいる柔道着のヒゲのおっさんカップルを代表して貴様の症例提示，受けて立とう！」

「いや，僕ら以外に柔道着を着たヒゲのおっさんカップルはそんなに世の中にいないと思いますけどね」

「万が一オレが診断できなければ鴨川シーワールドは諦めて，代わりにマザー牧場で遊んで帰ることにしてやる！」

「どっちにしろ遊んで帰るんですね」

「だがオレが診断できたら，亀田総合病院の最上階にある鉄板焼屋で１年間無料で食いまくる上に，隣のバーで某集中治療科の部長がボトルキープしているウイスキー『TALISKER』も勝手に飲みまくってくれるわッ！」

「先生，あの，連載の趣旨が……道場破りはどうなったんですか……」

「ああ……そうだった……ついでに病院の看板もオレがもらって帰るッ！」

「よかろう……どうせ貴様らにはかすることすらできない症例だ……」

「しゃらくさいわッ！」

JCOPY 498-02156

症例：60 歳代男性

主訴：2 年間で原因不明の発熱を 3 回繰り返す．

現病歴：X 年の秋（9～11 月）にかけて，38～39℃の発熱と全身倦怠感が約 50 日続いた．A 病院にてアモキシシリンを 2 週間内服したが改善せず，精査したが原因不明であった．その後自然に解熱した．X＋1 年の秋（9～10 月）にも 38℃台の発熱が出現し A 病院および B 病院で精査したところ原因不明だったが，抗菌薬処方なしで 1 ヵ月程度で自然解熱したという．この間，血液培養，心臓超音波検査，膠原病マーカー，全身 CT 検査などが施行されたが発熱の原因は特定できなかった．

有熱時は倦怠感が強いものの何とか仕事をし，発熱がなければ症状がほとんど消失する程度であったが，2 回目の発熱イベントの後から平熱が 36℃後半から 37℃前半に上がった気がしていた．体重も 1 回目の発熱のときに 8 kg 程度減ったが，それ以降は横ばいで推移している．X+2 年の 9 月末からまた 37℃後半～38℃の発熱が出現し，今回は新たに労作時の息切れも自覚したため 10 月上旬に当院を初めて受診した．

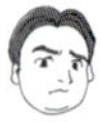
「毎年秋になると熱が出るんですね．1 年周期の周期性発熱ということですかねえ」

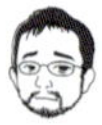
「周期性発熱の枠組みで捉えると鑑別診断がかなり狭まるからありがたいんだが，果たしてこれを周期性発熱と言ってよいものか……」

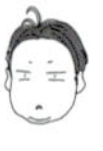
「え，なんでですか？」

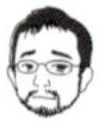
「一般的に周期性発熱は『周期的に発熱を繰り返し，かつ発熱期以外にはまったく症状・所見がないもの』と定義される[1]．この患者は 2 回目のエピソード以降は微熱を自覚しているようだし，そ

こが周期性発熱の定義に当てはまらないかもしれないな……」

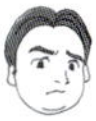
「しかしこの3つの発熱エピソードが同一の病態によるものだとしたら，かなり長い経過ですよねえ……こんなに長い経過の感染症ってあり得るんですかねえ」

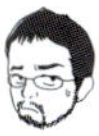
「ああ……感染症の雑誌J-IDEOの連載なんだから，さすがにサダメタルも空気を読んでくれていると信じたいが……」

本症例のreview of systems

ROS（＋）：発熱，労作時呼吸苦，左側頭部の頭痛，体重減少

ROS（－）：食思不振，悪寒戦慄，顎跛行，鼻汁/咽頭痛/咳/痰，腹痛/下痢/血便/黒色便，排尿時痛/頻尿，関節痛/筋肉痛

◆既往歴：大動脈弁閉鎖不全に対し人工弁置換術（30年前/機械弁），虫垂炎に対して虫垂切除術（29年前）

◆内服薬：ワルファリンのみ

◆生活歴：妻と二人暮らし，酪農業を営む．Sick contactなし．海外・国内旅行歴（銭湯含む）なし．風俗店利用なし．飲酒：ビール350 mL/日．喫煙なし．アレルギーなし

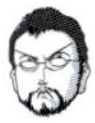
「酪農業を営むだと……」

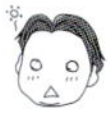
「え，何かわかったんですか？」

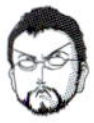
「動物曝露歴が気になるな……やい，サダメタル，この患者さんが飼っている動物の種類を教えてくれ！」

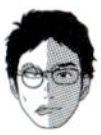
「ウシが20頭，イヌが2匹，ネコが4匹だ」

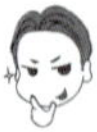
「かなりの動物好きですね，この人」

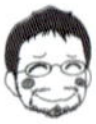
「絶対いい人だよな」

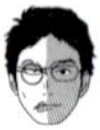
「ちなみにウシは乳牛だが，一昨年，昨年と立て続けに 2 頭病死したという」

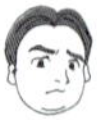
「めっちゃ思わせぶりなエピソードですね，それ」

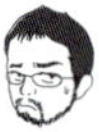
「ああ……あと気になるのは大動脈弁の人工弁置換術後ってことだな．一般的に弁置換を行った患者は感染性心内膜炎のリスクが高くなる．術後 10 年間で 5％の患者が感染性心内膜炎になるという報告もある[2)]……だが術後 30 年も経っているとなるとなあ……」

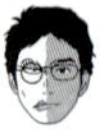
「では身体所見だ」

◆バイタルサイン：体温 38.0℃，血圧 134/58 mmHg，脈拍数 83/分，整，呼吸数 16/分，SpO_2 98％（室内気），意識清明

◆頭部：結膜貧血・黄疸（−），点状出血（−），JVD（−），側頭動脈圧痛（−/−），甲状腺腫大なし，頸部リンパ節腫脹なし，右頸部に連続性雑音を聴取

◆胸部：Ⅰ音（→），Ⅱ音（↑），Ⅲ音（−），Ⅳ音（−），体表から人工弁閉鎖音が聞こえる，心尖部 Levine Ⅲ°の収縮期逆流性雑音，肺音は整

◆腹部：平坦，軟，圧痛なし，腫瘤なし，CVA 叩打痛なし，脊柱管叩打痛なし，右下腹部に手術痕あり，直腸診にて腫瘤/血便/黒色便なし

◆四肢：関節変形・圧痛なし，浮腫なし，両大腿/右下腿前面に紫斑 図 1

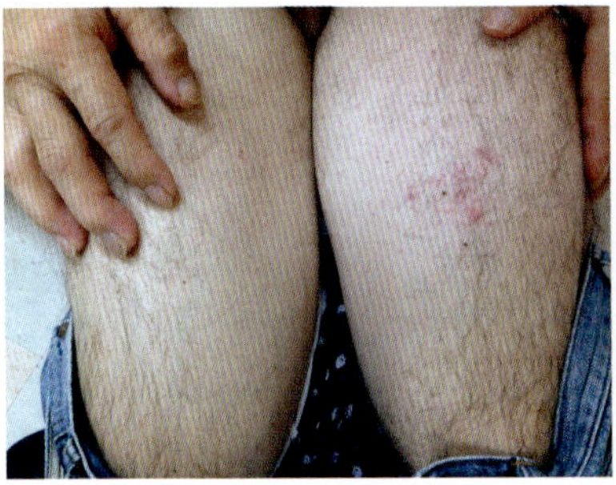

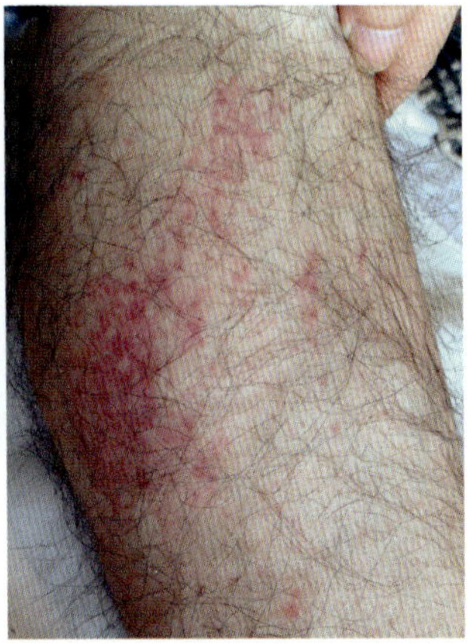

図 1 本症例で観察された両大腿/右下腿前面の紫斑

「主な異常所見としては，心尖部の収縮期逆流性雑音，両大腿/右下腿前面の紫斑だな」

「心雑音については新規に出現したものか，以前からあるものかわかんないっすね」

「新規に出現した心雑音であれば感染性心内膜炎の可能性が高まるが……」

「紫斑については盛り上がりがありそうな紫斑ですね」

「うむ．これも一般論だが，いわゆる浸潤を触れる紫斑 palpable purpura では血管炎を考えることになるな」

「次に血液検査，胸部 X 線，心電図の結果を示すぞ」

◆血液検査：WBC 6,300/μL，Neut 68.9%，Eosino 0.5%，Baso 0.2%，Mono 4.4%，Lymph 26%，RBC 159 万/μL，Hb 4.9 g/dL，MCV 92.5 fL，網状赤血球 29‰，網赤血球数指数

0.44，PLT 17.3万/μL，CRP 1.99 mg/dL，ESR 100 mm/hr，PT-INR 2.84，APTT 44.2 sec，D-dimer 2.4 μg/mL，TP 7.5 g/dL，Alb 2.1 g/dL，AST 26 IU/L，ALT 21 IU/L，LDH 330 IU/L，ALP 375 IU/L，γ-GTP 60 IU/L，T-bil 0.3 mg/dL，CK 150 IU/L，BUN 44 mg/dL，Cre 3.33 mg/dL，eGFR 16 mL/min，Na 129 mEq/L，K 4 mEq/L，Cl 103 mEq/L，Glucose 112 mg/dL，

◆尿検査：タンパク（1＋），潜血（3＋），WBC 1-4/HPF，RBC>100/HPF，円柱は認めない

◆胸部X線：異常所見なし

◆心電図：心拍数82/分，異常所見なし

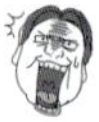

「ヘモグロビンが4.9ッ!?　やばい，輸血をッ！」

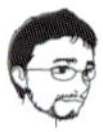

「落ち着け，上村！　網赤血球数指数が2未満の正球性貧血だし，低アルブミン血症や血沈亢進所見，そして経過から慢性炎症による貧血なんじゃないか．人工弁は機械弁だしそれによる溶血性貧血も関与しているかもしれないな」

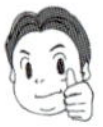

「んな〜る．アルブミンが低いのに比べると総タンパクが高く，A/G比（アルブミン/グロブリン比）が開大していますね．あとこれまでに指摘されていない腎機能障害があり，尿検査ではタンパク尿と顕微鏡的血尿もありますね」

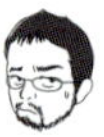

「むう……このあたりの所見からするとますます血管炎が怪しいな．腎機能障害や血尿，そしてpalpable purpuraからはANCA関連血管炎やクリオグロブリン血症性血管炎が鑑別にあがるだろう」

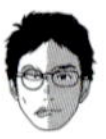

「一般的な検査はここまでだ．ここまでで診断ができれば回答してもいいし，追加で必要な検査があればその結果を教えてや

ろう」

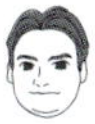
「ではここまでのプロブレムリストをあげてみます」

プロブレムリスト

＃1　2年間に3回繰り返す発熱
＃2　労作時呼吸苦
＃3　両大腿・下腿の紫斑
＃4　左側頭部の頭痛
＃5　慢性炎症によると思われる重症貧血（±機械弁による溶血性貧血）・低アルブミン血症
＃6　腎機能障害
＃7　アルブミン/グロブリン比開大
＃8　大動脈弁人工弁
＃9　酪農家

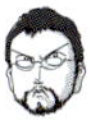
「このプロブレムリストから鑑別診断を考えてみると以下のようになるな」

鑑別診断

・感染症：人工弁感染性心内膜炎
・膠原病：ANCA 関連血管炎，クリオグロブリン血症性血管炎，SLE（ループス腎炎）
・悪性腫瘍：多発性骨髄腫
・その他：自己炎症症候群

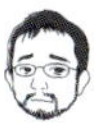
「慢性経過の発熱の鑑別として，感染症医としては感染性心内膜炎は外せないな」

JCOPY 498-02156

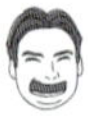
「っすね．血液培養はマストッスね．最強ッスね．でもやっぱANCA関連血管炎を始めとした膠原病疾患っぽい印象が強いッスね」

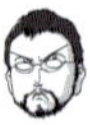
「うむ血液培養3セットと経胸壁心エコー検査を行いつつ，膠原病関連の検査を詰めていく感じだな」

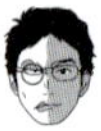
「よかろう．ではそれらの結果を示すぞ」

◆ Erythropoietin 9.7 mIu/mL，Haptoglobin 28 mg/dL，Fe 43 μg/dL，UIBC 167 μg/dL，Ferritin 256 ng/mL，RF 77，ANA（−），C3c 65 mg/dL，C4 14.7 mg/dL，CH50 33.8 IU/L，Cryoglobulin（−），IgG 4,242 mg/dL，IgA 187 mg/dL，IgM 208 g/dL

◆ ds-DNA 抗体 2 IU/mL，Sm 抗体 3 IU/mL，PR3-ANCA 46.9 U/mL，MPO-ANCA<2.0 U/mL，抗 GBM 抗体<2.0 U/mL，タンパク分画：M-タンパクなし，タンパク電気泳動：M-タンパクなし，尿中 B-J タンパク：陰性

◆ 血液培養：3 セット陰性（14 日まで延長培養）

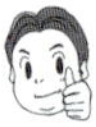
「おおッ！　血液培養は3セット陰性で，経胸壁心エコー検査でも疣贅なし．そしてPR3-ANCAが陽性ッ！　これはもうANCA関連血管炎でよさそうですね」

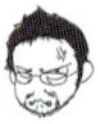
「落ち着け，上村！　早まるなッ！」

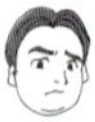
「えー，でもPR3-ANCA陽性ですよ？」

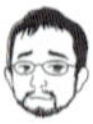
「感染性心内膜炎ではPR3-ANCAが陽性になることがある……それだけじゃない……MPO-ANCA，抗核抗体だって陽性になることがある[3)]」

「へえ～．RF が陽性になることがあるってのは有名ですけど，その他の自己抗体も陽性になることがあるんですね」

「そう．まだ感染性心内膜炎を完全に除外できたわけではないッ！」

「いや，血液培養陰性ですけど……？」

「培養陰性感染性心内膜炎という概念を知らんのかッ！」

「あー，ありましたねえ，そういう概念が」

「上村……おまえは大事なことを忘れている……それは患者さんが酪農家だということだッ！」

「酪農家が何か関係あるんですか？」

「培養陰性感染性心内膜炎の原因菌で多いのはコクシエラ，ブルセラだ……これらは乳牛や乳製品から感染しうる……」

「なるほど……血管炎と見せかけて培養陰性感染性心内膜炎っていうサダメタルの引っ掛けが見えてきましたね」

「うむ……ここはANCA関連血管炎の診断を詰めるために紫斑の生検や腎生検の算段を立てつつ，しつこく経胸壁心エコー検査を行い，コクシエラとブルセラの抗体検査を提出するべしだッ!!」

「ほう……ここまでの思考回路は見事と言っておこう．ではそれらの検査結果を示すぞ」

- Brucella-凝集反応：Brucella abortus＜40 倍　Brucella canis＜160 倍　Coxiella-IgG 128 倍　Coxiella-IgM＜16 倍
- 経胸壁心エコー検査（入院 10 日目）：疣贅なし
- 血液培養：3 セット陰性（計 6 セット陰性）

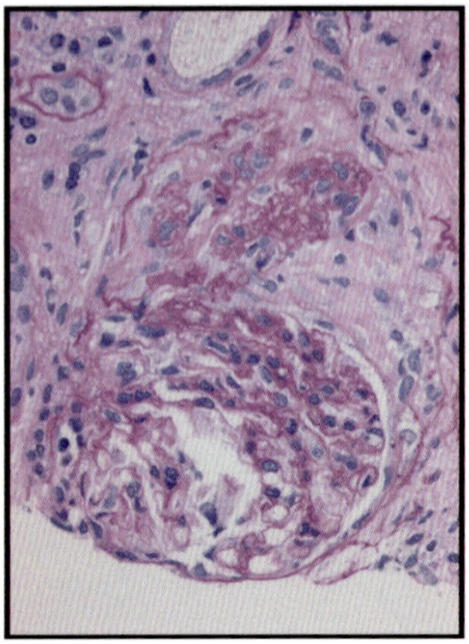

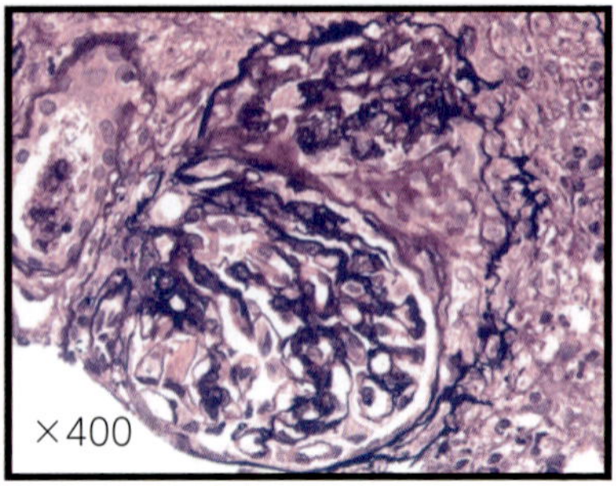

図2 本症例の腎生検病理所見
（左：PAS 染色，右：PAM 染色）

「くッ……コクシエラもブルセラも抗体陰性か……やはりANCA 関連血管炎か……」

「紫斑の皮膚生検では血管炎の所見を認めなかったため，腎生検を行った．その所見を示すぞ 図2」

「えーと，これってどういう所見なんでしょうか？」

「うーん……病理はよくわからんな……」

「所見の説明をしてやろう．ボーマン嚢の断裂・ボーマン嚢周囲の炎症細胞浸潤，半月体形成を伴う非常に強い組織所見を認めており，硬化・硝子化した糸球体も認める．また間質へのリンパ球浸潤も強い．蛍光染色では IgM，C3c，C1q，Fibrinogen でメサンギウム領域が染色された（基底膜の deposit なし）」

「つまり……つまりどういうことだってばよ！」

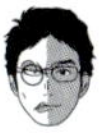
「ANCA関連血管炎の腎病理はpauci-immune型（微量免疫型）といわれるくらいだから免疫染色で染まっている点はやや合わないが，それ以外はANCA関連血管炎の所見にまったく矛盾しないということだ」

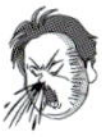
「な，なな，なんですって〜！」

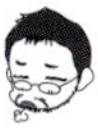
「病理所見でもANCA関連血管炎に矛盾しない所見，か……ここまでくればもう大丈夫そうだな……」

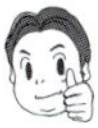
「さすがにそうっすね」

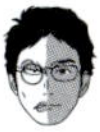
「では最終診断を聞かせてもらおうか」

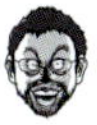
「うむ……ANCA関連血管炎だッ！」

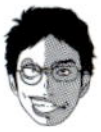
「クックックッ……忽那，敗れたり！」

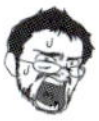
「な，なにィ」

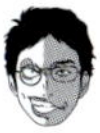
「貴様は酪農家であることに気を取られすぎたようだな……他にも培養陰性感染性心内膜炎の原因微生物を保有する動物の存在を忘れているのだッ！」

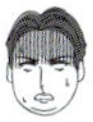
「ウシ以外の動物……イヌとネコを飼ってるんでしたっけ……」

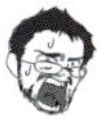
「ネコ……ま，まさかッ!!」

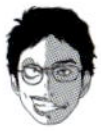
「そのまさか，だ」

◆第 21 病日の血液

Bartonella henselae IgG 2,048 倍

Bartonella henselae IgM 64 倍

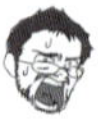
「バ，バルトネラだとォ⁉」

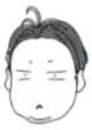
「*Bartonella henselae* って猫ひっかき病の原因微生物でしたよね？」

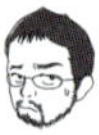
「ああ……だが，確かに稀に培養陰性感染性心内膜炎の原因になることがある……」

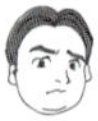
「でも肝心の疣贅が経胸壁心エコー検査では見つかってないんですよねえ？」

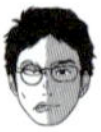
「われわれは感染性心内膜炎を強く疑っていたため繰り返し経胸壁心エコー検査を行った．そして 4 回目となる経胸壁心エコー検査を第 30 日目に行ったところ 図3 の所見を得た」

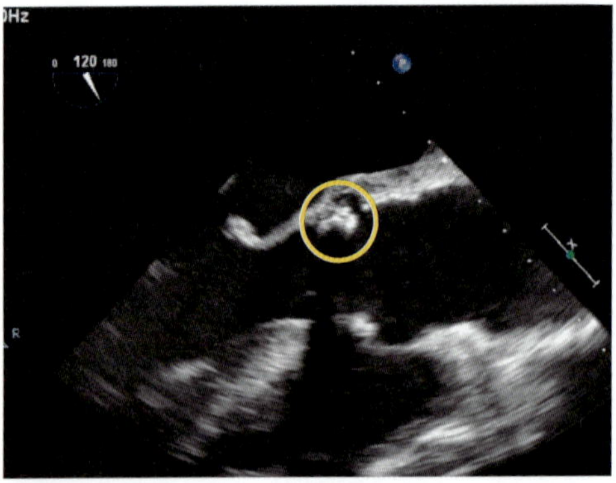

図3 第 30 病日における経胸壁心エコー検査所見

僧帽弁に疣贅を認める．

「ゆ，疣贅がある……」

「これで感染性心内膜炎の診断基準である modified Duke criteria 表1 の大基準 1 つ小基準 3 つを満たすことになりますね……」

「つまり *Bartonella henselae* による感染性心内膜炎，か……」

最終診断

Bartonella henselae **による**
感染性心内膜炎

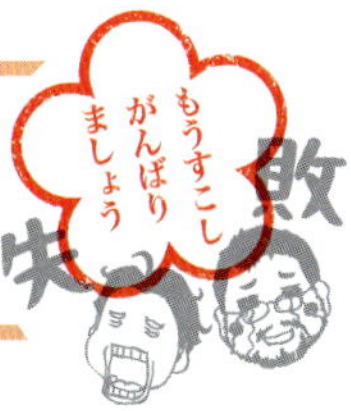

「ちなみにこのあと僧帽弁置換術を施行し，摘出された疣贅組織の PCR 検査を行ったところ *Bartonella henselae* 遺伝子が検出された」

「見事な診断力としか言いようがないな……．ときに感染性心内膜炎は ANCA 関連血管炎に非常に似た病態を呈する……しかし多くは血液培養が陽性となることで鑑別は可能だが，この症例は血液培養が陰性かつ PR3-ANCA が陽性，さらには腎生検の病理所見も ANCA 関連血管炎の所見に矛盾しないとなるとさすがに感染性心内膜炎は除外してしまいたくなるところだが……最終的にはやはり病歴聴取が重要ということか……サダメタル，さすがトータス天帝を名乗るだけのことはあるな」

「完敗っすね」

表1 感染性心内膜炎の診断基準 modified Duke criteria

大基準

1．IE に対する血液培養陽性
　A．2 回の血液培養で以下のいずれかが認められた場合
　　（ i ）*Streptococcus viridans*，*Streptococcus bovis*，HACEK グループ，*Staphylococcus aureus*
　　（ ii ）*Enterococcus* が検出され（市中感染），他に感染巣がない場合
　B．つぎのように定義される持続性の IE に合致する血液培養陽性
　　（ i ）12 時間以上間隔をあけて採取した血液検体の培養が 2 回以上陽性
　　（ ii ）3 回の血液培養すべてあるいは 4 回以上の血液培養の大半が陽性（最初と最後の採血間隔が 1 時間以上）
　C．1 回の血液培養でも *Coxiella burnetti* が検出された場合，あるいは抗 phase 1 IgG 抗体価 800 倍以上
2．心内膜が侵されている所見で A または B の場合
　A．IE の心エコー図所見で以下のいずれかの場合
　　（ i ）弁あるいはその支持組織の上，または逆流ジェット通路，または人工物の上にみられる解剖学的に説明のできない振動性の心臓内腫瘤
　　（ ii ）膿瘍
　　（ iii ）人工弁の新たな部分的裂開
　B．新規の弁閉鎖不全（既存の雑音の悪化または変化のみでは十分でない）

小基準

1．素因：素因となる心疾患または静注薬物常用
2．発熱：38.0℃以上
3．血管現象：主要血管塞栓，敗血症性梗塞，感染性動脈瘤，頭蓋内出血，眼球結膜出血，Janeway 発疹
4．免疫学的現象：糸球体腎炎，Osler 結節，Roth 斑，リウマチ因子
5．微生物学的所見：血液培養陽性であるが上記の大基準を満たさない場合，または IE として矛盾のない活動性炎症の血清学的証拠

大基準 2 項目，大基準 1 項目＋小基準 3 項目，小基準 5 項目のいずれかを満たす場合に確定診断となる．本症例では大基準 1 項目(2)と小基準 3 項目(1，2，4)を満たす．

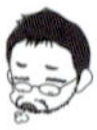

「ああ……まだまだ修行が足りなかったようだな……仕方ない，鴨川シーワールドは諦めてマザー牧場で楽しむとするか……」

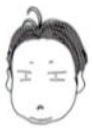

「これだけボコボコに負けて，まだ遊ぶ元気あるんすね」

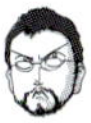
「サダメタルとやら……今回は負けを認めよう……だがいつかオレは必ず貴様を倒す実力を身につけて帰ってくるからな！　覚えておけ！」

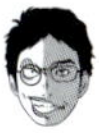
「よかろう．いつでも受けてたってやろう．そのときまでにまたとっておきの症例を用意しておこうではないか」

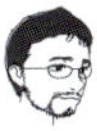
「フッ……それでこそオレが認めた永遠のライバルだ!!」

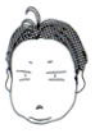
「いや，向こうは先生のこと全然認めてないですけどね．で，次はどこに向かうんですか？」

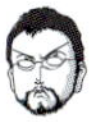
「関東周辺の病院はおおかた荒らしたところだ（全部負けたけど）……そろそろ関西に乗り込む頃合いだな……関西に向かうぞッ！」

解説

培養陰性感染性心内膜炎は名前の通り，培養検査で証明されない微生物による感染性心内膜炎である．感染性心内膜炎で血液培養が陽性にならない症例の多くが，血液培養採取前の抗菌薬投与が原因であるが，それ以外にも血液培養では陽性にならない（またはなりにくい）微生物が感染性心内膜炎を起こすことがある．かつては HACEK グループ（*Haemophilus aphrophilus*，*Actinobacillus actinomycetemcomitans*，*Cardiobacterium hominis*，*Eikenella corrodens*，*Kingella kingae*）が原因微生物として有名であったが，近年の血液培養システムではこれらの HACEK グループはおおむね 5 日以内には陽性になるとされる[4]．これらを除いた培養陰性感染性心内膜炎の原因微生物としては *Coxiella burnetii*，*Brucella* spp.，*Bartonella henselae*，*Mycobacterium tuberculosis*，*Tropheryma whipplei* などがあげられる．これらの微生物による培養陰性感染性心内膜炎の診断は，血液検体の抗体検査/PCR 法，手術弁検体からの PCR で行う．フランスからの報告では感染性心内膜炎と診断された 427 例中，血液培養陰性は 79 例（18.5%）を占め，そのうち抗体検査により診断が得られたのは 34 例（8.0%：内訳は *Coxiella burnetti* 26 例，*Bartonella* spp. 5 例，*Legionella pneumonia* 2 例，*Aspergillus* spp. 1 例）であったという[5]．

本症例の原因微生物であった *Bartonella henselae* はグラム陰性の多形性単桿菌であり，ネコ（特に野良猫）につくノミ（ネコノミ：*Ctenocephalides felis*）がベクターとなる．ネコに感染すると，無症候性菌血症を起こし，菌体は便にも排泄される．日本でのネコの *Bartonella henselae* 分離率調査では西高東低の傾向にあり，沖縄ではネコの 20%から分離されたのに対し北海道のネコからは分離されなかったという（全国平均分離率 7.2%）[6]．局所リンパ節腫脹を主症状とする猫ひっかき病が有名であるが，感染性心内膜炎の他にも眼病変や臓器病変を伴うこともある．

感染性心内膜炎では糸球体腎炎を呈することがあるが，これは感染性塞栓子にとりついた免疫複合体の飛散によると推測されている．本症例のように病理所見でも ANCA 関連血管炎との鑑別が難しい症例もある．また PR3-ANCA も陽性になることがあり，そのような場合 ANCA 関連血管炎と感染性心内膜炎との鑑別は困難を極める．感染性心内膜炎以外にも抗酸菌感染症，アスペルギルス症，マラリア，レプトスピラ症，インフルエンザ，HIV 感染症などでも PR3-ANCA が陽性になることがあるとされており[7]，血管炎の診断の際には感染症の除外がきわめて重要である．ちなみに，腎病理の免疫染色では ANCA 関連血管炎は pauci-immune になることが多いが，感染性心内膜炎関連糸球体腎炎では本例のようにグロブリンや補体の沈着が認められることが多いため鑑別に有用となりうる[8]．

参考文献

1) Knockaert DC, Vanneste LJ, Bobbaers HJ. Recurrent or episodic fever of unknown origin : review of 45 cases and survey of the literature. Medicine. 1993 ; 72 : 184-96.
2) Rutledge R, Kim BJ, Applebaum RE. Actuarial analysis of the risk of prosthetic valve endocarditis in 1,598 patients with mechanical and bioprosthetic valves. Arch Surg. 1985 ; 120 : 469-72.
3) Mahr A, Batteux F, Tubiana S, et al. Brief report : prevalence of antineutrophil cytoplasmic antibodies in infective endocarditis. Arthritis Rheumatol. 2014 ; 66 : 1672-7.
4) Petti CA, Bhally HS, Weinstein MP, et al. Utility of extended blood culture incubation for isolation of *Haemophilus*, *Actinobacillus*, *Cardiobacterium*, *Eikenella*, and *Kingella* organisms : a retrospective multicenter evaluation. J Clin Microbiol. 2006 ; 44 : 257-9.
5) Raoult D, Casalta JP, Richet H, et al. Contribution of systematic serological testing in diagnosis of infective endocarditis. J Clin Microbiol. 2005 ; 43 : 5238-42.
6) Maruyama S, Nakamura Y, Kabeya H, et al. Prevalence of *Bartonella henselae*, *Bartonella clarridgeiae* and the 16S rRNA gene types of *Bartonella henselae* among pet cats in Japan. J Vet Med Sci. 2000 ; 62 : 273-9.
7) Gal AA, Velasquez A. Antineutrophil cytoplasmic autoantibody in the absence of Wegener's granulomatosis or microscopic polyangiitis : implications for the surgical pathologist. Mod Pathol. 2002 ; 15 : 197-204.
8) Boils CL, Nasr SH, Walker PD, et al. Update on endocarditis-associated glomerulonephritis. Kidney Int. 2015 ; 87 : 1241-9.
9) Sada R, Uno S, Hosokawa N, et al. Prosthetic valve endocarditis caused by *Bartonella henselae* presenting as recurrent fever and imitating granulomatosis with polyangiitis. J Formos Med Assoc. 2017 ; 116 : 907-9.

第七話

鹿をめぐる冒険

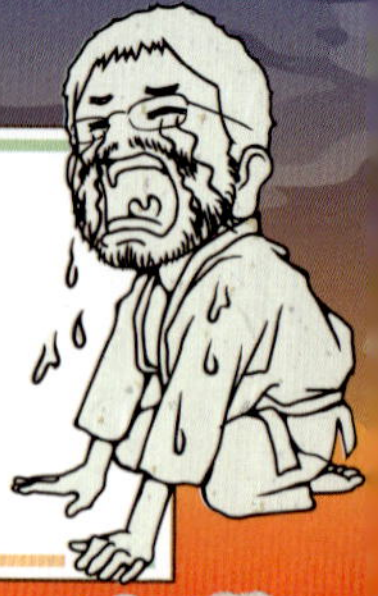

VS **殿村修一**

市立奈良病院神経内科*

忽那「ふう……ようやく奈良に着いたな．この二月堂からの眺めはいつ来ても最高だ……」

上村「そういえば，先生はこの辺で昔働いていたんですよね」

「そうだ……ここからも少し見えるが，あそこにある市立奈良病院というところで一人感染症科の医長をしていたのだ……もう今日は疲れたことだし，古巣の病院でちょっと休憩して行くぞッ！」

「えー，休憩させてくれるんですか？　先生が奈良にいたのってもう6年も前のことでしょう？」

「バカを言いなさんな……当時いた同僚はまだ何人かは働いているし，私が奈良時代に築いた数々の歴史は後輩たちに語り継がれていることであろう……きっとわれわれを温かく迎え入れ，一晩の宿も貸してくれるに違いないッ！」

「先生のその根拠のない自信はどこからくるんですかねえ……」

「そろそろ病院が見えてきたな……なにッ!?……市立奈良病院が建て替わっているッ」

---

*現所属：国立循環器病研究センター脳神経内科

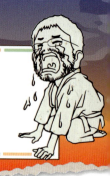

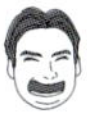
「めっちゃキレイな病院ですね」

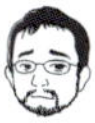
「私がいたときは昭和の中学校の体育館のような建物だったのに……」

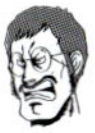
殿村「そこの2人組！　止まれ～いッ！」

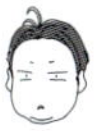
「えっ？」

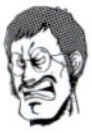
「男2人で柔道着で歩き回るとは怪しいヤツらめ！　病院に入るんじゃないッ！」

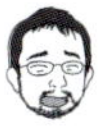
「おいおい，待て，殿村よ．オレだ，忽那だ．おまえが初期研修医のときに感染症を教えたじゃないか．いやー，久しぶりだな～」

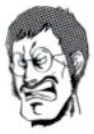
「忽那だと……貴様，あの忽那かッ！　クックック……ここで会ったが百年目……この場で貴様の息の根を止めてくれるッ！」

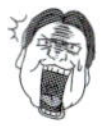
「え，ええ～!?　先生，尊敬されるどころかめっちゃ恨まれてるんですけど」

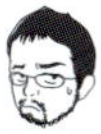
「おかしいなあ……オレ，なんかしたかなあ……」

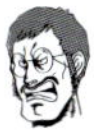
「しらばっくれるな！　貴様がうちの病院をHIV拠点病院にしてほしいだの，細菌検査室を作ってほしいだの，さんざん病院へのワガママを聞いてもらっておきながら，その後まもなく貴様は国立国際医療研究センターへと出ていったのではないか！　この恩知らずがッ！」

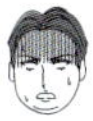
「うわー，すげえリアルな恨まれ方ッスね……」

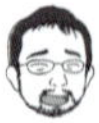
「まあまあ，そう言うなって．だってオレの後任で来たK浪先生はオレなんかよりも超優秀だっただろ？」

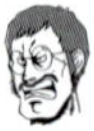
「確かにK浪先生は素晴らしい医師だった……だがその後結局おまえが国立国際医療研究センターに連れて行ったではないか!!」

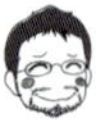
「テヘッ☆」

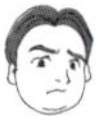
「いや，テヘッじゃないでしょ．恨まれる要素満載じゃないですか！　よく立ち寄ろうと思いましたね」

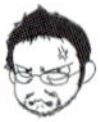
「おまえらがそんなこと言うんだったらな，オレだって文句あるんだぞ！　産●人科の周術期抗菌薬がどんだけ言っても変わらなくて，挙句の果てに理由を聞いたら『だって製薬会社にお世話になってるから』とかCOIありまくりの回答をしたりとか，HIV拠点病院のクセにHIV患者の手術を拒否したりとか!!　おまえら，どこまでも腐ってやがるッ!!」

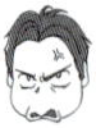
「ちょ！　火に油を注がないでくださいよ！　これ掲載して大丈夫なんですかッ!?」

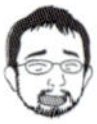
「まあ昔の話だからな……大丈夫だろう」

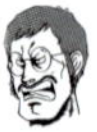
「おのれ貴様……風のうわさで聞いたが，道場破りをしているらしいな．よかろう，オレの症例をおまえが診断できれば当院の看板を持ち去るがいい．だが，診断できなかった場合……二度とこの奈良の地に足を踏み入れるなッ！」

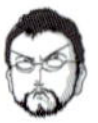
「断る！」

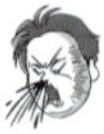
「判断はやッ！」

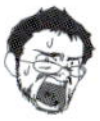
「奈良のお寺に行けなくなったら困るだろう！　室生寺とか聖林寺とか安倍文殊院とか金峯山寺とかッ！　そんなの絶対イヤッ！」

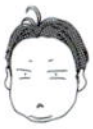
「やはりお寺ですか……」

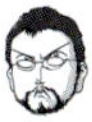
「ではこうしようじゃないか……オレが勝ったら病院の看板をもらう！　万が一オレが負けたら，市立奈良病院の敷地内には入らないッ！」

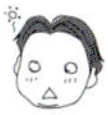
「めっちゃ範囲が縮小しましたね．県単位から病院単位に」

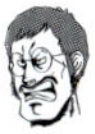
「まあよかろう．貴様がうちの病院に入ってこないだけでもありがたいわ」

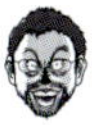
「フンッ！　しゃらくさいわッ！」

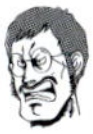
「それでは症例を提示するぞ」

症例：大動脈人工弁置換術後のためワルファリン内服中の63歳男性

主訴：複視・嗄声・嚥下障害

発症前日より下痢・嘔吐を繰り返し，当日の夕刻より複視・嗄声・嚥下障害の症状が急に出現したため当院に搬送され緊急入院となった．

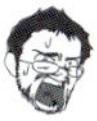
「ちょ，ちょっと待った！」

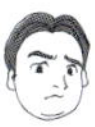
「いきなりなんですか」

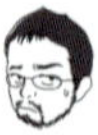
「主訴が複視と嗄声と嚥下障害って……ホントにこの症例は感染症なんだろうな!!」

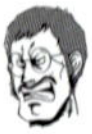
「クックックッ……さあどうだろうな」

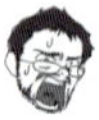
「感染症じゃなかったら泣いちゃうからな！」

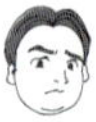
「発熱の有無についてはわかりませんが，複視と嗄声と嚥下障害が出現する前に消化器症状が先行していますね」

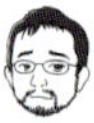
「複視とはすなわち両眼の視線が合わなくなり物が二重に見える状態だが，複視をきたす疾患としては眼運動神経麻痺（動眼神経麻痺，滑車神経麻痺，外転神経麻痺），甲状腺眼症，重症筋無力症などがあるな」

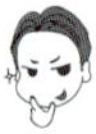
「一般的には複視の程度に日内変動がある場合は甲状腺眼症や重症筋無力症を疑うといわれていますが，夕方から複視が出現して救急外来を受診という短時間の経過だと日内変動の評価は難しいですね」

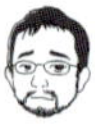
「うむ．もう一つの主訴である嗄声の鑑別診断は多岐にわたるが，急性経過での嗄声の原因としては主に上気道感染症によるもの，気道異物，アナフィラキシー，声の使いすぎなどがある．見逃してはいけない原因としては大動脈解離による反回神経麻痺があるな」

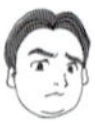
「でも上気道感染症でみられるような鼻汁，咽頭痛や咳嗽などの症状もないですし，気道異物は消化器症状が説明できないですし，大動脈解離は胸痛がないですよね．アナフィラキシーであれば消化器症状があってもいいですし，嗄声も喉頭浮腫によるものかもしれませんけど，複視が説明できない……」

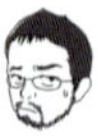
「うーん……単一疾患で今の症状を説明できるものが思い浮かばないな……」

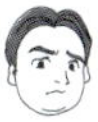

「60歳代男性ですから，オッカムの剃刀よりもヒッカムの格言で同時に2つの病態が存在している可能性もありますが，ほぼ同時に急性発症してますからね……」

既往歴は10年前に弁膜症のため大動脈人工弁置換術を施行しており，ワルファリンを内服している．食事や薬剤に対するアレルギーはない．職業は会社員をしていたが現在は退職している．過去1年間の海外渡航歴はない．

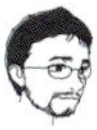

「現在は退職して奈良で悠々自適の生活か……上村よ……実はオレも引退したら妻と2人で奈良で隠居生活をしたいと思っているのだ……お寺巡りをしながら仏像を彫るつもりだ」

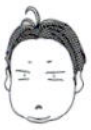

「集中力削がれるんで，先生のすげえどうでもいい情報はやめてもらえますか」

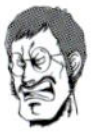

「では身体所見だ」

- ◆血圧172/98 mmHg，心拍数79回/分，体温36.9℃，呼吸数20/分
- ◆頭部：結膜貧血・黄疸（－），点状出血（－），甲状腺腫大なし，頸部リンパ節腫脹なし，頸部血管雑音なし
- ◆胸部：Ⅰ音（→），Ⅱ音（→），Ⅲ音（－），Ⅳ音（－），心雑音なし，体表から人工弁閉鎖音が聞こえる，肺音は整
- ◆腹部：平坦，軟，圧痛なし，腫瘤なし，CVA叩打痛なし，脊柱管叩打痛なし，右下腹部に手術痕あり，直腸診にて腫瘤/血便/黒色便なし
- ◆四肢：関節変形・圧痛なし，浮腫なし

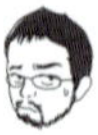
「むう．これといって情報がないな……」

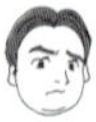
「この患者さんの場合神経学的所見が重要ですよね．神経学的所見はどうなんですか!?」

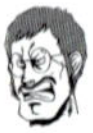
「では神経学的所見を示す」

- ◆神経系：両側眼瞼下垂，眼位正中（外眼筋麻痺）
- ◆運動系：異常所見なし（自立歩行可能）
- ◆感覚系：異常所見なし
- ◆深部腱反射：亢進/減弱なし

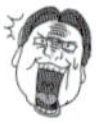
「眼瞼下垂ッ！　わけがわかりませんッ！」

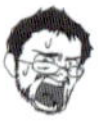
「落ち着け，上村！　眼瞼下垂自体は複視と同じく動眼神経麻痺で説明できるはずだ！　動眼神経麻痺と嗄声・嚥下障害が同時に起こる病態を考えるんだッ！」

「全然違う病態のような気がするんですが……」

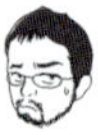
「いや，嗄声と嚥下障害はむしろ球麻痺症状なんじゃないか？」

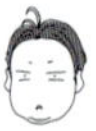
「えーと，つまり第Ⅲ脳神経（動眼神経）障害と球麻痺症状が起こっているのだと……」

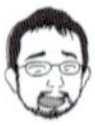
「まあ，あんま自信ないけど……重症筋無力症でも球麻痺症状は出てもいいはずだッ！」

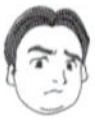
「まあ四肢筋力低下は目立たなくても眼瞼下垂は重症筋無力症としては矛盾しないですよね．ただ，ちょっと経過が急性すぎる気もするんですが……」

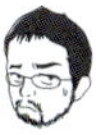
「だよなあ……つーか，これ絶対感染症じゃないよな．詐欺だよ詐欺」

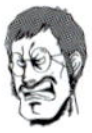
「血液検査の結果も示しておこう」

◆血液検査：AST 31 U/L，ALT 24 U/L，CK 165 U/L，TP 7.2 g/dL，Alb 4.3 g/dL，BUN 15.1 mg/dL，Cre 0.86 mg/dL，Na 141 mmol/L，K 3.7 mmol/L，Cl 107 mmol/L，Glu 106 mg/dL，CRP 0.2 mg/dL，WBC $100.4\times10^{2}/\mu L$，RBC $464\times10^{4}/\mu L$，Hgb 14.1 g/dL，Ht 41.8%，Plt $24.5\times10^{4}/\mu L$，Ly 6%，Neu 89%，PT-(INR) 2.9，APTT 44 sec，D-dimer$<0.5\ \mu g/mL$

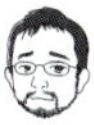
「血液検査上はたいした手がかりはなさそうだ……．とりあえず感染症っぽくなさが強くなっている気がするな」

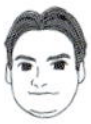
「そろそろプロブレムリストをまとめてみましょうか」

プロブレムリスト

\# 先行する消化器症状
\# 複視
\# 眼瞼下垂
\# 嗄声
\# 嚥下障害

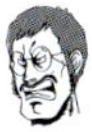
「さあ，現時点での鑑別診断をあげてみろッ！」

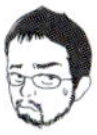
「いや，あげてみろって言われても……重症筋無力症だろ，コレ．他に思いつかないんだが」

「感染症絡みでいうとGuillain-Barré症候群とかどうですか？」

「ハハ〜ン……そういうことか……先行する消化器症状がキャンピロバクター腸炎とかで，その後にGuillain-Barré症候群を発症したというわけだな．ピーンときちゃったよオレ」

「でも普通は下肢の脱力から始まりますよね？」

「稀に眼の症状から始まるGuillain-Barré症候群もあったと思うぞ！」

「でも球麻痺症状がGuillain-Barré症候群で出るんですかねえ……」

「出ることもあるんじゃないかな（適当）」

「あとはGuillain-Barré症候群に類似する疾患としてFisher症候群，重症筋無力症に類似する疾患としてLambert Eaton症候群がありますが……」

「Fisher症候群は確か深部腱反射が消失するんじゃなかったかな．この症例ではその深部腱反射消失の所見はないな．まあ鑑別としてはだいたいそんなとこだな」

「では次の検査プランを立ててみろッ！」

「Guillain-Barré症候群を考えるのであれば，蛋白細胞解離の所見を確認するため髄液検査はしたいですね．それに神経伝導検査も」

「あとは重症筋無力症であれば反復誘発筋電図の所見も確認したいよな」

「Guillain-Barré症候群，重症筋無力症，Lambert Eaton症候群，Fisher症候群では自己抗体が陽性になることがあるので，抗GM1 IgG抗体，抗アセチルコリン抗体，抗P/Q型VGCC抗体，抗GQ1b IgG抗体も測定しましょう」

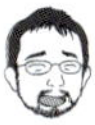
「あとはアレだ……パンシロンテストな」

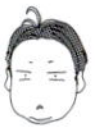
「先生，それをいうならテンシロンテストです．パンシロンは胃腸薬です」

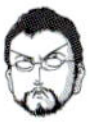
「うむ．それだ」

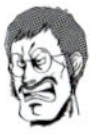
「では検査結果だ．まずは髄液検査の結果を示す」

◆髄液検査：初圧100 mmH_2O，髄液細胞0/3，髄液蛋白28 mg/dL，髄液糖76 mg/dL，細胞診：陰性，培養：陰性

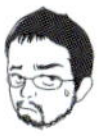
「細胞数も蛋白数も増加していないな……」

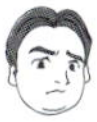
「Guillain-Barré症候群では蛋白細胞解離がみられますが，早期では偽陰性になることもあるので，除外はできないッス」

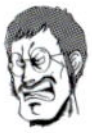
「なお神経伝導検査の結果は神経伝導速度の低下，潜時の遅延はみられないものの，複数の運動神経にて複合筋活動電位は最大の感度でかろうじて観察できるほどに低下していた」

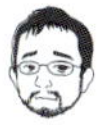
「そうするとGuillain-Barré症候群やFisher症候群の可能性は低そうだな」

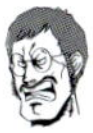
「次に反復誘発筋電図の検査結果だ．正中神経-短母指外転筋を3 Hz，10 Hz，20 Hz，50 Hzで5秒間刺激した所見を示す 図1」

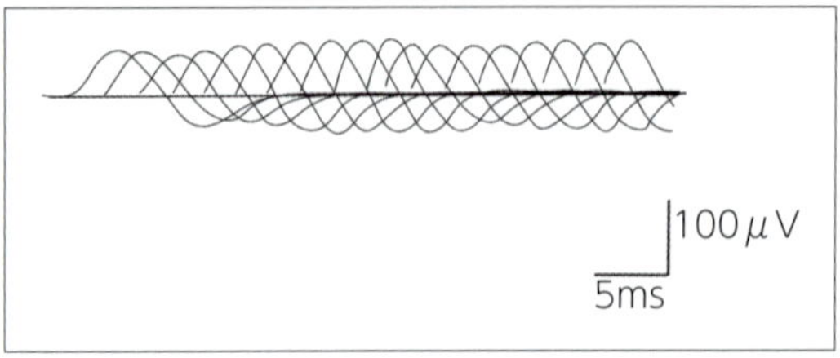

図1 本症例の反復誘発筋電図の結果
正中神経–短母指外転筋を 3 Hz，10 Hz，20 Hz，50 Hz で 5 秒間刺激.

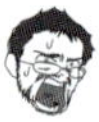
「おい……これだけかッ！」

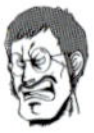
「……なんだ？」

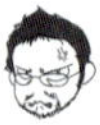
「こんなサイン・コサイン・タンジェントみたいなカーブを見せられても意味がわかんないんだよッ！　ちゃんと解説しろッ！」

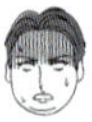
「先生，開き直りっぷりが凄まじいですね」

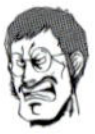
「よかろう……この所見は簡単に言うと『M 波振幅が著しく小さい．漸増現象（waxing）がみられない』という 2 つの所見がみられる」

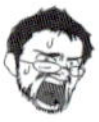
「つまりどういうことだってばよ」

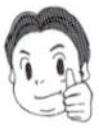
「教科書的には重症筋無力症であれば 2〜3 Hz の低頻度反復刺激により，振幅が 20%以上減弱する現象（waning）がみられるはずです．ちなみに Lambert Eaton 症候群では 1〜5 Hz の低頻度刺激ではさらに減衰（waning），20〜50 Hz の高頻度刺激では 2 倍以上に増大（waxing）が典型的な所見とされています」

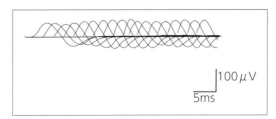

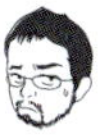
「上村……おまえちょっと今日すごくね？　なんか神ってね？」

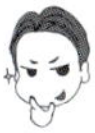
「この辺はちょっと得意なんですよ」

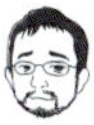
「しかし，この反復誘発筋電図の結果からすると，重症筋無力症もLambert Eaton症候群も否定的じゃないか」

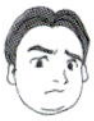
「手詰まりですね」

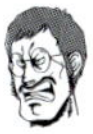
「なお，本症例は入院直後から四肢麻痺が徐々に進行し，SpO_2が低下し，自発呼吸も弱くなってきたため緊急に気管挿管し人工呼吸管理となった．さあ，そろそろ最終診断を言ってもらおうか」

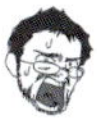
「なんだとッ⁉　人工呼吸管理ッ⁉　何が起こっているんだッ⁉」

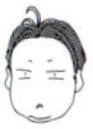
「眼瞼下垂などの筋症状からすると，呼吸筋麻痺が進んで酸素化が悪化したということですかね」

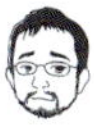
「しかしその呼吸筋麻痺の原因がまったくわからないな……」

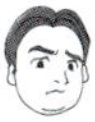
「うーん……この急性の経過を考えると，なにかの毒素が原因ってことはないですかね？」

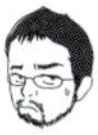
「毒素か……確かに，その鑑別はまったく考えてなかったな．毒素であれば広い意味で感染症といえなくもないし……」

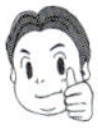
「運動麻痺を起こす毒素といえば……あっ！　フグ毒じゃないですか？」

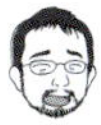
「ああ，テトロドトキシンね．オレ，初期研修医のとき下関だったから数例診たことあるんだけど，なんかもっと『口が痺れるんです』って主訴だった気がするんだよなあ……」

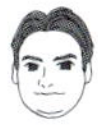
「もしかしたら痺れの症状もあったのかもしれませんよ」

「うーん，そうかなあ．球麻痺症状もフグ毒では見たことないけどなあ……でもこの急性の経過は確かにフグ毒のような気もするし……」

「きっとグーフーですよ，グーフー」

「おっ，業界人っぽいな，上村．よし，じゃあグーフーでいくか」

「ザギンでグーフーと洒落込みましょう！」

「では診断はフグ中毒でいいんだな？」

「うむ．グーフー中毒だッ！」

「よかろう．では最終診断だ．われわれはボツリヌス症を疑い，マウス試験により血清中および糞便中のボツリヌス毒素検出，

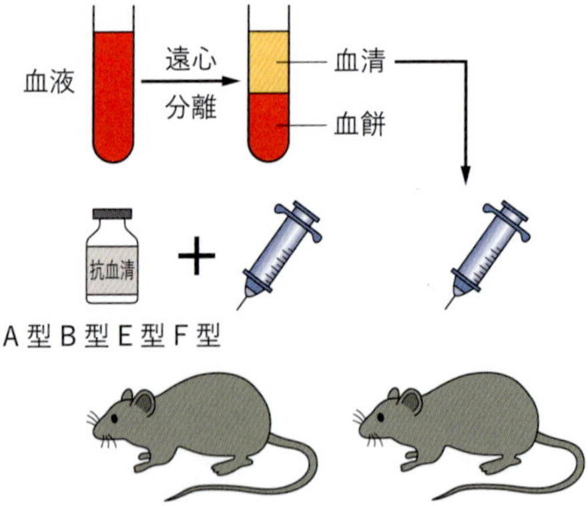

Day 0〜3 の患者血清＋抗毒素，血清のみを投与したマウス　→抗毒素を投与したマウスのみ生存

図2 ボツリヌス毒素を証明するためのマウス試験

および，分離菌株の毒素産生性の検討を行った．患者血清のみを投与するマウスは死亡したのに比較して，ABEF 型の抗毒素ウマ血清を同時に投与したマウスは生存しボツリヌス菌の存在が示された 図2」

「ボ，ボボ，ボボボ，ボツリヌス症だとッ！」

「先生，驚きすぎてボボボーボ・ボーボボみたいになってますよ」

「また，血清とクックミート培地で培養した検体のいずれにおいても，検体とＡ型抗毒素を投与したマウスのみで生存が確認されたことから，われわれはＡ型ボツリヌス毒素によるボツリヌス症を発症したものと診断した．以上より診断はボツリヌス症だッ！」

最終診断

ボツリヌス症

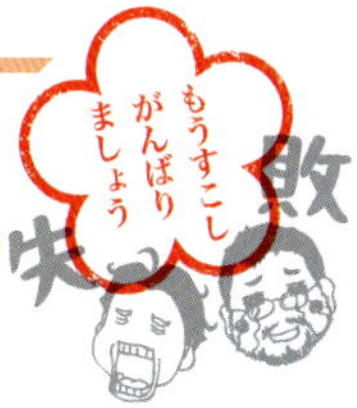

「ボツリヌス症か……確かに複視や眼瞼下垂と球麻痺症状が同時に出現する疾患として有名だったな……」

「毒素によるものですから惜しかったですけどね，グーフー」

「なお，本症例の経過だが，このマウス試験の結果に基づき第7病日にボツリヌスウマ抗毒素を投与したところ，第10病日の血清マウス試験ではボツリヌス毒素は陰性化した．来院1ヵ月後に外眼筋麻痺・内眼筋麻痺が改善し，3ヵ月後には四肢，呼吸筋も改善がみられるようになった．そしてついに5ヵ月後には人工呼吸器を離脱し，10ヵ月後には自立歩行できるまでに改善し，リハビリテーション継続のために転院となった」

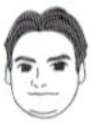
「元気になってよかったですね……（涙）」

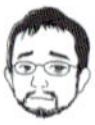
「ちなみに感染源は何だったんだ？」

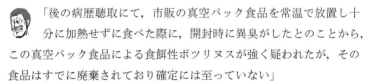

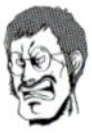
「後の病歴聴取にて，市販の真空パック食品を常温で放置し十分に加熱せずに食べた際に，開封時に異臭がしたとのことから，この真空パック食品による食餌性ボツリヌスが強く疑われたが，その食品はすでに廃棄されており確定には至っていない」

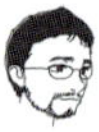
「殿村よ……ボツリヌス症を診断するとは立派になったな……初期研修医のときにオレの指導を受けたおかげだな，うん」

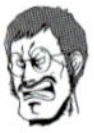
「では約束通り，この市立奈良病院から立ち退いてもらおうか！」

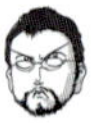
「うむ．オレも男だ，約束は守ろう．ぶっちゃけあまり用事はないことだし，市立奈良病院の敷地内にはできるだけ立ち入らないようにしよう」

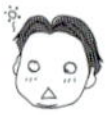
「できるだけって……」

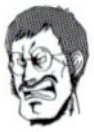
「だが……もしまた市立奈良病院に道場破りに来るというのであれば，また受けて立ってやろう！　そのときはまた来るがいいッ！」

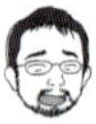
「あっ，そうなの？」

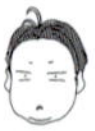
「意外とツンデレですね，この人」

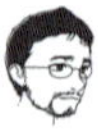
「じゃあまた行くところがなくなったら来てやるか……」

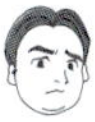
「次はどこに行くんですか？」

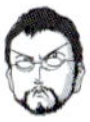
「うむ，ちょうど今日倉敷から挑戦状が届いたところだ……このまま倉敷に向かうぞッ！」

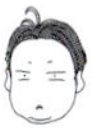
「先生，まだ1勝もしてないのに，なんでそんなに挑戦状が届くんですかね……」

解説

ボツリヌス症（botulism）は，ボツリヌス菌（*Clostridium botulinum*）が産生するボツリヌス神経毒素（botulinum neurotoxin）によって起こる神経中毒疾患である．1820年代にドイツで発生した「ソーセージ中毒」の原因として起こったボツリヌス症が最初の集団発生例と考えられている．その後，ベルギーでハムから分離されたボツリヌス菌が神経麻痺と関連することが判明した．

ボツリヌス症は，主に，①ボツリヌス食中毒（食餌性ボツリヌス），②乳児ボツリヌス症，③創傷ボツリヌス症，④成人腸管定着ボツリヌス症の４つの病型に分類される．最も一般的なのは本症例のようなボツリヌス食中毒である．１歳未満の乳児が菌の芽胞を摂取することにより，腸管内で芽胞が発芽し，産生された毒素の作用によって発症するのが乳児ボツリヌス症であり，ハチミツなどが原因となりうる．

ボツリヌス菌は*Clostridium*属の芽胞形成性グラム陽性桿菌であり，芽胞は土壌に広く認められるため，材料の果物，野菜，肉，魚などとともに食品に混入することがある[1)]．芽胞は熱に強いため，100℃で長時間調理しても死滅させることができない．芽胞が含まれた食品が，真空パック詰食品や缶詰，瓶詰，発酵食品内などの「嫌気状態」になると，食品内で，芽胞が発芽し，ボツリヌス菌が増え，ボツリヌス毒素が作られる．これを食べると，毒素が腸管で吸収され，ボツリヌス食中毒が引き起こされる．国内事例としては，カラシレンコン，ハヤシライスの具，あずきばっとう（ぜんざいにうどんが入った食品）などの真空パック詰食品，里芋の缶詰，グリーンオリーブ瓶詰が原因食品となった事例が発生している．

ボツリヌス毒素にはAからHまでの8種類があり，このうちA，B，E，F，G，Hは人に症状を起こすことが知られている．なお，ボツリヌス菌だけでなく *Clostridium butyricum* と *Clostridium baratii* もボツリヌス毒素EとFを産生する[2]．神経筋接合部においては，神経末端でのCa流入により小胞体よりアセチルコリンが間隙中に放出されアセチルコリン受容体へと作用するが，ボツリヌス毒素はこのSoluble NSF attachment protein receptor（SNARE）に結合することで小胞体のアセチルコリンが間隙中に放出されるのを不可逆的に阻害するとされている．

ボツリヌス食中毒では，通常原因となる食品を摂取後12～36時間で出現する．先行症状として，嘔気・嘔吐，下痢などの消化器症状が現れる．その後，複視，眼振，眼瞼下垂，嚥下障害が出現し，体幹から上肢・下肢へと進む筋力低下が現れる．平滑筋麻痺による尿閉や便秘もみられることがある．横隔膜麻痺や気道閉塞により呼吸困難となり人工呼吸管理が必要となることも多い[3]．

診断は，まずボツリヌス症を想起することが重要である．反復誘発筋電図では本症例のような著しく小さいM波振幅が典型的である．確定診断には血清，便，吐物，あるいは原因と思われる食品からボツリヌス毒素を検出することが必要である．通常，食品摂取後12日間は検出されるといわれる[4]．

治療にはボツリヌス抗毒素を用いる．本邦では乾燥ボツリヌス抗毒素注射用「化血研®」（1瓶684,694円！）を注射用水20～40 mLに溶かして筋肉内（皮下）または静脈内に注射するか，あるいは生理食塩液などで希釈して点滴静注する．症状が軽減しないときは 3〜4 時間ごとに追加注射する．創傷ボツリヌス症では抗毒素投与後にペニシリン G® などの抗菌薬も投与する．

参考文献

1) 国立感染症研究所．ボツリヌス症とは（2017 年 5 月 19 日　改訂）．https://www.niid.go.jp/niid/ja/kansennohanashi/7275-botulinum-intro.html
2) Aureli P, Fenicia L, Pasolini B, et al. Two cases of type E infant botulism caused by neurotoxigenic *Clostridium butyricum* in Italy. J Infect Dis. 1986；154：207-11.
3) Varma JK, Katsitadze G, Moiscrafishvili M, et al. Signs and symptoms predictive of death in patients with foodborne botulism—Republic of Georgia, 1980-2002. Clin Infect Dis. 2004；39：357-62.
4) Fagan RP, McLaughlin JB, Middaugh JP. Persistence of botulinum toxin in patients' serum：Alaska, 1959-2007. J Infect Dis. 2009；199：1029-31.

第八話

倉敷のほんまもん

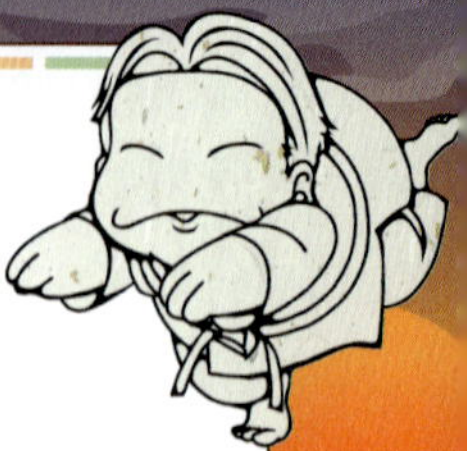

VS 本間義人

倉敷中央病院臨床検査科・感染症科*

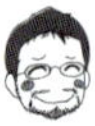

忽那「倉敷に着いたな……風情があってよい町だな」

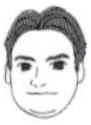

上村「なんかあそこにめっちゃデカい病院がありますね」

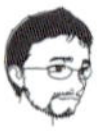

「うむ．あれが倉敷中央病院だな．教育病院として古くから有名な，岡山県を代表する病院の一つとされる」

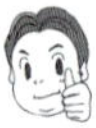

「で，あの倉敷中央病院から挑戦状が届いたんですね」

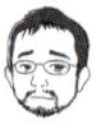

「挑戦状を書いたのはここの臨床検査・感染症科の男のようだな．どうやらオレの名声を聞きつけて，オレを破って名を上げようと思って送りつけてきたわけだな．フッ……オレも有名になったものだな……」

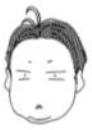

「連戦連敗なのに名声なんか上がるわけないでしょ．たぶんカモにしようと思ってるんじゃないですか？」

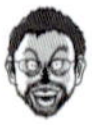

「しゃらくさい……返り討ちにしてくれるぜッ！」

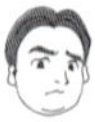

「そろそろ１勝くらいしたいですよねえ……いいかげん読者にこの連載は“負けるのが前提”だと思われてますよ」

*現所属：愛媛県立中央病院感染症内科

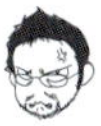
「バカヤロウッ！　オレは常に100%勝つつもりでやっているのだッ！」

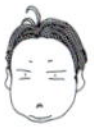
「だからこそ余計に悲しいッスね……」

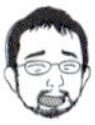
「よし，倉敷中央病院に着いたな……忽那が来てやったぞ！出てこ〜い！」

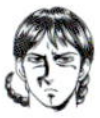
ホンマ「やっと来たか……半年も待たせやがって」

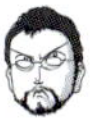
「貴様が挑戦者か……名を名乗れッ！」

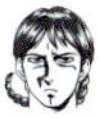
「まあその挑戦状にも名前は書いてたと思うんだが……オレは倉敷中央病院のホンマだッ！」

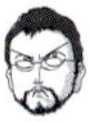
「ホンマでっか！」

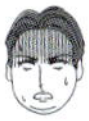
「先生，それが言いたくてわざわざ名前を聞いたんじゃ……」

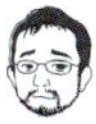
「上村，たまには鋭いな」

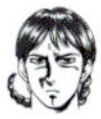
「ふざけた野郎だ……オレの症例で息の根を止めてくれるわ！」

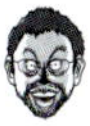
「フッ……いいだろう．オレが診断できたら倉敷中央病院の看板はもらって帰るからなッ！」

症例：50歳代男性

現病歴：来院5日前に腰痛，倦怠感が出現した．来院前日に発熱，腹痛，下痢が出現し，前医を受診した．前医で白血球・血小板減少，肝機能異常を指摘されたため当院を紹介受診した．

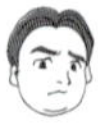
「5日前からの倦怠感，1日前からの発熱と消化器症状，血液検査で2系統の血球減少と肝機能障害ですか……」

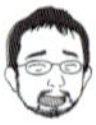
「はは〜ん，上村，これはもうオレ，ピーンときちゃったんだけど」

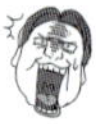
「え，ホントですか？」

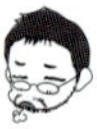
「今日こそは勝てそうだな．いやー，しかしホンマのヤツめ，とんでもない症例を持ってきたな」

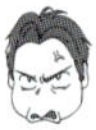
「先生，だいたいこのパターンでいつも負けてますから冷静にいきましょう．発熱と白血球・血小板減少というエピソードはウイルス感染症を想起させますね．肝機能障害もそれに伴うものかもしれません」

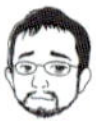
「うむ．たとえばパルボウイルスB19感染症でもこのような所見がみられることもあるだろう」

職業は大工で，時折自宅の畑で農作業をしているという．愛媛県南予地区の築30年の木造日本家屋に住み，畑に囲まれている．隣の家までは少し距離がある．過去3ヵ月の性交渉はなく，パートナーは妻のみである．動物接触歴についてはペットは飼育していないが，台所によくネズミが出るという．アルコールは機会飲酒であり，喫煙はしない．治療中の疾患は特になく，手術歴はない．内服薬もない．

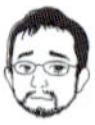
「愛媛か……オレのルーツも愛媛にあるのだ……」

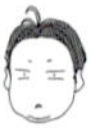
「え，そうなんですか？　なんとなく沖縄だと思ってました」

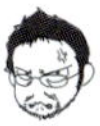

「バカヤロウ！　忽那一族といえば，瀬戸内海で村上水軍と争った由緒正しき海賊なのだッ！[1]」

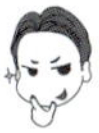

「ああ，どうりでヒゲが……」

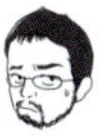

「それはともかく，愛媛の田舎で大工をしている基礎疾患のない50歳代男性だな．ネズミの曝露があるかもしれない，という以外には明らかな曝露はなさそうだが……」

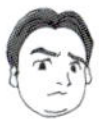

「ネズミといえば，レプトスピラ症，鼠咬症とかですかねえ……」

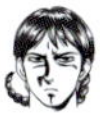

「次は review of systems だ」

本症例の review of systems

ROS（＋）：発熱，腰痛，腹痛，下痢，倦怠感

ROS（－）：頭痛，めまい，嘔気，鼻水，咳，痰，咽頭痛，呼吸困難感，筋肉痛，尿路症状

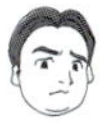

「大した追加情報はなさそうですね．腰痛はいわゆる全身症状に伴う関節痛で，腹痛・下痢は消化器症状ですね」

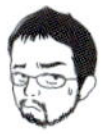

「個人的には消化器症状というのが気になるな……伝染性単核球症では消化器症状を呈することは少ないしなあ……．急性HIV感染症であれば発熱・咽頭痛に加えて下痢などの消化器症状があってもおかしくはないな」

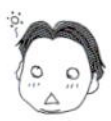

「でもパートナーは奥さんだけで，最近の性交渉はないってことですけど」

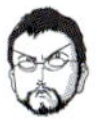

「うむ．まずは性感染症以外から考えるべきだろうな．しかし，他の疾患が否定的でいよいよ急性HIV感染症が怪しいようであれば再度性交渉歴を聴取する必要があるかもしれないな」

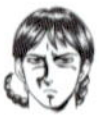

「では身体所見と，このまま検査結果も提示するぞ」

◆身体所見：意識清明，血圧 120/84 mmHg，心拍数 60/分，体温 39.6℃，呼吸数 16/分，SpO_2 100%（室内気），眼球結膜黄染なし・充血あり，眼瞼結膜貧血なし・出血なし，心音：整・雑音なし，肺音：清，腹部：硬，腹部全体に圧痛あり，反跳痛なし，下腿浮腫なし，前胸部に紅斑あり 図1，左腋窩リンパ節腫脹あり，圧痛なし，脊椎叩打痛なし，関節腫脹・発赤・他動時痛なし

◆血液検査：WBC 560（/μL），PLT 6.3（$\times 10^4$/μL），AST 62 (U/L)，ALT 31 (U/L)，LDH 391 (U/L)，CK 344 (U/L)，BUN 21.9 (mg/dL)，Crea 0.75 (mg/dL)，PT 活性 103 (%)，APTT 35.2（sec），D-dimer 1.3（μg/mL），Ferritin 543（ng/mL），sIL-2R 850（U/mL）

◆尿検査：タンパク 2+，潜血 1+，白血球－，亜硝酸反応－

◆血液培養：2 セット陰性

◆尿培養：陰性

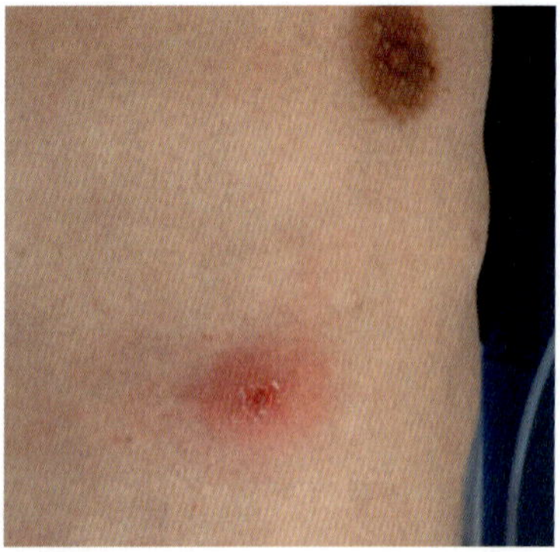

図1 本症例でみられた前胸部の紅斑

「症例提示はここまでだ．さあ，診断を答えてもらおうか」

「えっ？　これだけ？　ちょっと情報が少なすぎやしませんか？」

プロブレムリスト

5日前からの発熱
腹痛，下痢
ネズミの曝露があるかも
腰痛
前胸部の紅斑
左腋窩リンパ節腫脹
2系統の血球減少
肝機能障害
尿蛋白，尿潜血陽性

「プロブレムリストをまとめるとこんな感じですね」

「うむ，オレはもうだいたい診断はわかってるんだが，まあ情報が少ないっちゃあ少ないな」

「フン，仕方ない……追加で何か訊きたいことがあれば言ってみろ．特別に教えてやろう」

「ホンマでっか!?」

「先生，それが言いたいだけでしょ……じゃあ僕から質問を．造影 CT とか撮ってないスか？」

「造影 CT は撮影しているが左腋窩リンパ節腫脹の所見を認める以外には，腸腰筋膿瘍や椎体炎を疑う所見はなかった」

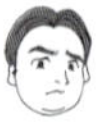
「うーん……先生からは何か追加で訊いておきたいものはないですか？」

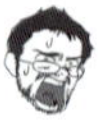
「じゃあ重要なことを一つ訊いておこう…………CRP……CRPはいくつなんだッ⁉　CRPの値を教えろッ！（プルプル）」

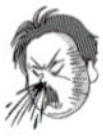
「先生ッ⁉　何プルプル震えながらCRPの値を訊こうとしてるんですか⁉　この場面でCRPが役立つと思ってるんですか⁉」

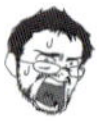
「上村よ……オレはな，CRPの値を出さない意識の高い症例提示を見ると，CRP値を確認したくなって体がプルプル震えるんだよッ！」

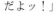

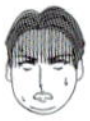
「先生，それCRP厨を越えてCRP中毒になってますよ！」

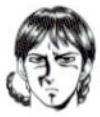
「ああ，CRPか……スマンスマン．大した意味はないが提示するのを忘れていた．CRPは0.16 mg/dLだ」

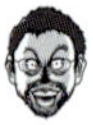
「クックック……やはりそういうことか……CRPがオレに診断を教えてくれたぜッ！　見ろ上村，オレの手の震えが止まったぞ！」

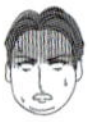
「先生，いいから早く病院に行きましょう！　CRP中毒の先生のCRPを測ってもらいましょう！」

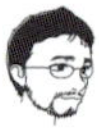
「待て……もうほぼ診断がついたところだ．ホンマよ……あと一点だけ確認させてくれ」

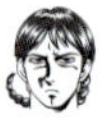
「うむ，いいだろう」

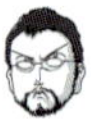
「前胸部に紅斑があるとのことだが，これは何かの虫に刺された痕なのではないか？　患者自身はそのことを覚えていないのか？」

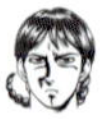
「ほう，よいところに気づいたな．患者は来院10日前に家の解体作業をしており，その際に左前胸部を何かの虫に刺されたようで，そのときから受診時まで発赤，かゆみを自覚していたようだ」

「ホンマでっか⁉」

「先生，もうソレいいかげん飽きたんですけど……何かわかったんですか？」

「上村よ．もう診断はついたも同然だ．第八話にしてようやく勝利をつかむ瞬間にわれわれは直面しているのだ．友情ッ！努力ッ！勝利ッ！」

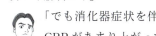

「でも消化器症状を伴う下痢で，何かの虫に刺されていて，CRPがあまり上がってなくて，白血球と血小板が下がる感染症って日本国内でありましたかねえ……」

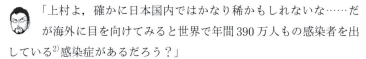

「上村よ，確かに日本国内ではかなり稀かもしれないな……だが海外に目を向けてみると世界で年間390万人もの感染者を出している[2]感染症があるだろう？」

「え……ま，まさかッ！　でもこの症例は渡航歴はないですよ？」

「渡航歴はなくても感染することはあるだろう．2014年の日本国内でのアウトブレイク[3]を思い出せッ！」

「デング……しかも国内感染例ですか……（ゴクリ）？　じゃあ何かの虫に刺されたというのは蚊に刺されたってことですか．確かにデング熱では発熱と関節痛がみられることが多く，白血球・血小板の低下は大半の症例でみられるとされていますが……消化器症状なんて出ることあるんですか？」

「フッフッフッ……上村よ……デング熱では最大4割くらいで下痢の症状を呈するのだッ！[4]」

「ほ〜ん．じゃあ後は，CRPはどうなんですか．CRPが0.16と聞いて確信を得たりって顔してましたが」

「貴様ッ！　Kutsunaらの報告を知らんのかッ⁉　デング熱患者の大半はCRP値が1.0 mg/dLを超えないのだッ[5]！　これだ

け熱がガンガン出ているのにCRPがほとんど動いていないなんてデング熱に違いないッ！」

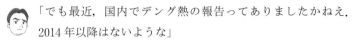

「でも最近，国内でデング熱の報告ってありましたかねえ．2014年以降はないような」

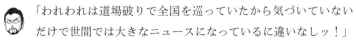

「われわれは道場破りで全国を巡っていたから気づいていないだけで世間では大きなニュースになっているに違いなしッ！」

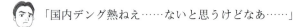

「国内デング熱ねえ……ないと思うけどなあ……」

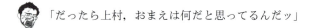

「だったら上村，おまえは何だと思ってるんだッ」

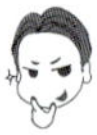

「そうですねえ……フェリチンやsIL-2Rはそれほど高くありませんが，白血球・血小板減少もあるし血球貪食症候群なんじゃないかと思いますけどね．たとえばEBウイルスやサイトメガロウイルスによる伝染性単核球症に血球貪食症候群が合併しているってことはないですかね？」

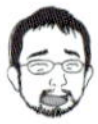

「なるほど……なんらかの病態が血球貪食症候群のトリガーとなっており，この経過からトリガーとして悪性疾患や膠原病よりは感染症を考えたわけだな．そして血球貪食症候群のトリガーとなる感染症としてはEBウイルスやサイトメガロウイルス感染症が多い，と．上村，なかなかもっともらしいことを言うじゃないか」

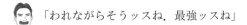

「われながらそうッスね．最強ッスね」

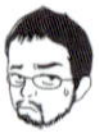

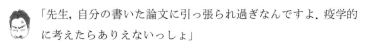

「でもなあ……国内デング熱も捨てがたいんだよなあ……」

「先生，自分の書いた論文に引っ張られ過ぎなんですよ．疫学的に考えたらありえないっしょ」

鑑別診断

1. 国内デング熱
2. EB ウイルスやサイトメガロウイルス感染症に合併した血球貪食症候群
3. パルボウイルス B19 感染症

プラン

・血清の NS1 抗原およびデングウイルス PCR 検査提出
・骨髄穿刺
・EB ウイルス VCA IgM・VCA IgG，EBNA 抗体，サイトメガロウイルス IgM・IgG，パルボウイルス B19 IgM 提出

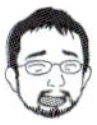
「鑑別診断とプランとしてはこんなとこだな」

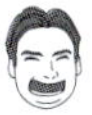
「ッスね．最強ッスね」

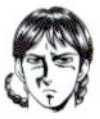
「で，貴様らの最終診断はどれにするんだ？　選べるのは一つだけだ！」

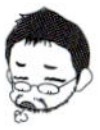
「あー，やっぱそうなんだ．ドサクサに紛れて3つ回答にあげとこうかと思ったのに，空気読まないよな，あのホンマってヤツ」

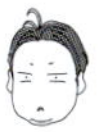
「ホンマでんな」

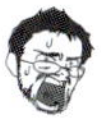
「おまえだって使ってるじゃないか，ホンマギャグ！」

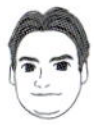
「で，診断はどれにしますか？」

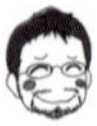
「じゃあさ……悪いんだけど国内デング熱にしていいかな？」

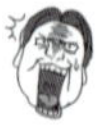
「えー！　なんでそんな大穴を選ぼうとするんですか!?」

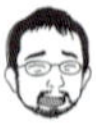
「だってホラ，オレって永遠の夢追い人だから……」

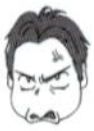
「永遠に夢を追ってるから40近くにもなって柔道着でブラブラするオッサンになるんですよ！」

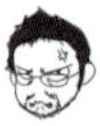
「おまえも人のこと言えないだろうが！　もういい，国内デング熱で行くッ！」

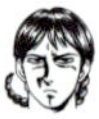
「では国内デング熱でいいんだな」

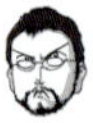
「うむ！」

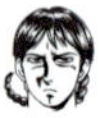
「では診断だ」

骨髄穿刺を施行したところ血球貪食像が確認されたためプレドニゾロンが開始された．

また保健所へSFTS・日本紅斑熱・ツツガムシ病の検査のために血清を提出しミノサイクリンの投与が開始された．

第2病日には解熱し，第4病日には腹痛，下痢が改善しWBCは2,640/μLまで回復した．その後も全身倦怠感のみ持続していたが，徐々に改善し第10病日に肝機能障害の改善を確認して退院となった．後に保健所に提出した行政検査にてSFTSウイルス陽性と判明し，SFTSと確定した．

最終診断

重症熱性血小板減少症候群（SFTS）

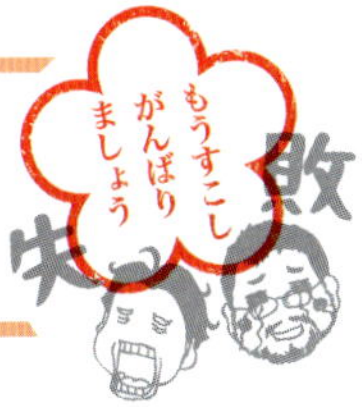

「というわけで，診断はSFTSだ．残念だったな」

「え，SFTSだと……．そうか西日本ではこの疾患があったか……普段東京で診療しているからまったく鑑別にあがらなかった……」

「確かにSFTSでは血球貪食症候群を合併することがあると報告されていますね[6)]」

「山口大学の偉大な先輩が最初の国内例を診断したSFTSを診断し損なうとは……情けない……」

「SFTSってこんなにCRPが上がらないんですね．普段診る機会のない感染症を提示してもらって勉強になりましたね」

「うむ．ホンマとやら感謝するぞ．ホンマにおおきに！」

「先生，最後までスベってますね」

「貴様が実力をつけたらまたいつでも倉敷に挑みに来るがよい」

「なんなら今から挑んでもいいけどな」

「先生，今その弟子にボコボコに負けたばっかりでしょ！　とりあえず出直しましょ！」

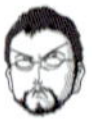
「仕方ないな……じゃあそろそろ本当に鳥取に行くとするか……」

解説

重症熱性血小板減少症候群（severe fever with thrombocytopenia syndrome, SFTS）は，2011 年に中国の研究者により初めて報告された新規の SFTS ウイルス（ブニヤウイルス科フレボウイルス属）による新興感染症である[7]．当初日本には常在しないと考えられていたが，2013 年に山口県において Takahashi らによって第 1 例が報告[6]されて以降，国内で報告が相次いでいる．西日本を中心に患者発生がみられるが，発生地は徐々に東に拡大している 図2．患者の発生時期は夏季に多いとされ，マダニの活動性と相関しているものと考えられる 図3．SFTS ウイルスは，成ダニから幼ダニへ伝播する経卵性ルートとマダニの吸血によるマダニ-哺乳動物ルートにより自然環境で維持されている．マダニは SFTS ウイルスのベクターであると同時にレザボアにもなっている．SFTS ウイルスの遺伝子が検出されたマダニや抗体陽性動物（シカ，イノシシ）は北海道，東北，関東甲信越などの地域でもみつかっており，日本全国で感染リスクはあると考えられるが，西日本ではこれらの動物の抗体陽性率が高いことも知られており，西日本で報告数が多い原因と考えられている．

潜伏期は 6～14 日間で発熱，倦怠感，頭痛などの症状で発症する．マダニの痂皮はみられないことも多い．その後，嘔吐，下痢，腹痛などの消化器症状が出現する．血液検査所見では白血球減少，血小板減少，トランスアミナーゼ上昇がみられることが多く，CRP は正常範囲に留まることが多い．CRP は SFTS と日本紅斑熱との鑑別に有用であるという日本からの報告もある[8]．顕微鏡的血尿がほとんどの患者で認められる．本症例のような血球貪食症候群の合併

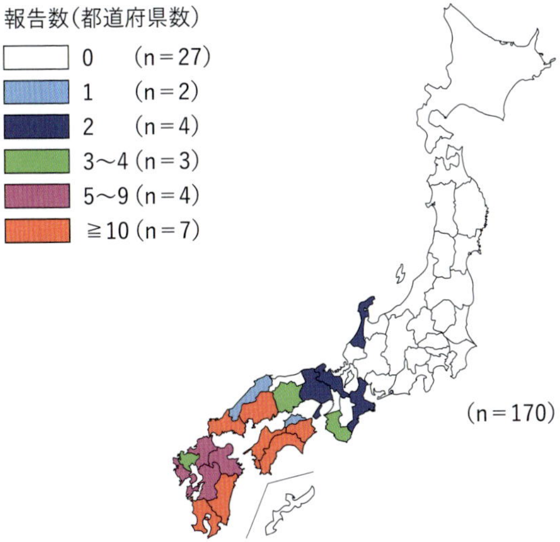

図2 SFTS の都道府県別の症例報告数(2016 年 2 月 24 日時点)(文献 7 より改変)

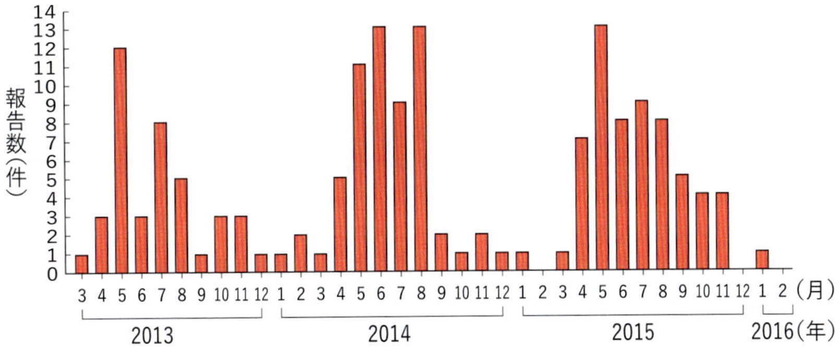

図3 時期別にみた SFTS の症例報告数(文献 7 より改変)

も報告されている.

診断はPCRによりSFTSウイルス遺伝子を検出することでなされる. SFTSは第4類感染症であり, 診断した医師はただちに最寄りの保健所に届け出る. これまでSFTSに対して有効性が確立している抗ウイルス薬は現時点では存在せず, 治療は支持療法が中心であったが, 2024年にはファビピラビルがSFTSの治療薬として承認された.

なお, 中国および韓国で医療従事者への感染事例が報告されており, 診療にあたっては感染防止策を徹底すべきである. 詳細は国立国際医療研究センター国際感染症センターのホームページからダウンロードできる「重症熱性血小板減少症候群 (SFTS) 診療の手引き」を参考にされたい[9].

参考文献

1) 影浦　勉, 編. 忽那家文書. 伊予史料集成刊行会. 1964.
2) Bhatt S, Gething PW, Brady OJ, et al. The global distribution and burden of dengue. Nature. 2013 ; 496 : 504-7.
3) Kutsuna S, Kato Y, Moi ML, et al. Autochthonous dengue fever, Tokyo, Japan, 2014. Emerg Infect Dis. 2015 ; 21 : 517-20.
4) Reisinger EC, Fritzsche C, Krause R, et al. Diarrhea caused by primarily non-gastrointestinal infections. Nat Clin Pract Gastroenterol Hepatol. 2005 ; 2 : 216-22.
5) Kutsuna S, Hayakawa K, Kato Y, et al. The usefulness of serum C-reactive protein and total bilirubin levels for distinguishing between dengue fever and malaria in returned travelers. Am J Trop Med Hyg. 2014 ; 90 : 444-8.
6) Takahashi T, Maeda K, Suzuki T, et al. The first identification and retrospective study of Severe Fever with Thrombocytopenia Syndrome in Japan. J Infect Dis. 2014 ; 209 : 816-27.
7) Yu XJ, Liang MF, Zhang SY, et al. Fever with thrombocytopenia associated with a novel bunyavirus in China. N Engl J Med. 2011 ; 364 : 1523-32.

8) Kawaguchi T, Umekita K, Yamanaka A, et al. Impact of C-reactive protein levels on differentiating of severe fever with thrombocytopenia syndrome from Japanese spotted fever. Open Forum Infect Dis. 2020；7：ofaa473.
9) 厚生労働省．重症熱性血小板減少症候群（SFTS）診療の手引き 2024 年版．2024．https://www.mhlw.go.jp/content/10900000/001229138.pdf（Accessed 2024/12/10）

第九話

鳥取のガチな奴

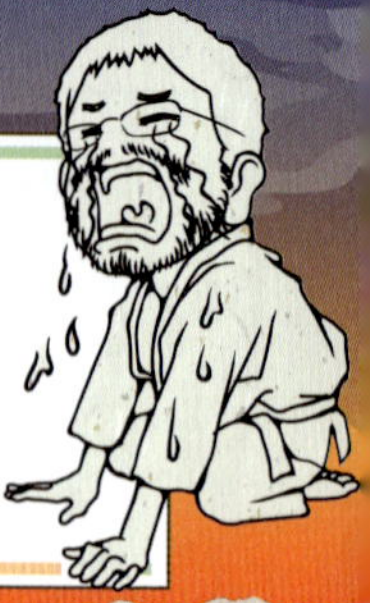

VS 北浦　剛

鳥取大学医学部附属病院感染症内科

忽那「ついに……ついに鳥取まで辿り着いたな……」

上村「ええ，ここに来るまで長かったですね」

「見渡す限りの砂漠……これが鳥取砂丘か……だがおかしい……」

「何がですか？」

「鳥取砂丘でポケモン GO のイベントをやっていて，ヨーギラスとかが湧いてるはずなんだが……周りにはいつものようにポッポしかいないじゃないか！」

「ああ，イベントやってましたねえ，鳥取砂丘で．でもそれ確か去年の夏くらいの話ですよ」

「なにィ!!!?　もう終わっているだとォ!!?　この北浦とかいうヤツに騙されたッ！」

「え，何かポケモン GO のことを書いてたんですか？」

「うむ，1年ほど前にヤツからこんな挑戦状が来ていたのだ……」

「『つよピーと呼ぶッフォ』って……この人，相当やばそうですね……」

挑戦状

くつなとかいうヤツへ

鳥取にはポケモンがたくさんいるッフォ

遊びに来るッフォ

ガーディが捕まえられると

いいッフォねえ・・・（爆）

鳥取大学

北浦剛（つよピーと呼ぶッフォ）

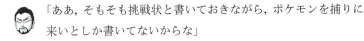

「ああ，そもそも挑戦状と書いておきながら，ポケモンを捕りに来いとしか書いてないからな」

「ところでガーディって何ですか？」

「そんなことも知らないのか！　ガーディと言えばポケモン第一世代の『こいぬポケモン』だろうがッ！　進化したら伝説ポケモンのウィンディになるんだぞ！　もう一度勉強し直してこいッ！」

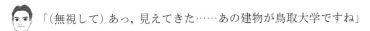

「(無視して) あっ，見えてきた……あの建物が鳥取大学ですね」

「よし，今日という今日は道場破りを成功してみせるぞ，上村！」

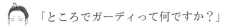

「まあそう言っておきながら惜しくも負ける，までが様式美になってきてますけどね」

「うるさいッ！　行くぞッ！　つよピーとやら，出てこい！　はるばる鳥取まで道場破りに来てやったぞ！　いざ尋常に勝負せよッ！」

北浦「フォッフォッフォッ……やっと来たか，くつなよ．待ちくたびれたッフォよ……」

「フォッフォッフォッって笑う人，初めて見たんですけど……やっぱり相当ヤバそうですね」

「油断するなッ！　たぶんアレはバルタン星人のマネだ！」

「この日のために，このつよピーがとっておきのガチな症例を用意しておいたッフォ」

「ガチな症例か……望むところだ！　オレだってガチで勝負してやるぜッ！　そしてこの病院の看板をもらって帰るッ！」

「ではさっそく症例提示を始めるッフォ！」

症例：70歳代，日本人男性

現病歴①：1ヵ月以上続く咳嗽のため，1年前に近医を受診．このときの胸部X線写真で左下葉に陰影を認めた 図1 ため精査目的でA病院に紹介となった．このA病院で行われた胸部CTで左肺S6胸膜直下に50 mm大の腫瘤影が確認された 図2．

「1ヵ月以上続く咳嗽の精査で見つかった結節影ですか……」

「まずは周囲への感染性も考慮して，肺結核を除外したいところだな．あとは同じ抗酸菌による非定型抗酸菌症，細菌ではノ

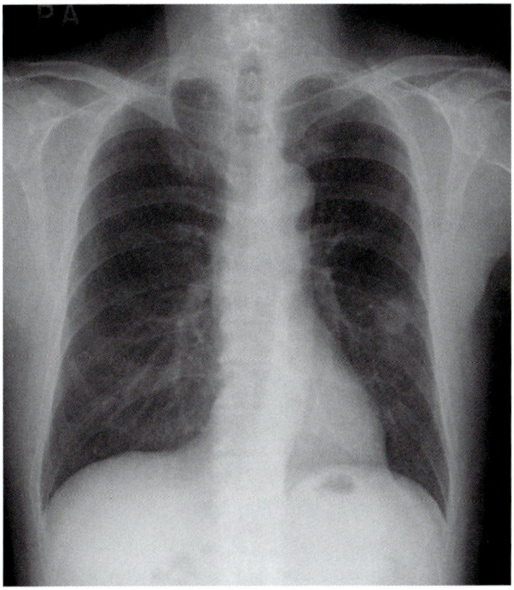

図 1 近医を受診した際の胸部 X 線写真
左中肺野に結節影を認める.

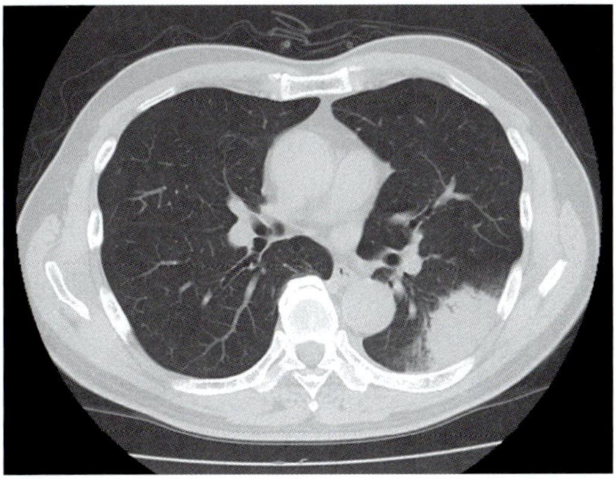

図 2 A 病院を受診した際に撮影された胸部 CT の肺野条件
S6 胸膜直下に 50 mm 大の腫瘤影を認める.

カルジア，真菌ではアスペルギルスやクリプトコッカスも鑑別になるが……これらの感染症の発症リスクとなるような免疫不全はあるのかが気になるところだな」

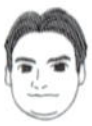
「抗酸菌感染症は免疫不全がなくてもありえますが，確かにその他は免疫不全が背景にあることが多いですよね」

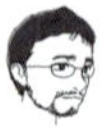
「あとは非感染症として肺癌も考えておくべきだろう．喫煙歴を知りたいな」

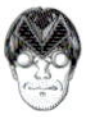
「この症例は現病歴が長いので，まだしばらく続くッフォ」

現病歴②：胸部CTや喀痰培養検査，血液検査などの結果，悪性腫瘍は否定的であり肺化膿症と判断され，シタフロキサシン 50 mg 2 T 分 2 を 10 日間処方された．

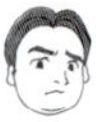
「どういう結果を元に肺化膿症と診断されたんですかね」

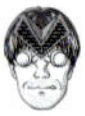
「その辺は詳細不明だッフォ……」

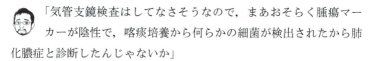

「気管支鏡検査はしてなさそうなので，まあおそらく腫瘍マーカーが陰性で，喀痰培養から何らかの細菌が検出されたから肺化膿症と診断したんじゃないか」

現病歴③：シタフロキサシン内服後も咳嗽が遷延するため，A病院の受診から3ヵ月後に別の病院Bを受診した．この時点では左S6の陰影は30 mm大に縮小していた．気管支鏡検査を施行したが，擦過細胞診で悪性所見はなく，グロコット染色も陰性であった．BAL液の一般培養，抗酸菌塗抹・培養・PCRもすべて陰性であった．ここでもやはり何らかの細菌による肺化膿症ではないかという診断でセフジトレンピボキシル100 mg 3 T分3が14 日間処方された.

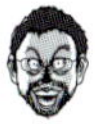
「セフジトレンピボキシルだと……DUッ！　ここにきてまさかのDUッ！[1]」

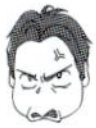
「落ち着いてください！　たぶんここでは『だいたいうんこ』の話は本筋とは関係ないッス！」

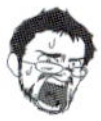
「しかし4ヵ月も咳嗽が続いていて，すでに慢性咳嗽といってよい時期になっているが，気管支鏡検査までやっても一般培養も抗酸菌も陰性だったということか……」

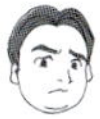
「肺結核の可能性は低くなったということですかね」

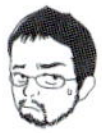
「A病院でシタフロキサシンが10日間処方されており，このキノロン系抗菌薬の処方が結核菌に中途半端に作用して気管支鏡検査でも検出されなかった可能性は残しておくべきだろうが，さすがに3ヵ月後だからな……」

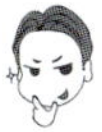
「他に慢性咳嗽の原因としては百日咳がありますが，この症例のように肺に結節を作るというのは臨床像が異なりますね」

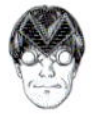
「さらに病歴は続くッフォ」

現病歴④：セフジトレンピボキシル内服後も咳嗽は続き，さらにこの頃より頭痛が出現した．もはや埒があかないのでC病院の人間ドックでFDG-PETを施行したところ，左肺S6の腫瘤は不変であったが，新たに左肺S10に15 mm大の結節が出現していた 図3．また，このときに指摘はされていなかったが，後方視的にみると左小脳にも集積が認められている．

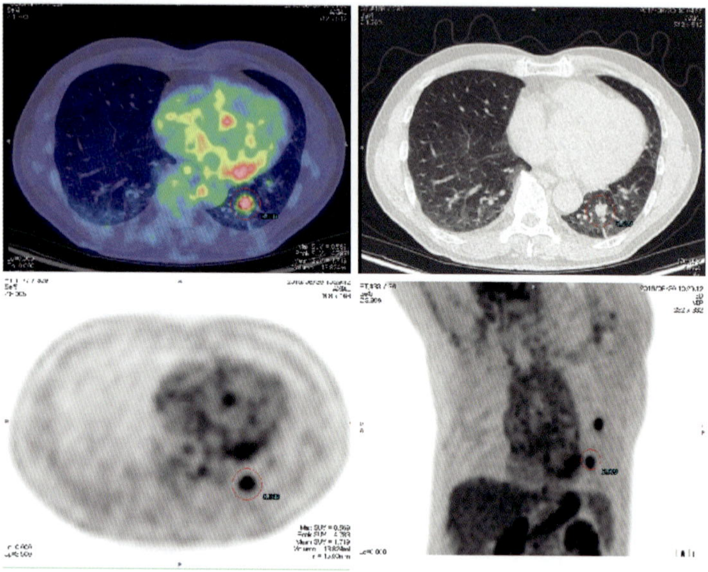

図3 FDG-PET の結果

左 S6，S10 に結節がありFDG 集積が認められる．

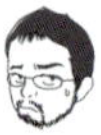

「肺の結節が一つ増えているということか……」

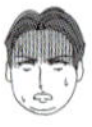

「おまけに頭痛と小脳病変まで出現しちゃってるんですけど」

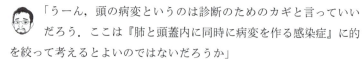

「うーん，頭の病変というのは診断のためのカギと言っていいだろう．ここは『肺と頭蓋内に同時に病変を作る感染症』に的を絞って考えるとよいのではないだろうか」

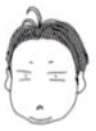

「え，そんな感染症ありますっけ？　思いつかないんですけど……」

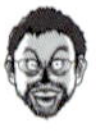

「バッキャロウ！　表1 が肺と頭蓋内に病変を作りうる感染症の一覧だッ！　必ず覚えておくべしッ！」

表1 肺と頭蓋内に同時に病変を作りうる感染症

細菌	敗血症性肺塞栓症，ノカルジア症，抗酸菌症（結核症および非結核性抗酸菌症）
真菌	クリプトコッカス症，アスペルギルス症，コクシジオイデス症
原虫	トキソプラズマ症
その他	悪性リンパ腫

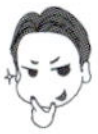
「ふーん……なるへそ．じゃあこのなかから鑑別を考えていけばいいってことですね」

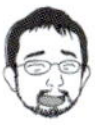
「うむ．ところでこの 表1 を見て何か気づくことはないか」

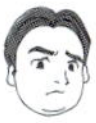
「あ，そういえば敗血症性肺塞栓症以外は細胞性免疫不全のときに問題となる微生物ばっかりですね」

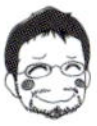
「その通りッ！　免疫正常の状態では罹ることが稀な感染症ばかりなのだッ！　しかし本症例は今のところ細胞性免疫不全の有無が明らかではないッ！」

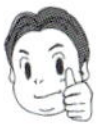
「そこが今後の診断のポイントになってきそうですね」

現病歴⑤：その後も症状が続くため，B 病院に戻り再度気管支鏡検査を施行した．この際，病理所見で真菌様の物質と壊死性変化が認められたという．何らかの真菌感染症ではないかということでエンピリックにフルコナゾール 400 mg/日を経口投与で開始した．この頃からふらつきが出現，徐々に進行しいよいよ独歩も困難になってきた．小脳病変については別の問題だと考えられ悪性腫瘍も疑われたため，手術目的で脳神経外科に入院となった．B 病院入院時の頭部 MRI を 図4 に示す．

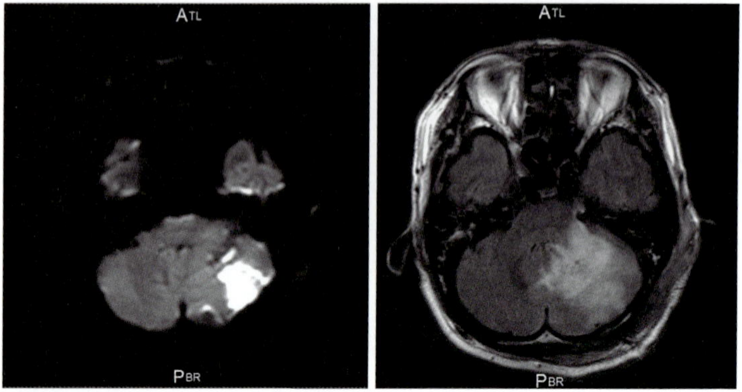

図 4 B 病院入院時の頭部 MRI 画像
左：拡散強調画像，右：FLAIR 画像.

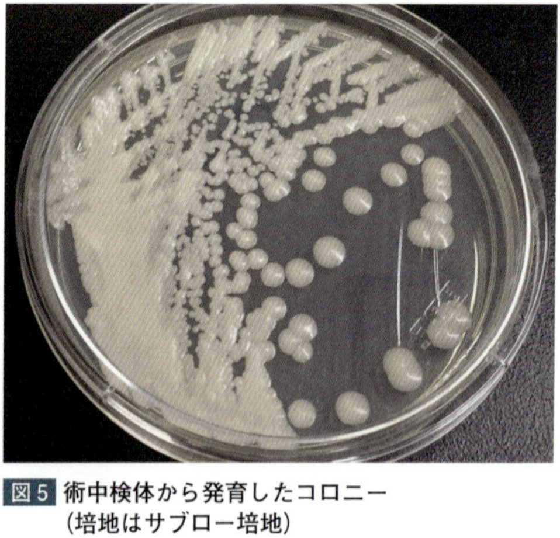

図 5 術中検体から発育したコロニー
(培地はサブロー培地)

現病歴⑥：入院後，病変摘出のために手術が行われ，術後の経過も良好であった．術中に採取された髄液培養は陰性であったが，摘出検体の培養検査でコロニーが発育した 図5 ため，感染症科に紹介となった．

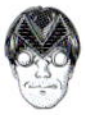

「ここまでが現病歴だッフォッフォッフォ……」

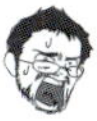

「いや，長えよ!!　もうちょっと配分とか考えろってマジで．空気読めてないっつーか」

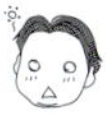

「zzz……」

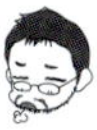

「ほら，上村なんて寝ちゃってるっつーの！　どうだこの天使のような寝顔は．ほら，上村，起きろ，現病歴が終わったぞ」

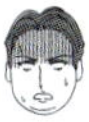

「あ，すいません……なんかあのフォッフォッフォが子守唄のように襲ってきて……」

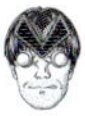

「フォッフォッフォ……」

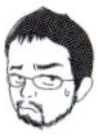

「しかし何気に重要な情報が最後の方に出てきたな．気管支鏡での病理所見で真菌様の物質がみられただの，術中検体の培養検査からコロニーが形成されただの」

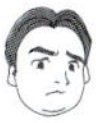

「この培地はサブロー培地ですね．ということは真菌と考えてよいのでしょうか」

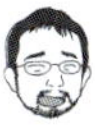

「まあこの展開は真菌だよな」

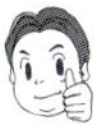

「しかも，肺病変も脳病変も一元的に考えてよさそうですよね」

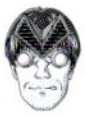

「ではここでようやく既往歴・社会歴だッフォ」

既往歴は高血圧症，前立腺肥大症で現在加療中であり，40 歳の頃に A 型肝炎に罹患している．喫煙歴はなく，アルコール摂取も機会飲酒程度である．木材加工業の会社社長をしている．過去 1 年の性交渉はないとのことであった．

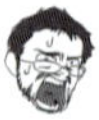
「免疫不全がないッ!!」

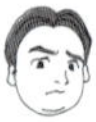
「少なくとも HIV 感染症とか，ステロイドを飲んでるとか，そういうわかりやすい細胞性免疫不全はなさそうですね」

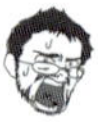
「そんなバカな……細胞性免疫不全のない患者がこのような複雑な病態を呈するだなんて……」

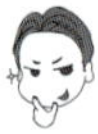
「既往に A 型肝炎がありますから，性感染症のリスクはあるんじゃないですか？　HIV 感染症はどうですかね？」

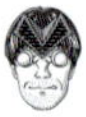
「前医での HIV 抗体は陰性だっフォ」

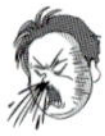
「なぬー！（白目）」

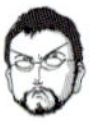
「かなり稀だが，梅毒ということで肺梅毒とゴム腫とかはどうだ？」

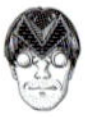
「RPR/TPHA も陰性だッフォ」

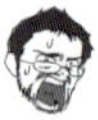
「なぬー！（白目）」

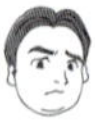
「性感染症からは離れた方がよさそうですね」

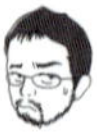
「しかし見当がつかんな……」

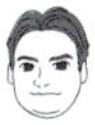
「海外渡航歴はどうですかね？」

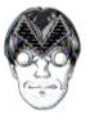
「木材の加工のために，カナダのバンクーバーに年に数回訪れているッフォ」

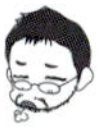
「バンクーバーか……都会だよなあ……熱帯感染症とかはなさそうだよなあ」

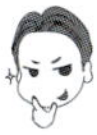
「っスよねえ．じゃあこの渡航歴は診断とは関係なさそうですかね」

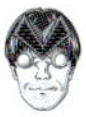
「では感染症にコンサルテーションとなった時点での身体所見と血液検査所見だッフォ」

- ◆意識清明（GCS E4V5M6），体重 67.7 kg，身長 174 cm，体温 35.9℃，血圧 127/79 mmHg，心拍数 74 回/分，呼吸数 18 回/分
- ◆頭部：眼瞼結膜貧血なし，眼球黄染なし，左後頭部に手術痕あり
- ◆頸部：頸部リンパ節腫脹なし，項部硬直なし
- ◆胸部：呼吸音・心音に異常なし
- ◆腹部：平坦，軟，腸蠕動音正常　肝脾は触れない
- ◆四肢：下腿浮腫なし，皮疹なし
- ◆ CN2：視野正常（対座法）
- ◆ CN3・4・6：眼球運動左右ともに正常，眼瞼下垂なし，複視なし　左注視で水平性眼振あり
- ◆ CN5：顔面触覚 V1-3 で左右差なく正常
- ◆ CN7：額のしわ寄せ・閉眼・口角挙上について異常なし
- ◆ CN9・10：口蓋垂は正中で挙上制限なし，咽頭後壁カーテン徴候なし
- ◆ CN11：胸鎖乳突筋筋力・上僧帽筋筋力　左右差なく正常

◆ CN12：挺舌時偏倚なし，舌萎縮・線維束攣縮なし
◆言語：失語，構音障害，嗄声なし
◆瞳孔：3 mm/3 mm，対光反射＋/＋
◆運動：Barré－/－，Mingazzini－/－
◆感覚：触覚上肢下肢左右差なく正常
◆協調運動：歩行異常なし
◆ MMT：上腕二頭筋・三頭筋，腸腰筋，大腿四頭筋，膝関節屈曲筋群　いずれも 5/5

◆血液検査：WBC 6,850/μL, RBC 3.69×10^{6}/μL, Hb 11.6 g/dL, Ht 33.5%, Plt 25.7×10^{3}/μL, TP 6.6/dL, Alb 4.0 g/dL, T-Bil 0.4 mg/dL, GOT 18 IU/L, GPT 22 IU/L, LDH 172 IU/L, ALP 217 IU/L, γ-GTP 73 IU/L, CRP 0.08 mg/dL, BUN 12.8 mg/dL, Cre 0.84 mg/dL, Na 138 mEq/L, K 3.9 mEq/L, Cl 103 mEq/L

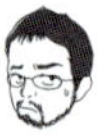
「うーん……身体所見上は左注視で水平性眼振ありってことくらいか」

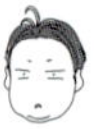
「術後ですからねえ……血液検査所見も異常所見なしですね」

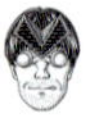
「さあ，そろそろ診断とその原因となった微生物名を聞かせてもらうッフォ！」

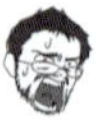
「えっ，これ以上はヒントなし？」

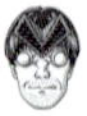
「ガチでもう全部出尽くしたッフォ」

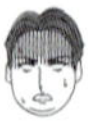
「えー！　これはちゃばいっすね」

「ひとまずいつものようにプロブレムリストをあげてみよう」

プロブレムリスト

＃1　左S6，S9の肺結節
＃2　頭痛，ふらつきと左小脳病変（術中検体の培養からコロニー形成）
＃3　カナダのバンクーバーへの渡航歴
＃4　A型肝炎の既往

「こんなところですかね……コロニーも生えてますから感染症でよさそうですよね」

「うむ．やはり肺病変と頭蓋内病変を同時に作りうる感染症からの鑑別になりそうだな」

「で，問題は『明らかな細胞性免疫不全がない』ってことですよね」

「まあこのなかでいうと，抗酸菌症，ノカルジア症，クリプトコッカス症は免疫不全がなくても発症しうるからな」

「とすると，この3つのうちのいずれかってことになりますかね」

「しかもだ……今回はご丁寧にコロニーまで生えちゃってるからな．サブロー培地に」

「確かクリプトコッカスなどの真菌だけじゃなく，ノカルジアもサブロー培地に生えることがありますよね」

「その通りだ……だが，ここはやはり気管支鏡検査の病理所見で『真菌様の物質』がみられたという事実を重視したいところだな」

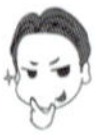
「つまり……*Cryptococcus neoformans* によるクリプトコッカス症ということですね！」

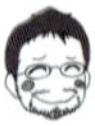
「うむ！」

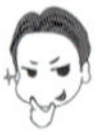
「なんか診断推論も理路整然としてますし，今回こそはいけそうじゃないですか？」

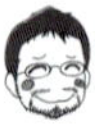
「だよな，だよな！」

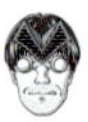
「では診断と，その原因となった微生物名をガチで答えるッフォ！」

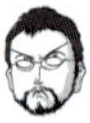
「クリプトコッカス症で，原因微生物は *Cryptococcus neoformans* だッ！（キラーン）」

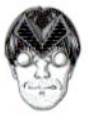
「フォッフォッフォ……フォーーーーッフォッフォッフォ……」

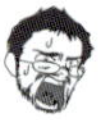
「えっ……その笑いはまさか……」

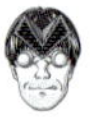
「そのまさかだッフォ！」

サブロー培地から発育したコロニーをMALDI-TOF MSにかけたところ，*Cryptococcus gattii* との結果が出た．さらに国立感染症研究所で菌株のMLST（multilocus sequence typing）解析を依頼したところ *C. gattii*（VGⅡa）と同定．カナダ・バンクーバー島アウトブレイク株と一致したためカナダで感染したものと考えられた．

最終診断

播種性 *Cryptococcus gattii* 感染症

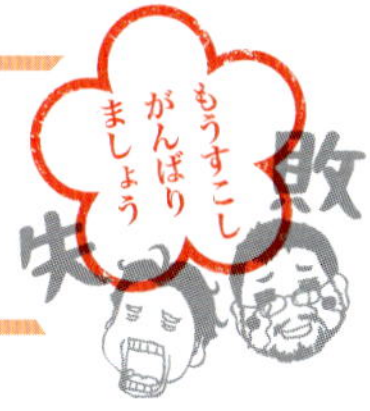

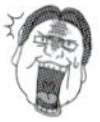
「え，なに，ガッティ？　なんですかそれ」

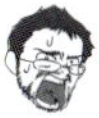
「*Cryptococcus gattii* はオーストラリアやカナダやアメリカの西部で流行しているendemic fungiの一つだ……そうか……そういうことか……」

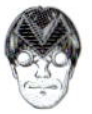
「だから言ったッフォ，ガチな症例で行くぞ，と」

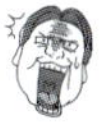
「そうか！　ガチな症例というのは *gattii* の症例ってことか……」

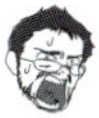
「だとするとまさか……ポケモンのガーディというのも……」

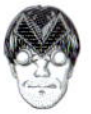
「その通りだッフォ！　残念ながらガーディはゲットできなかったみたいフォね……」

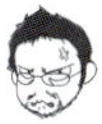
「チクショウ……ヒントが出ていたのにわからなかったとは……」

播種性 *Cryptococcus gattii* 感染症と診断されたため，アムビゾーム 4 mg/kg/日とフルシトシン 100 mg/kg/日による導入療法を開始したが食思不振のためフルシトシンは中止した．その後，アムビゾームによると思われる間質性腎炎も出現したため導入療法は4週間で終了した．導入療法が予定より短くなったためフルコナゾール 800 mg/日による地固め療法を12週行い，その後維持療法としてフルコナゾール 200 mg/日 12ヵ月の予定で投与した．その後，再発はなく経過している．

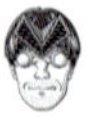

「ちなみにこの患者さんはカナダのバンクーバー島（ナナイモ）に渡り，森林に入って木材を伐採・加工する様子を視察したり，伐採された木が筏に組まれて海に出るところも視察していたんだッフォ．なお現地ではマスクは着用していなかったそうだッフォ」

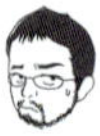

「まさか鳥取のようなクソ田舎で播種性 *Cryptococcus gattii* 感染症のような激レアな輸入感染症に出会うとは……」

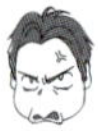

「先生，鳥取県民に訴えられますよ」

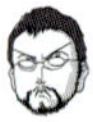

「しかし，*Cryptococcus gattii* であれば細胞性免疫不全がないことも，バンクーバーへの渡航歴も合点がいく……なるほど，素晴らしい症例だ，北浦よ，感謝するッフォ」

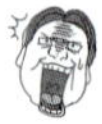

「先生，口癖がうつってますよ」

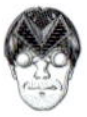

「貴様らも途中までの臨床推論は捨てたものではなかったッフォ．またいつでも道場破りに来るがよいッフォ！」

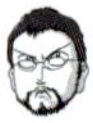

「しかし国内にはまだまだ手強いヤツらがわんさかいるな」

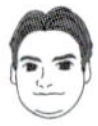

「ええ，いつになったら勝てるんですかね」

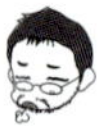

「やはりお寺での修行が足りないんじゃないか……？　ちょっと京都のお寺で座禅とか組んじゃおうぜ！」

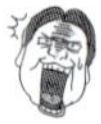

「先生，それ仏像とかお庭が見たいだけでしょ！」

解説

本邦におけるクリプトコッカス症の原因菌は *Cryptococcus neoformans* であり，*C. gattii* を原因菌とする症例はきわめて稀である．*C. neoformans* は全世界的に環境中に分布し，特にハトの堆積糞から高頻度で分離することができる．一方で，*C. gattii* は，オーストラリアや南米などの熱帯や亜熱帯に限局し，樹木（特にユーカリ）から分離される．1999 年に温帯であるカナダ・バンクーバー島でアウトブレイクが起こり，その後米国へと感染が広がった[2)]．なお，日本でも渡航歴のない *C. gattii* の症例が報告されており国内感染例と考えられている．今のところ，木々などの環境中に存在する *C. gattii* を肺に吸い込むことで人に感染し，ヒト-ヒト感染はないと考えられている．

臨床像については，潜伏期は不明であるが，*C. neoformans* 感染症と似た臨床像を呈する．ただし *C. neoformans* と違い，感染者の多くは免疫正常者である点が重要である[3)]．発症すると発熱，悪寒，頭痛などの症状がみられ，感染臓器は肺，脳，あるいはその両方に腫瘤をつくるのが特徴である．これまでの報告の多くで頭蓋内のクリプトコッカス腫（Cryptococcoma）がみられた．なお，*C. gattii* は，*C. neoformans* と比較して病原性が強いといわれているが，実際に *C. gattii* 感染症が *C. neoformans* 感染症よりも予後が悪いのかについては不明である．

診断は *C. neoformans* と同様に，髄液培養や髄液中のクリプトコッカス抗原による．クリプトコッカス抗原では菌種の同定まではできないため，「これはただのクリプトコッカスじゃない……ガチなヤツ（*C. gattii*）だ！」と思ったら積極的に培養検査で菌種を同定すべきである．しかし，*C. gattii* の同定は簡単ではなく，L-canavanine glycine bromothymol blue（CGB）培地という特殊な培地や質量分析（TOF-MS），分子生物学的同定法などが必要になる．治療は *C. neoformans* 感染症に準じるのが現時点での考え方である．

参考文献

1）忽那賢志．忽那賢志の感染症相談室「だいたいウンコになる」抗菌薬にご用心！　日経メディカル A ナーシング．2015.
2）杉田　隆，張　音実．国内で初めて確定された *Cryptococcus gattii* genotype VGⅡa 株による感染例について．IASR．2015；36：187-8.
3）MacDougall L, Kidd SE, Galanis E, et al. Spread of *Cryptococcus gattii* in British Columbia, Canada, and detection in the Pacific Northwest, USA. Emerg Infect Dis. 2007；13：42-50.

第十話

NCGMからの追手

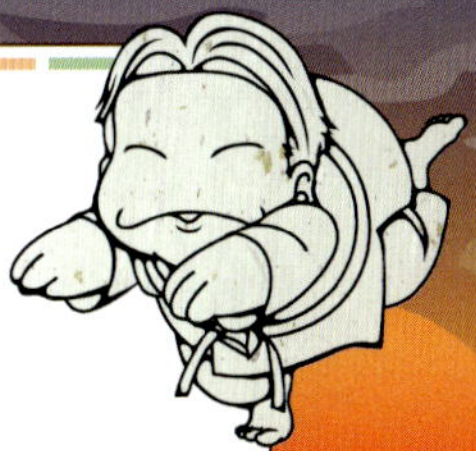

VS 井手　聡
国立国際医療研究センター国際感染症センター*

忽那「ふう……もうすぐ京都だな．どのお寺に行こうかなー．最近，修学院離宮とか行ってないよなあ……．いや，ここはあえて西芳寺という選択肢も」

上村「何があえてなんですか．どっちも知らないお寺ですよ．っていうか，そろそろ病院に戻らなくて大丈夫ですか？」

「病院ってNCGM（国立国際医療研究センター）のこと？　いや，そりゃ大丈夫だよ．オレなんかいなくてもすべて問題なくいってるから」

「それはそれで悲しいですね……」

「だからさ……オレたちにできることは，こうして道場破りを繰り返すことで，少しでもNCGMの名声を高めることなんじゃないかな……（遠い目）」

「いや，まだ1回も勝ってませんから名声はむしろ下がってるんじゃないかと思いますよ」

「まあまあ……それはともかく，この街道を抜ければ京都市だ．お寺巡りのついでに道場破りと洒落込もうじゃないか」

「ついでにって……あっ！　先生，あそこの竹やぶの中から誰かが覗いてますよ！　何奴ッ！」

---

*現所属：新宿なないろクリニック

JCOPY 498-02156

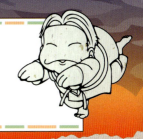

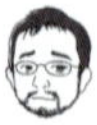

「そりゃ竹やぶの中に人くらいいるよ……だって京都だもん．どうせ落ち武者とかでしょ？」

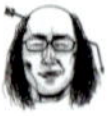

井手「きえええええええええええええええええええい！」

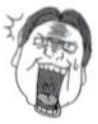

「うわあああ誰か竹やぶから出てきた!!」

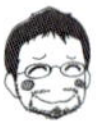

「ほら，やっぱり落ち武者じゃん」

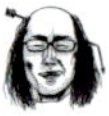

「ようやく見つけたでござるよ……忽那，上村の『チーム AC/DC』!!」

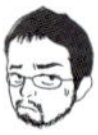

「AC/DC？　オーストラリアのロックバンドじゃないか」

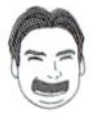

「きっとわれわれの所属が ACC（エイズ治療開発センター）と DCC（国際感染症センター）だからですよ．ちょっとオシャレですね」

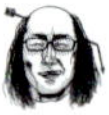

「お二人は『当直サボりの罪』ですでに NCGM 内で指名手配されているでござるよ……」

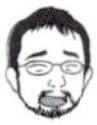

「ああ……そういえば当直に帰るの忘れてたな……」

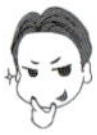

「すっかりサボってましたね．でも指名手配とかカッコいいっすね．最強ッスね」

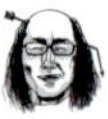

「忽那先生には金 5,200 円の懸賞金がかかっているでござる！」

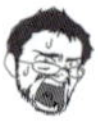

「安っ！　ここまで追って来る交通費のほうが高くね？　つーか，オレの代わりに当直 1 回したほうがよくね？」

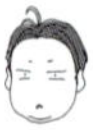

「ちなみに僕の報奨金は……？」

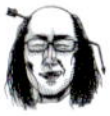
「缶コーヒー１本でござる」

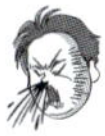
「しょぼッ!!　もはやお金ですらないッ!!（泣）」

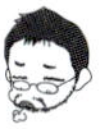
「まあまあ，上村．おまえはそんなもんだよ」

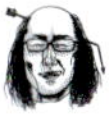
「ちなみにコレが指名手配書でござる」

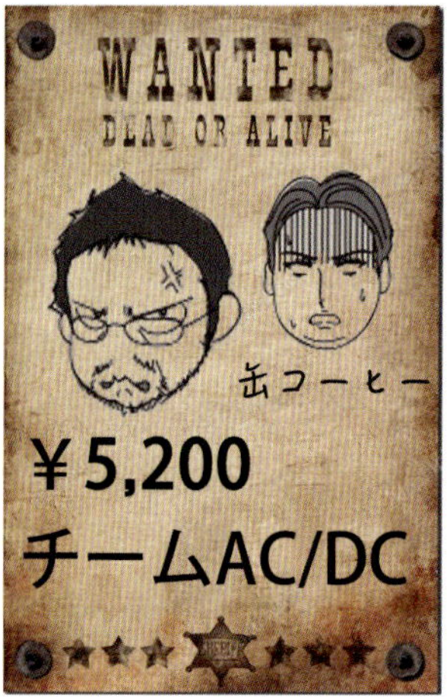

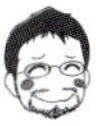
「あ，いいじゃ〜ん．なんかワンピースっぽくね？　海賊王っぽくね？」

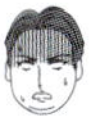
「サラッと『DEAD OR ALIVE（生死を問わず）』って物騒なこと書いてますね……」

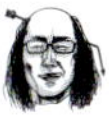
「そんなわけでお二人を捕まえに来たでござる！　これから提示するNCGMの症例を診断できなかったら，おとなしくNCGMに帰るでござる！」

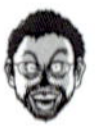
「よかろう．だがオレが見事に診断できたら，おとなしくおまえがオレの代わりに当直をするんだぞッ！」

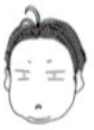
「無茶苦茶な理屈ですね……」

症例：生来健康な 38 歳の日本人女性

現病歴：20XX 年４月４日より発熱，関節痛，悪寒が出現した．４月６日に近医を受診し咽頭発赤を指摘され対症療法が開始された．４月７日には咳嗽，咽頭痛が出現した．４月９日に近医を受診し，セフカペンピボキシルの投与が開始された．４月 10 日には全身に発疹が出現したため当院を受診した．

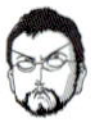
「ふむ……当初は発熱・悪寒・関節痛といった全身症状が前面に出ていたが，3 日後から咽頭痛と咳嗽が出現し，さらにその 3 日後に全身の発疹が出現という経過だな」

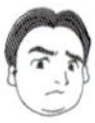
「でも DU を飲んでから出現した発疹ですからね．薬疹を疑いたくなりますね．そもそも抗菌薬が必要な病態だったんですかねえ……」

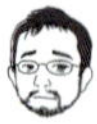
「うむ．上気道炎に対する抗菌薬の投与は本邦における抗菌薬適正使用の大きな課題の一つだな．2005年に行われた調査によると，急性上気道炎と診断された 2,577 人の患者のうち 60％で何らかの抗菌薬が処方され，セフェム系（46％），マクロライド系（27％），キノロン系（16％）の順に多かったという[1)]」

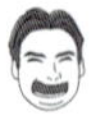
「溶連菌性咽頭炎や細菌性肺炎を除けば，上気道症状を伴う発熱には抗菌薬は不要ってことですよね」

特記すべき既往歴はない．また薬や食べ物のアレルギーもない．専業主婦をしており，５歳，２歳の子どもがいるが特に発熱や上気道症状はない．過去１年間に海外渡航歴はない．

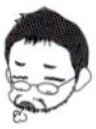

「こうした上気道炎は，特に小さい子どものいる家庭では親も家庭内感染をすることがあるが……子どもには特に症状はないようだな」

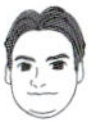

「ちょっと落ち武者さんに一つ聞きたいんですが……海外渡航歴はないってことですが，沖縄にも行ってないッスか」

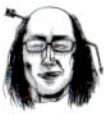

「沖縄渡航歴もないでござる．特にこの1ヵ月くらいは国内旅行もしてないとのことでござった」

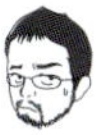

「なんだよ上村，沖縄って」

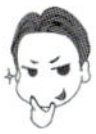

「いえ，最近麻疹が沖縄で流行ってるって話でしたので」

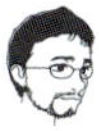

「なるほど！　でも沖縄にもどこにも行ってないってことだし，麻疹も否定的だな」

受診時，体温は38.2℃で，四肢や体幹に１～2 mm大の紅斑が散在しており，頸部の皮疹は癒合傾向がみられた 図1～3．口腔内には白斑が両側軟口蓋に認められた 図4．

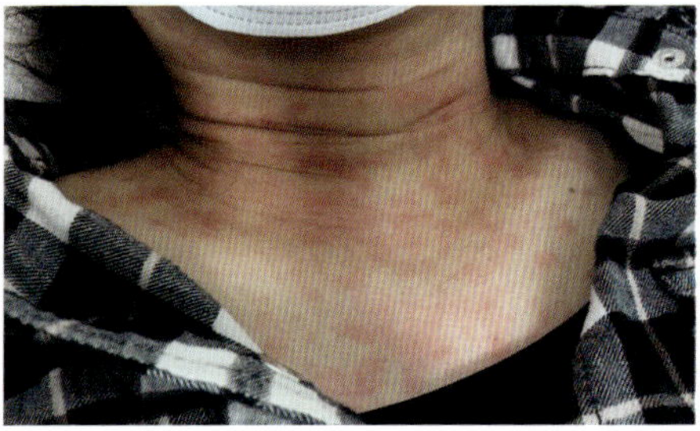

図1 頸部の紅斑

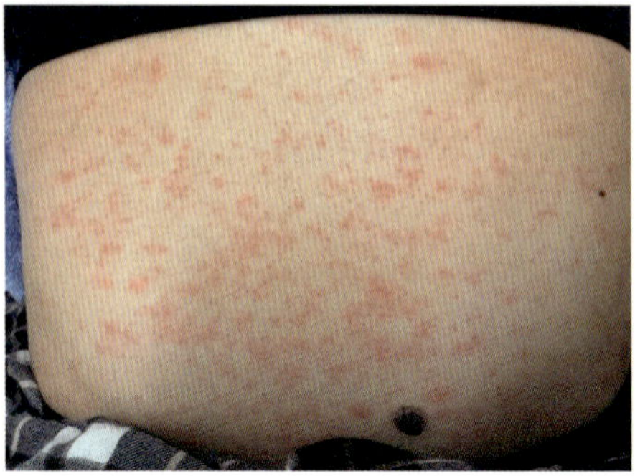

図 2 体幹部の紅斑

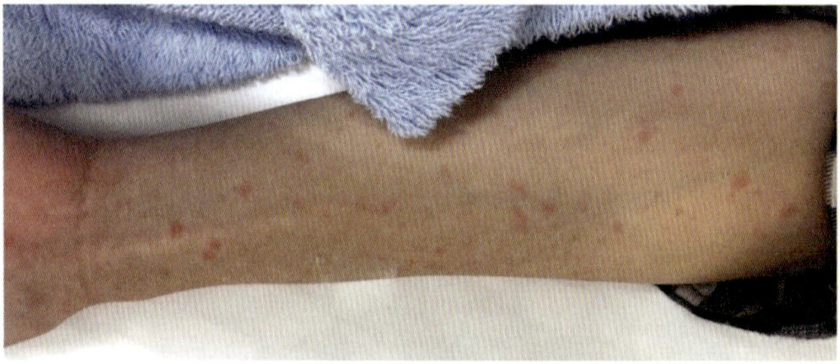

図 3 右前腕の紅斑

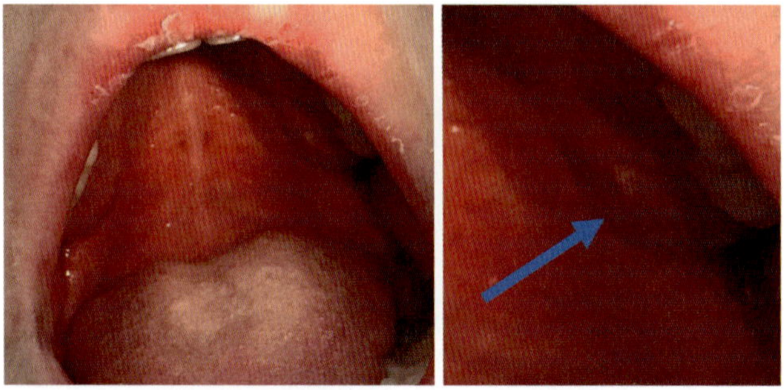

図 4 口腔内の白斑（右が拡大図）

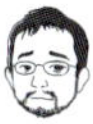
「発疹に関しては，一部癒合を伴う紅斑ということでよさそうだな」

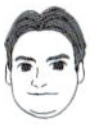
「一部，盛り上がりもありそうなので，紅斑もしくは紅丘疹って感じでしょうか」

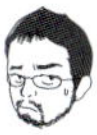
「口の中の白斑って……何かよくわかんない写真だよな」

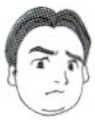
「ッスね．これだけじゃなんともッスね」

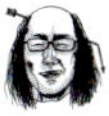
「それでは診断を言ってもらおうか」

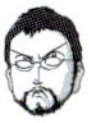
「ぬう……情報はここまでか．ではまずプロブレムリストを整理するか」

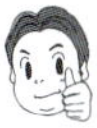
「プロブレムリストとしてはこんな感じでしょうか」

プロブレムリスト

#1　発熱＋上気道症状（咽頭痛・咳嗽）
#2　3日遅れて出現した全身の紅斑・紅丘疹
#3　両側軟口蓋の白斑
#4　セフカペンピボキシルの投与歴（発疹出現の3日前から）

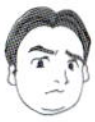
「うーん……正直，これだけだと結構難しいですね」

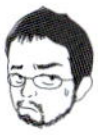
「まあ発熱＋皮疹のくくりのなかで考えた場合に，上気道症状を伴っているわけだから麻疹，風疹は外せないよな」

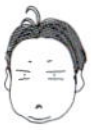
「でも渡航歴がないんですよねえ……」

「たしかに麻疹に関しては日本では排除宣言が出されているわけだから，国内で麻疹の症例が出るとしたら海外からの輸入例，もしくはそこからの二次感染例，三次感染例ということになる．2018年の沖縄での麻疹の流行では，基本的にはすべてのリンクは辿れていると考えられており，東京都内ではこの流行に関連した症例は報告されていないはずだ」

「なるほど……そうすると風疹のほうはどうでしょうか」

「風疹は，2012年に日本でも関東を中心に大流行を起こしたのは記憶に新しい．その後も散発的に症例が報告されていることを考えると，むしろ麻疹よりも風疹のほうが可能性が高いだろうか……」

「でも両軟口蓋の白斑って麻疹のKoplic斑を意味してるんじゃ……？」

「そうだな．風疹の場合はむしろForschheimer spotという出血斑が軟口蓋に出現することがある[2)]．確かにこれをみるとForschheimer spotではなくKoplic斑っぽいな」

「でも麻疹でよくみられる結膜充血や眼脂はないんですよねえ」

「眼球結膜充血は風疹でも頻度の高い所見だがな．あとは後頸部リンパ節も風疹では腫れることが多い **表1**」

「うーん……どちらも決定的な所見に欠けますね……．あ，そういえば前胸部の皮疹って癒合してますよね．これって麻疹っぽい所見なんじゃないですか？」

「残念だったな，上村よ．風疹の皮疹は癒合しないと教科書的には記載があるが，2012年の風疹の流行時の成人風疹例は，多くが癒合する紅斑または紅丘疹だったのだ．いわゆる教科書的な記載は小児例の典型像を記載しているが，成人例では臨床像が異なることが

表 1　一般的な風疹と麻疹の違い

	風疹	麻疹
潜伏期間	14〜17日	8〜10日
感染経路	飛沫感染	空気感染
カタル症状	弱い	強い
発熱	微熱〜高熱	高熱
発疹	急速に広がる，癒合なし	癒合あり，色素沈着あり
その他の特徴	後頸部リンパ節腫脹	Koplic 斑
合併症	脳炎，関節炎，血小板減少症紫斑病，先天性風疹症候群	肺炎，脳炎，心筋炎など

あるため注意すべしッ！」

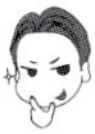
「んなーる」

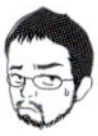
「ちなみに……麻疹・風疹以外は考えなくてもいいんだろうか」

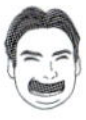
「上気道症状出現後に DU が処方されていますから，単に感冒＋薬疹って可能性もあるんじゃないですか？」

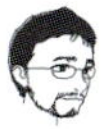
「ありえるな．あとはパルボウイルス B19 感染症もどうだろうか……東京都健康安全研究センターの調査では，麻疹疑い患者として検査に提出された検体のうち 31.2%からパルボウイルス B19 が検出されたという報告もある[3]．成人麻疹の鑑別として，成人のパルボウイルス B19 感染症も考慮すべきだろう」

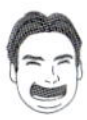
「パルボウイルス B19 感染症って，麻疹の IgM が偽陽性になることもありますもんね[4]」

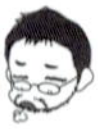
「うむ．でも自分で言っておいてなんだが，パルボウイルスB19感染症ってあまり気道症状がないことが多いんだよな……皮疹もレース様っていわれる淡い皮疹が特徴的だし．オレんち，息子も妻も罹患したから詳しいんだよ」

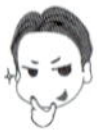
「そうすると，気道症状を伴わない『発熱＋発疹』の疾患は考えなくてもいいってことですかね？」

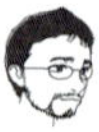
「そうだな．二期梅毒，リケッチア症や国内デング熱などの疾患は除外してよいだろう」

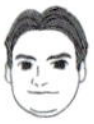
「髄膜炎菌感染症はどうですか？　気道症状，発熱，皮疹，どれも呈することがありますけど」

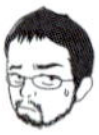
「確かにありえるんだけど，髄膜炎菌感染症は典型的には紅斑ではなく紫斑だな．圧迫しても消退しないことで区別される表2．今回は紅斑だからちょっと違うんじゃないか」

表2 皮疹の種類と感染症の組み合わせ

斑状丘疹	アルボウイルス感染症（デング熱，チクングニア熱），風疹，麻疹，パルボウイルスB19感染症，薬剤性過敏症，梅毒，ハンセン病，真菌感染症（ヒストプラズマ症，ペニシリン症），伝染性単核球症（EBV，CMV，HIV seroconversion），リケッチア症，ウイルス出血熱（エボラなど）
水疱	単純ヘルペス，水痘，帯状疱疹，サル痘
紅皮症	デング熱，川崎病，TSS，猩紅熱，日焼け，*Vibrio vulnificus* 感染症
紫斑	デング出血熱，淋菌感染症，水痘，髄膜炎菌感染症，ペスト，リケッチア症，敗血症，ウイルス出血熱（ラッサ熱，エボラ，クリミア・コンゴ出血熱，など）
潰瘍	*Trypanosoma rhodesiense*，ペスト（腺ペスト），アフリカ紅斑熱（痂皮），梅毒（性器潰瘍），単純ヘルペス（性器潰瘍），炭疽，ジフテリア，真菌感染症，ブルーリ潰瘍

（文献5より改変）

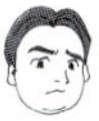
「そうすると結局，麻疹か風疹ってことになりますね」

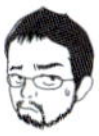
「うーん，もう少し手がかりがあればなあ……」

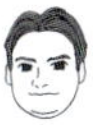
「あ，ワクチン接種歴はどうですかね！　落ち武者さん，この患者さんのワクチン接種歴はどうですか？」

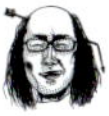
「ムムムッ！　鋭いッ！　この患者さんの母子手帳を確認したところ，小児期に風疹ワクチンが1回，また妊娠前に1回MRワクチンを接種していたでござる」

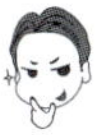
「ほほ〜ッ．ということは……」

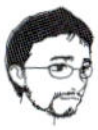
「麻疹ワクチンは1回，風疹ワクチンは2回接種していることになるな」

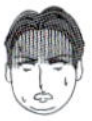
「じゃあ麻疹でも風疹でもないですね．また迷宮入りですか」

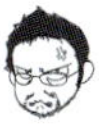
「バカヤロウッ！　それでも感染症医かッ！　麻疹・風疹・おたふく・水痘はそれぞれ2回接種すべしといつも口を酸っぱくして言っているだろう！」

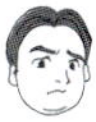
「確かに……でも1回でもだいたい免疫はできるんでしょ？」

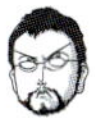
「もちろんまったく接種しないよりは予防効果はある．だが，今回の沖縄での麻疹の流行における症例100例の予防接種歴を見てみろッ 図5！　ほとんどが，麻疹ワクチン接種歴不明，接種歴なし，そして1回のみの接種なのだッ！」

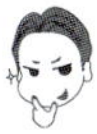
「んなーるへそ．つまり1回だけの麻疹ワクチン接種だと，罹患してしまうことがあるってことですね」

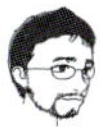
「そういうことだ．2回でも罹患することはあるが，ぐっと可能性は下がるのだ」

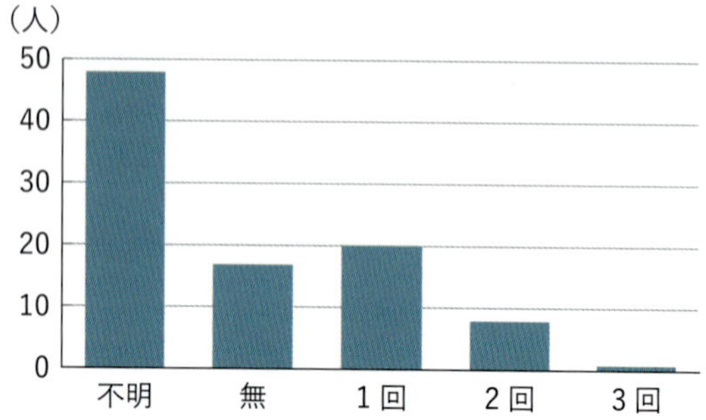

図5 2018年の沖縄での流行における患者の麻疹ワクチン接種歴（文献6より改変）

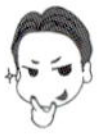
「ということは……」

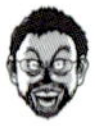
「うむ．麻疹ということでよかろうッ！　落ち武者よッ！　診断は麻疹だッ！」

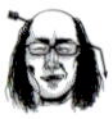
「ぬぬぬ……よかろう．では正解だ」

入院時（第1病日）の採血では麻疹IgG 10.5，IgM 4.04とともに陽性であった．また保健所経由で東京都健康安全研究センターに提出した咽頭ぬぐい液のPCR検査から遺伝子型D8麻疹ウイルス遺伝子が検出された．

全身倦怠感が著明であり，食欲不振のため同日入院のうえ，陰圧個室管理とした．合併症は認めず，対症療法のみで第4病日より解熱し，第7病日に皮疹は色素沈着へと移行したことを確認し退院とした．

最終診断

麻疹

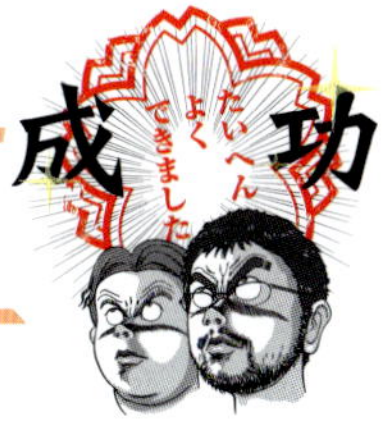

「ということで，診断は麻疹でござる！」

「そうか……井手とやら……オレの負けだ！　さあ，オレをNCGM に連れて帰るがいい！」

「えっ，ちょ，待ってください！　診断できたんでしょ？　正解したんでしょ？」

「あれ，そうだっけ．オレたちの勝ちか．もうさ，負け癖がついちゃって勝つパターンを想定してなかったよ，ハッハッハ」

「というわけで，落ち武者さん……申し訳ないですが，われわれの当直の代診，よろしくお願いします!!」

「クッ……今回は失敗したが，NCGM からの追手は拙者だけではないでござる．貴公たちを捕らえるためにNCGM からまた新たな刺客がやってくるはずでござる！」

「うむ……いつでも受けて立とう！」

「倒せば当直代わってもらえますからね．お得ですね」

「さあ，上村よ．初勝利したことだし，京都へ向かおうではないか．カッカッカ……」

「先生，なんか浮かれすぎて水戸黄門っぽくなってますよ」

解説

2015 年 3 月に日本は麻疹排除状態に至っており，日本国内土着の麻疹ウイルスは存在しないことから，現在麻疹は輸入感染症としての側面を持つようになっている．2016 年夏にインドネシアで麻疹に感染した日本人が某アーティストのライブに参加して物議を醸したことは記憶に新しい．また 2018 年には台湾からの旅行者を契機とした沖縄での麻疹の流行があり，沖縄だけで約 100 名の感染者が報告されており，名古屋や福岡など本州にも飛び火した．本症例は海外渡航歴も沖縄への旅行歴もない患者であったが，沖縄での流行株である D8 型であったことから，直接の感染源は不明であるが，同一の流行株によるものの可能性がある．

麻疹の原因ウイルスである麻疹ウイルスは Paramyxovirus 科 Morbillivirus 属に属し，ヒトからヒトへの空気感染，飛沫感染，接触感染などさまざまな感染経路で感染し，感染力は非常に高い．潜伏期は 10～12 日であり，特異的治療法はなく対症療法が中心となるが，肺炎，脳炎などの合併症を起こすことがある．

麻疹は麻疹含有ワクチンの接種によって予防可能な疾患である．定期接種を励行するとともに，記録による 2 回のワクチン接種歴，または検査診断された麻疹の罹患歴がない者は麻疹含有ワクチンを接種することを積極的に検討する必要がある．流行国へ渡航することが多い 20～40 歳代の若年者の大部分は麻疹含有ワクチンの接種は 1 回で終了しており，2 回接種へのキャッチアップはほぼなされていない[7)]．そのためいまや麻疹の罹患者は半数以上が 20 歳以上の成人となっているが，成人における肺炎，脳炎などの重篤な合併症の頻度は小児全体と比して高い[8)]．2012 年の風疹の大流行の際も，流行当時は「ワクチン接種を！」と声高に叫ばれていたが，結局喉元過ぎれば熱さを忘れるということで，流行後はワクチン接種が進んでいるとは言い難い．麻疹の流行を繰り返さないためにも，平時からの麻疹・風疹・おたふく・水痘などの予防接種のキャッチアップが重要である．

参考文献

1) Higashi T, Fukuhara S. Antibiotic prescriptions for upper respiratory tract infection in Japan. Intern Med. 2009；48：1369-75.
2) Kutsuna S, Hayakawa K. Images in clinical medicine. rubella rash. N Engl J Med. 2013；369：558.
3) 長谷川道弥，鈴木　愛，岡崎輝江，他．東京都におけるヒトパルボウイルス B19 の検査および疫学状況．IASR. 2016；37：4-5.
4) 国立感染症研究所．伝染性紅斑の成人患者における血清中の麻疹ウイルス IgM 抗体価の変動．http://idsc.nih.go.jp/iasr/rapid/pr3676.html（Accessed 2018/5/31）
5) Magill AJ, et al, editors. Hunter's tropical medicine and emerging infectious diseases. 9th ed. Philadelphia：Saunders；2012.
6) 沖縄県．沖縄県における麻しん患者（検査診断例）発生状況（H30.5.24 時点）．http://www.pref.okinawa.jp/site/hoken/chiikihoken/kekkaku/documents/300524.pdf（Accessed 2018/5/31）
7) 国立感染症研究所．年齢/年齢群別の麻疹予防接種状況，2015 年　～2015 年度感染症流行予測調査より～．http://www.nih.go.jp/niid/ja/y-graphs/6416-measles-yosoku-vaccine2015.html（Accessed 2018/5/31）
8) Barkin RM. Measles mortally. Analysis of the primary cause of death. Am J Dis Child. 1975；129：307-9.

第十一話

アーリマン現る

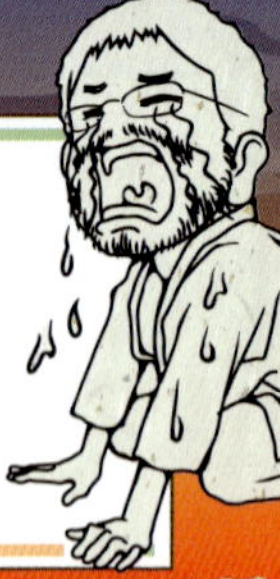

VS 有馬丈洋
洛和会音羽病院感染症科/総合内科*

忽那「いやー，京都はやっぱりいいなあ」

上村「観光都市ってかんじですね．お寺好きの先生にとっては天国でしょうけど，音羽病院からの挑戦状には今日の12時に来いって書いてありますから，道場破りが優先ですからね」

「それなんだけどさ……オレ，予定があるんだよね〜．西芳寺っていう苔寺でちょっち写経してきていいかな？」

「いいわけないでしょ！　このまま山科に向かいますよ」

「バカヤロウ！　西芳寺の『写経＋庭園拝観セット（3,000 円）』はこの 21 世紀にわざわざ往復ハガキで申し込んで予約をしないと入れない珍しい拝観コースなんだぞ！（※ 2025 年時点でオンライン申し込みが可能になりました）せっかく取れた予約だし，オレは道場破りよりもお寺を優先したいッ！」

「道場破りよりもお寺って……いよいよこの連載の目的がよくわからなくなってきてるんですけど……」

「そこで相談なんだけどさ……この挑戦状の相手にも悪いからさ，上村，一人で先に行ってチョイチョイっとやっつけといてよ」

*現所属：慈愛会今村総合病院感染症内科/救急・総合内科

JCOPY 498-02156

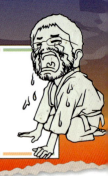

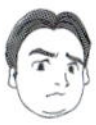
「元々先生が道場破りしたいって言うからついてきたのに僕が一人でって……相手だって忽那先生を指名してるわけでしょ？」

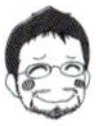
「そこをなんとか……頼むわ」

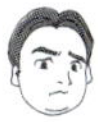
「うーん……仕方ないなあ……実は前から先生と挑むより僕一人のほうが診断できるんじゃないかなって思ってたんですよね……なのでまあ OK です」

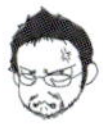
「なにィ！　失敬なヤツめ！　もういい！　おまえなんかコテンパンに負けちゃえ！」

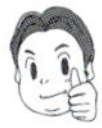
「人にお願いしといてなんてひどい言い草なんだ……．それじゃあ先に行ってますね．チョイチョイっとやっておきます」

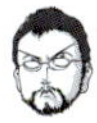
「うむ！」

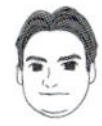
「ここが洛和会音羽病院か……初期研修医に人気の高い病院で，かの京都 GIM カンファレンスもここで開かれていたんだよなあ……．あ，あそこにファンキーなレゲエお兄さんがいるから訊いてみよう．すいませんちょっといいですか？」

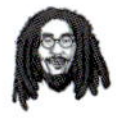
アーリマン「どうした，ブラザー，着てるのはイカしたブレザー（柔道着），何でもこのアーリマンに聞いちゃって YO」

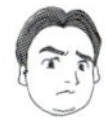
「うわっ，ちょっと面倒くさそうな人だな……えーと，この挑戦状を書いた人を探してるんですが……」

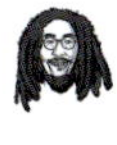
「Wow……この挑戦状，アーリマンが書いたヤツじゃないか！これはミラクル！」

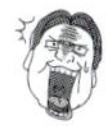
「え……この挑戦状を書いたのあなたなんですか」

「イエス！　オレはアーリマン in 山科．ノー，むしろ山科 in アーリマンだ YO！　忽那，山科へようこそ，ここが貴様の墓場ッ，脱がすぜ，おまえの袴ッ（柔道着）！」

「盛り上がってるところ申し訳ないんですけど……僕は忽那ではなくて，知人なんですが……諸事情がありまして代わりに道場破りに来ました……」

「Wow……本人じゃないなんてマジ BAD！……ユーは忽那のブラザーなのか YO」

「いえ，弟子でもないんですけど……まあ説明が面倒なんでそういうことでいいです．とりあえず僕が代わりに相手をさせてもらうッス」

「オーケー!!　なんでもオーケーーーーー！　まずはブラザーをやっつけて，その勢いで忽那もやっつけちゃうぜ〜，チェケ，チェケ」

「適当だなこのヒト」

「ではストロングな症例を紹介するぜ！」

症例：60 歳代男性

主訴：食欲不振，体重減少

現病歴：3 週ほど前から食欲不振があり，徐々に体重が減少し，食べてもすぐに満腹になるようになった．食事量が徐々に減ってきたため，総合内科の外来を受診した．

「フムフム．まず考えるのは，経過が比較的長いということッスね．3 週間の経過で進行する食欲不振と体重減少ということで，感染症では結核を除外する必要があるッスね．感染症以外だと，悪性腫瘍として，たとえば大腸癌とか悪性リンパ腫なんかもありえるんじゃないでしょーか」

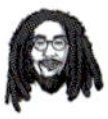
「Wow……なかなかの推論，食べたいぜ吸い物！　さすが忽那の一番弟子ッ！　次は既往歴，社会歴にいくYO！　チェケ，チェケ」

これまでは病院を受診したことはほとんどなく，健診も受けていない．手術歴や内服薬もなく，薬剤や食事のアレルギーもない．10 歳代後半からタバコを 1 日 20 本吸っているが，お酒は一切飲まない．

飲酒：なし

家族歴：父 大腸癌，母 肝臓癌

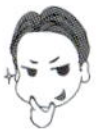
「なるほど．特に持病はないってことですね．かなり長いことタバコを吸ってるので，タバコに関連した悪性腫瘍のリスクはありそうですね」

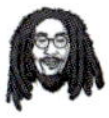
「イエスッ！　タバコはリスク，おやつはラスクだYO！　ROS に行くぜ，SAY HO～！」

本症例の review of systems

ROS（＋）：微熱，歩行時の息切れ

ROS（－）：寝汗，悪寒，頭痛，咽頭痛，咳，喀痰，鼻汁，腹痛，嘔気，下痢，頻尿，残尿感，排尿時痛，関節痛，筋肉痛，皮疹

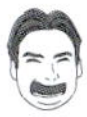
「微熱と歩行時の息切れか……たとえば感染性心内膜炎だと弁破壊が進んで心不全の症状として労作時の息切れが出ることがあるッスね．呼吸器症状はないみたいですが，肺炎でももちろん息切

れすることはあるでしょうし，息切れだけなら貧血でもみられますね」

「OK OK～！　ナイスアセスメント～！　ナイスなセメント～！　次は身体所見に行くYO～！　チェケ，チェケ」

- ◆身長 162 cm，体重 48 kg，BT 37.8℃，血圧 109/63 mmHg，脈拍数 92 回/分，SpO_2 98%（室内気），呼吸数 18 回/分
- ◆意識清明，重症感なし
- ◆結膜軽度蒼白，黄染なし，咽頭発赤なし，扁桃腫脹なし，白苔なし，リンパ節腫脹なし，甲状腺腫大なし
- ◆胸部：crackles なし，murmur なし
- ◆腹部：平坦・軟，蠕動音聴取，圧痛なし，肝脾腫なし，腫瘤なし
- ◆ CVA 叩打痛なし，椎体叩打痛なし
- ◆関節腫脹なし，両肩に入れ墨あり，淡い紅斑が体幹部に散在している
- ◆直腸診ではトーヌス良好，前立腺圧痛なし，便潜血は弱陽性

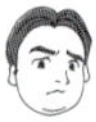

「眼球結膜が蒼白……便潜血が弱陽性……やっぱり貧血だから息切れしてるんですかねえ……あとは入れ墨があるってことなので，B型肝炎やC型肝炎のリスクがあったりして……．淡い紅斑か……ちょっと息切れとは結びつけるのが難しいなあ……」

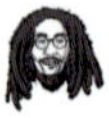

「おやおや，ここにきて困っているな，ブラザー．オーケー，落ち着いてじっくりシンキングしてくれッ！　次は血液検査 表1 だッ！」

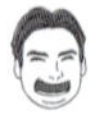

「やっぱり小球性貧血がありますね．息切れはこのためでよさそうッスね．食欲不振もあるし，胃潰瘍から食欲不振になって，あと出血もしてるから貧血になってるって感じッスかね．あ，これイケそうじゃないッスか」

表 1 血液検査

血算	
WBC	8,900/μL
Neut	69.5%
Lymph	18.6%
Mono	7.9%
Eosino	3.8%
Baso	0.2%
Hb	9.1 g/dL
Ht	26.0%
MCV	73.7 fl
Plt	32.2 万/μL

生化学	
TP	5.7 g/dL
Alb	2.9 g/dL
AST	36 IU/L
ALT	31 IU/L
LDH	204 IU/L
T-Bil	0.8 mg/dL
γ-GTP	10 IU/L
BUN	15.2 mg/dL
Cr	0.44 mg/dL
Na	134 mEq/L
K	2.9 mEq/L
Cl	99 mEq/L
BS	103 mg/dL
CRP	0.25 mg/dL

「Wow……オーケー，ここまでは合格点，しかしまだ早計，これからが本格展開ッ！　では症例の経過について Here we go ！」

胸部 X 線写真では特に異常所見はみられなかった．胃潰瘍が疑われたため準緊急的に上部消化管内視鏡検査が行われたが，胃潰瘍・十二指腸潰瘍などの所見はみられなかった．胸腹部造影 CT では小腸ガスおよび液体貯留の所見を認めた 図 1．明らかな閉塞起点は不明であったが麻痺性イレウスが疑われ経過観察入院のために 1 泊入院したが，翌朝には症状が改善したため退院となった．

しかし，退院した日の夜，下腹部痛が出現してきたため再び救急外来を受診し再入院となった．再入院時に撮影された腹部造影 CT ではイレウスの所見が増悪していたためイレウス管が挿入さ

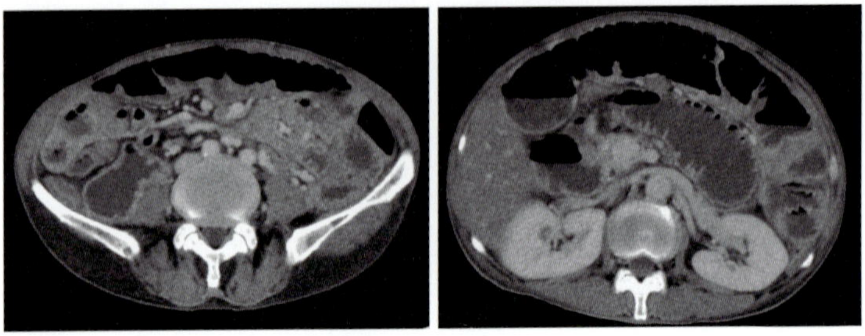

図 1 来院時に撮影された腹部造影 CT の所見
小腸に液体・ガスの貯留を認める.

れ，アンピシリン・スルバクタム３ｇ １日４回の投与が開始された．入院３日目にはイレウス管が自己抜去されたが，フォローアップで撮影された造影 CT でイレウス所見は改善していたため再挿入はせずに経過観察された．この頃から水様便が出現した．その後，入院・治療に非協力的であることから自主退院となった．

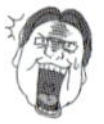
「自主退院って！」

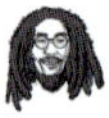
「Oh……このときはまだフィーリングが合わなかったっていうかさ……お互いのバイブスがスイングしなかったんだよな……わかるよな，ブラザー」

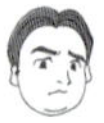
「カタカナばっかでよくわかんないッスよ！　でもこの展開はちょっと予想外ッスね．微熱と息切れで胃潰瘍と貧血の疑いだったのに，胃には何もなくて実はイレウスでそれが良くなったかと思ったら下痢ですか……」

「イエス！　ゲーリーだ YO ！」

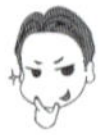
「うーん，抗菌薬投与後なので *Clostridioides difficile* 感染症（CDI）は考えたいですね．ちょっと抗菌薬曝露から出現までが

早すぎる気はしますが．そもそもイレウスの原因って何だったんですかね．つーか診断がつかないまま退院してますけど，この症例ってもちろん続きがあるんですよね？」

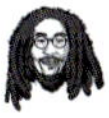

「鋭いッ！　さすが忽那の一番ブラザー！　オーケー，じゃあこの症例の続きを紹介するぜッ！」

退院後も体調不良で水様便が続いていたという．来院前日（前回退院４日後）に悪寒戦慄があり，さらに頭痛と嘔吐が出現したため救急外来を受診した．

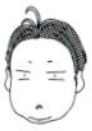

「自主退院したのに戻ってきたんスね……」

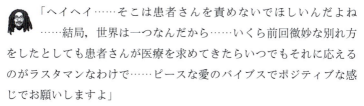

「ヘイヘイ……そこは患者さんを責めないでほしいんだよね……結局，世界は一つなんだから……いくら前回微妙な別れ方をしたとしても患者さんが医療を求めてきたらいつでもそれに応えるのがラスタマンなわけで……ピースな愛のバイブスでポジティブな感じでお願いしますよ」

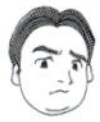

「はあ……（全然会話が噛み合わないな）．でも下痢が続くのが長すぎますよね．急性胃腸炎にしては１週間も続いてますし．ただ，長い経過の下痢では前述の CDI 以外にはジアルジア症，クリプトスポリジウム症などの原虫感染症を考えるところですが，悪寒戦慄を伴っていたり，イレウスのエピソードはちょっと合わない気がします」

来院時のバイタルサインは体温 39.6℃，血圧 160/133 mmHg，脈拍数 133 回/分，呼吸数 18 回/分，意識は清明であった．前回入院時の身体所見と異なる点として，項部硬直の所見がみられた．

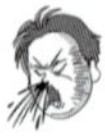
「項部硬直ッ!?」

「つまりネックがハードってことだYO！」

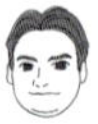
「(この人，ラッパーってよりもルー大柴だな……）この状況で項部硬直が出現って……イレウスや下痢のエピソードとは別の病態が起こっているってことか……？　敗血症の一症状として下痢をすることはあるけど，それにしても下痢だけの期間が長過ぎる……意識は清明ってことだけど髄膜炎は除外しないといけないから，再度血液培養を採取のうえ，腰椎穿刺は急いだほうがよさそうッスね」

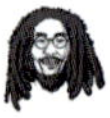
「もちろんルンバールしたぜ！　結果がこれだッ！」

腰椎穿刺施行中に意識レベルが低下し，血圧 88/53 mmHg，脈拍数 110 回/分とショック状態となったため，細菌性髄膜炎のエンピリック治療としてセフトリアキソン 2 g 12 時間ごと，バンコマイシン 1 g 12 時間ごとが開始された．

髄液検査：細胞数 1,291/μL（多核球 63.7%，単核球 35.5%），糖＜1 mg/dL，蛋白 318.3 g/dL，髄液グラム染色の所見 図2．

細菌性髄膜炎，敗血症性ショックの診断で ICU 入室となり，セフトリアキソン，バンコマイシンに加えてアンピシリンが追加された．

再入院翌日に血液培養が陽性となった 図3．

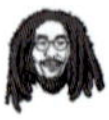
「さあ，症例のプレゼンテーションはここまでだ……ブラザー，診断を答えてもらおうか！　チェケ，チェケ」

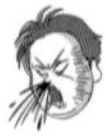
「えッ……グラム陰性桿菌の髄膜炎……？　この複雑な経過……そして市中の細菌性髄膜炎としては非典型的なグラム陰性

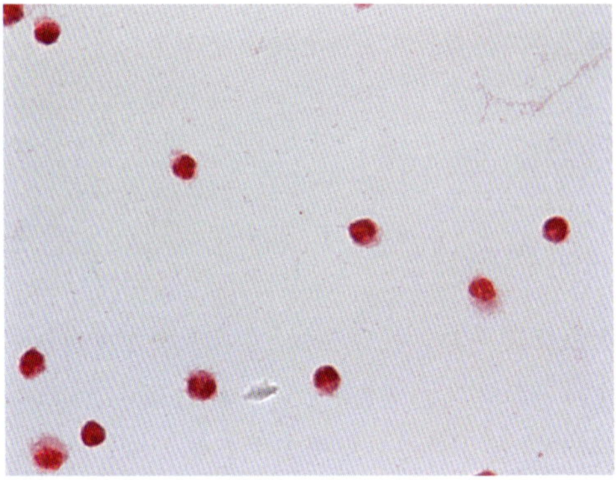

図2 2回目の入院時の髄液グラム染色

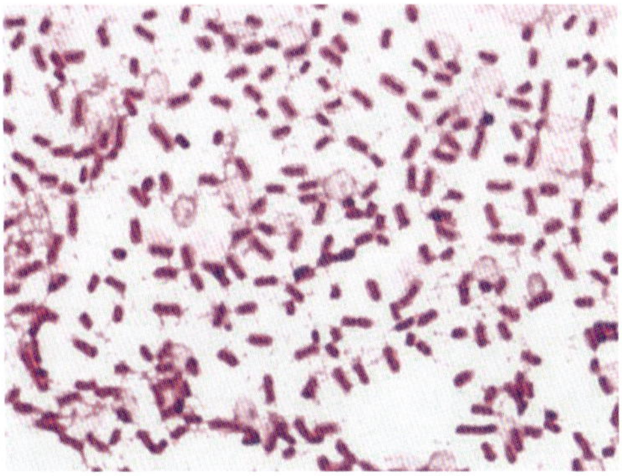

図3 再入院翌日に陽性となった血液培養のグラム染色
多数のグラム陰性桿菌を認める.

桿菌による髄膜炎……うおおおおおおおおわけがわかんないっス!!」

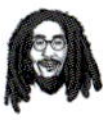

「どうしたブラザー……おまえの実力はこんなものなのかYO？」

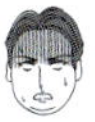

「こんなとき……こんなときに忽那先生がいてくれたら……まあきっとどうにもならないだろうな……」

謎の男「その勝負，ちょっと待った〜!!」

「何奴ッ!?」

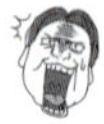
「そ，その声はッ？」

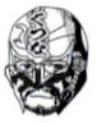
クツナックス「フッ……いや，私はたまたま通りがかっただけのさすらいのクツナックスという者だ！」

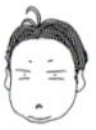
「……いや，どう見ても忽那先生ですよね？　なにマスクなんかしてカッコつけてるんですか」

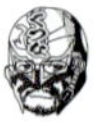
「いやいやいやいや，私はクツナックス．忽那とかいうヤツのことは知らんッ！　ちょっとそのアフロが提示している症例が気になったから声をかけただけだッ！」

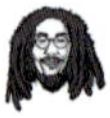
「何ッ!?　まさか柔道着マスクマンにはこのケースの診断がついたってことかYO!?　信じられねえ，真珠買いてえ！　チェケ，チェケ」

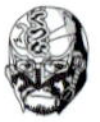
「フッ……そのまさかだ……上村とやら，いつものようにプロブレムリストを整理してみてはいかがかな？」

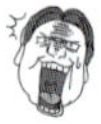
「えっ，あ，そうスね……複雑な症例なんでプロブレムリストを作るのを忘れてました」

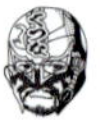
「複雑な症例だからこそ，基本に帰ってプロブレムリストを作ると，何か見えてくるかもしれないぞ！」

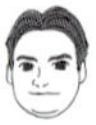
「なんてすごくもっともらしいことを言う人なんだ……きっと臨床力もある方に違いない……どうかしていた……こんな立派な人が忽那先生であろうはずがない……」

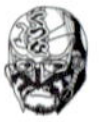
「君，サラッとひどいこと言ってるね」

プロブレムリスト

＃1　細菌性髄膜炎
　＃1-1　グラム陰性桿菌菌血症
＃2　約1ヵ月続く食思不振，倦怠感
＃3　小球性貧血
＃4　イレウスのエピソード
　＃4-1　小腸のガス・液体貯留
＃5　1週間続く下痢・嘔吐

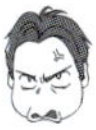
「プロブレムリストをあげてみましたが……やっぱり何がなんだかわかりません！」

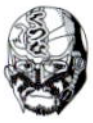
「上村とやら……では訊こう．このグラム陰性桿菌の菌血症はどこから来たのだと思う？」

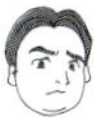
「え？　うーん，グラム染色の所見からすると腸内細菌科っぽいですし，そうすると尿路感染症とか腹腔内感染症由来のことが多いですかねえ．この患者さんの場合，イレウスも起こしていたし，下痢もしていたし，なんとなくですが bacterial translocation が起こったってことなんでしょうか」

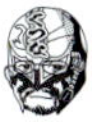
「うむ，なかなかいいぞ．だが，そもそもこの患者はなぜイレウスになったり下痢をしていたのだと思う？」

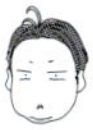
「それがわかんないんスよね」

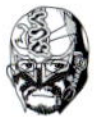
「いいか，上村……グラム陰性桿菌菌血症・髄膜炎を伴うなんだかよくわからない病態を診たら出身地を問えッ!!」

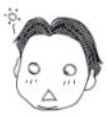
「え，出身地ですか？　なんか関係あるんですか？」

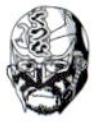
「いいからきくんだッ!!」

「はあ……じゃあアーリマンさん，患者さんの出身地を教えてもらえますか？」

「ギクギクッ！　出身地は……アーリマンは鹿児島だYO！　桜島ッ！」

「アーリマンの出身地じゃなくて患者さんのですよ！」

「ギクギクッ！　いやー，どうだったかな～アーリマン細かいこと覚えてないかも～ピュヒョ～(口笛)」

「露骨に怪しいッスね……何か隠してるな」

「うむ．つまり出身地に関係のある疾患ということだな．もうわかっただろう」

「ああ，なるほど！　そういうことか！」

「わかったようだな」

「ッスね．最強ッスね．宇宙ッスね」

「Wow……診断がついたのかいブラザー？」

「よし，上村とやら，診断を言ってやれ！」

「診断は……類鼻疽ですッ!!」

「……えッ……？」

「類鼻疽じゃないYO！　アーリマン，ビクトリー！　FO～！」

「上村……おまえ……全然わかってないじゃないか!!」

「え，だからこの患者さんがタイの出身で，一時帰国した際に類鼻疽に感染しちゃったってストーリーでしょ？」

「患者さんはピュアなジャパニーズだ YO！」

「想像を膨らませすぎたようだな……おそらくこの患者は沖縄県出身だ．そしておそらく HTLV-1 感染症も合併しているだろう」

「クツナックスとかいう謎の柔道着マスクマン，なかなか鋭い YO！」

「この患者で次にすべきことは……便の直接鏡検だッ！」

「オーケー！　それじゃあ便のスメアの所見 図4 を紹介するぜ！　チェケ，チェケ」

「ギョエー！　なんすかこのヘビみたいなウネウネした虫は」

「糞線虫だ……」

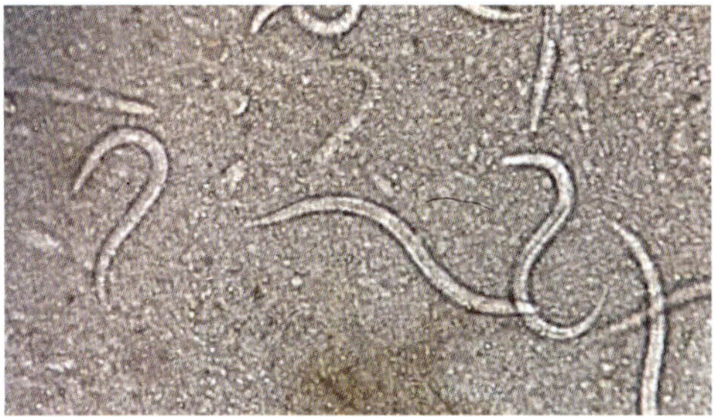

図4 本症例の便の直接鏡検所見

「イエス！　糞線虫！　Funs and You（糞線虫）！」

「え，でもグラム陰性桿菌菌血症ですよね？　この虫はグラム陰性桿菌ではないですよね？」

「この無数の糞線虫たちが腸管の中に巣食っていて，腸管壁を突き破るたびに腸内細菌が血液に流入する……それによってグラム陰性桿菌菌血症や髄膜炎が起こっているのだ……」

「ふーん……そんな病気があるんですね……」

最終診断

播種性糞線虫感染症

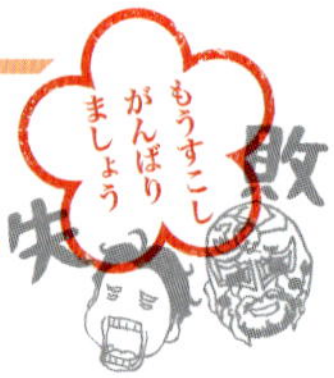

便だけでなく喀痰からも糞線虫の虫体が確認され，播種性糞線虫症とそれに伴う細菌性髄膜炎と診断しイベルメクチンが開始された．バイタルサインや意識状態は，徐々に改善し，入院4日目にはICUを退室した．血液培養からは感受性良好な *Klebsiella pneumoniae* が検出されたため，セフトリアキソン単剤に de-escalation された．

結局，髄液培養からは *K. pneumoniae* は陽性とならなかったものの，細菌性髄膜炎に準じてセフトリアキソンが3週間投与された．痰および便の虫体が消失してから2週間連日イベルメクチンを投与する予定であったが，8日目に肝酵素上昇が出現したため一時中止した．14日目に肝酵素上昇が改善したため，イベルメクチンを週1回2日間連日投与で再開し，19日目には便の虫体も消失した．

後日聴取したところ患者は沖縄県出身であることが判明した．また治療経過中に測定したHTLV-1抗体は陽性であった．

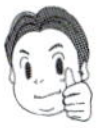
「クツナックスさんの言った通りでしたね……」

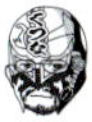
「いや，たまたまだよ」

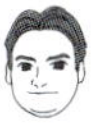
「なんて謙虚なんだ……診断力が優れているだけでなく人格者でもあるということか……忽那先生とは真逆のような人だ……」

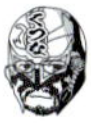
「では私はまた旅に出ることにしよう……上村とやら，またどこかで会おう」

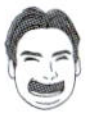
「またどこかで助けてください！」

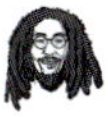
「忽那は来なかったが，クツナックスという好敵手と会えたから結果オーライだったYO！　忽那はもうどうでもいいYO！じゃあアーリマンは先斗町に飲みに行ってくるよ！　BYE！」

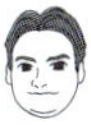
「もはや忽那先生の存在意義がなくなってきましたね……あっ，忽那先生が戻ってきた！」

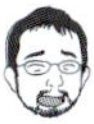
「いやー，おまたせおまたせ．どうだった上村，チョイチョイっと返り討ちにしてくれたか？」

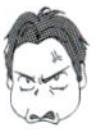
「先生，遅いッス！　もうとっくに自分一人でやっつけちゃいましたよ．大したことなかったです」

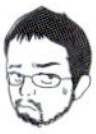
「えっ……でもその割には道場破りの証，看板を持ってないじゃん」

「ああ……重いんで捨てちゃいました……テヘッ☆」

「ふ，ふ〜ん……」

「……」

「……」

「……」

「じゃあ次の道場破りに行くか」

「そっすね．最強ッスね」

「次はそうだな……京都の純日本風の寺院を見たから，今度は長崎の中華風の寺院群を見てみたいんだよなあ……」

「先生，なんかだんだん先生のお寺紀行になってきてませんか？」

解説

糞線虫症は糞線虫（*Strongyloides stercoralis*）による感染症である．糞線虫は熱帯・亜熱帯に分布しており，これらの地域で持続的な流行がみられる 図5．

日本国内では沖縄・奄美が糞線虫の浸淫地域である．ただし，Kobayashi らの報告によると沖縄では 1993 年時点で 30 歳代以下の感染率は 1%未満であった[2]ことから，2018 年現在沖縄県で新規感染はほとんど起こっておらず，沖縄県出身であっても 50 歳代以下の年齢層では糞線虫感染のリスクはほとんどないと考えられ

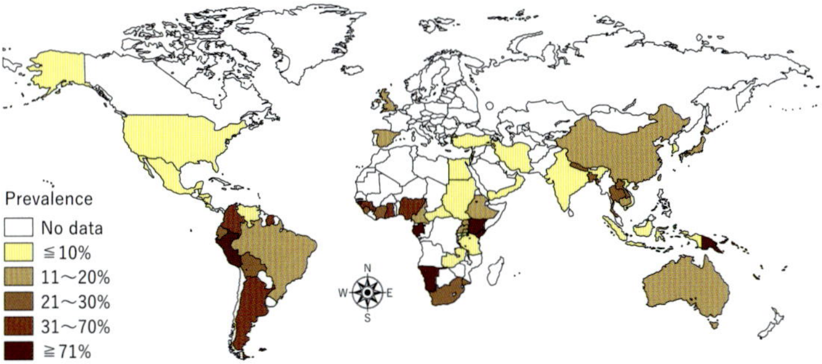

図5 糞線虫の流行状況（文献1より改変）

る．本症例は60歳代ということで，ギリギリ感染していた世代である．

図6 は糞線虫の生活環である．便中にラブジチス型幼虫が排出され，それが土壌中でフィラリア型幼虫となり，足などから経皮感

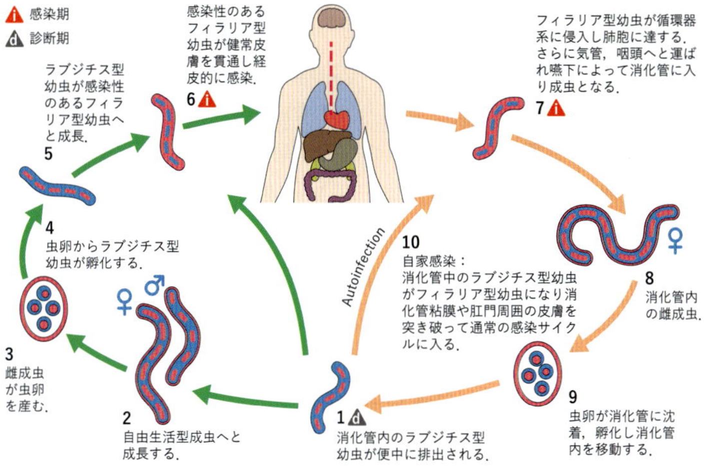

図6 糞線虫の生活環（文献1より改変）

染する．この生活環から，持続的新規感染には「人糞を肥料として畑で使用」し，かつ「裸足で畑作業をする」という状況が必要であることがわかる．現在の日本ではこのような慣習がなくなったことが糞線虫の新規感染がなくなった大きな原因の一つである．皮膚から人体に侵入した糞線虫は循環器系から肺→気管→咽頭へと運ばれ嚥下により消化管に入り成虫になる．成虫が消化管に虫卵を産み，ラブジチス型幼虫は糞便と共に体外へと出る．一方で，ラブジチス型幼虫は消化管内でフィラリア型幼虫になり，消化管粘膜や肛門周囲の皮膚粘膜を突き破って再び循環器系から肺→気管→咽頭→消化管というサイクルへと進む．この自家感染（autoinfection）と呼ばれる糞線虫特有の感染経路のため，人が一度感染すると糞線虫は世代交代を行いながら持続的に感染した状態となる．播種性糞線虫症は，宿主の細胞性免疫不全によって自家感染する糞線虫の数が増幅されることにより過剰感染（hyperinfection）の状態となり，大量の糞線虫が消化管粘膜を突き破ることで腸内細菌科グラム陰性桿菌（大腸菌，クレブシエラなど）による敗血症や髄膜炎，肺炎，イレウスなどの播種性糞線虫感染症へと進展しうる．繰り返すグラム陰性桿菌菌血症や原因不明のグラム陰性桿菌による髄膜炎では播種性糞線虫感染症を想起したい．また播種性糞線虫感染症では，細胞性免疫不全の原因となる薬剤や病態が隠れていることがあり，特に原因が明らかでない場合にはHTLV-1感染症のスクリーニングは行うべきである．

糞線虫症の診断は，便中の糞線虫を直接塗抹法で同定するのがゴールドスタンダードである．ただし，感度が高くないため直接塗抹法で診断できない場合にはより感度の高いホルマリン・エーテル沈殿法または寒天培地法を併用することが望ましい．

糞線虫症の治療にはイベルメクチンを2回投与する．初回イベルメクチン（200 μg/kg）を経口投与し，残った虫卵から孵化した虫体を駆虫するため 1 週間後に再度同量投与を行う．

播種性糞線虫感染症では，グラム陰性桿菌菌血症や髄膜炎を合併していれば，抗菌薬による治療を行う．播種性感染症における糞線虫そのものに対する治療は確立したものはないが，専門家によってはイベルメクチン（200 μg/kg）を 1 日 1 回連日投与後，虫体が消失してからもさらに 2 週間連日投与し，消失後も 2 週に 1 回の投与を継続するといった治療が行われている[3)]．

参考文献

1) Schär F, Trostdorf U, Giardina F, et al. *Strongyloides stercoralis*: global distribution and risk factors. PLoS Negl Trop Dis. 2013; 7: e2288.
2) Kobayashi J, Sato Y, Toma H, et al. Epidemiological features of strongyloides infection in Okinawa, Japan: comparative study with other endemic areas. Jpn J Trop Med Hyg. 2000; 28: 9–14.
3) Mejia R, Nutman TB. Screening, prevention, and treatment for hyperinfection syndrome and disseminated infections caused by *Strongyloides stercoralis*. Curr Opin Infect Dis. 2012; 25: 458–63.

第十二話

NCGMからの追手 2

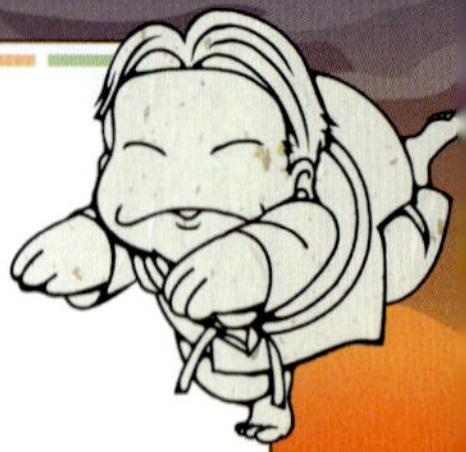

VS 山元　佳
国立国際医療研究センター国際感染症センター*

忽那「長崎まであと 50 km か……今日はこの辺で野宿にするか……」

上村「先生，僕そろそろこの生活に疲れてきたんですけど．たまにはホテルに泊まりませんか？」

「軟弱なことを言うんじゃないッ！　柔道着を着て，野宿をしながら，歩いて全国各地を回る……それが道場破りの醍醐味だろうが！　あと金もないしな……」

「でもこんな山のなかで寝たらクマとかに襲われますよ」

「クマなんて出ないって．心配性だな，上村は」

山元「……おい」

「ギャー!!!」

「クマだあああああああああああああああああああああああああああああッ！」

「助けてえええええええええええええええええええええええええええええええ」

*現所属：国立健康危機管理研究機構国立国際医療センター国際感染症センター

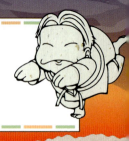

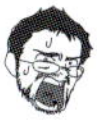
「上村！　死んだふりだッ！　死んだふりッ！」

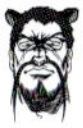
「……」

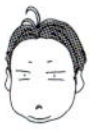
「えっ……あ，よく見たら人間ですね」

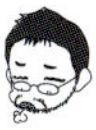
「なんだ，NCGM の山元じゃないか……あービックリした……山元ってクマっぽいもんな」

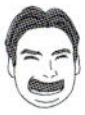
「まったく人騒がせですよね……山元先生，こんなところで何やってるんですか？」

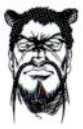
「……おまえら，捕まえに来た」

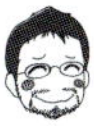
「え，なに，おまえもオレたちを捕まえに来たの？　もしかしてまだオレたち指名手配されてるの？　いやー，人気者は辛いな～．こないだは報奨金 5,200 円だったけど，こないだサクッと返り討ちにしたし，倍くらいいってるんじゃないかな，オレ」

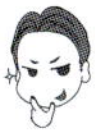
「僕も前回は缶コーヒーだったんですけど，そろそろ報奨金がつきましたかね……」

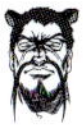
「……これだ」

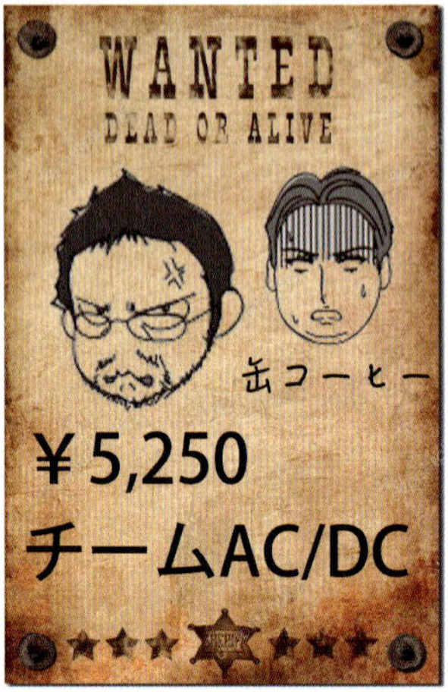

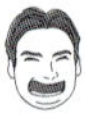「ププッ……たったの 50 円アップですね……」

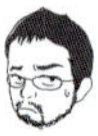「刻んできたなあ……1 万円越えまで果てしないな……」

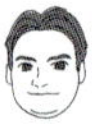「たぶんその前にこの連載，打ち切りですよね」

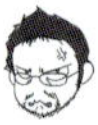「うるさい！　上村だって缶コーヒーのままじゃないか！」

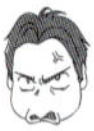「缶コーヒーをバカにしないでください！　飲料メーカーに訴えさせますよ!!」

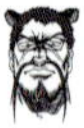「……オレ，症例出す．おまえら，連れて帰る」

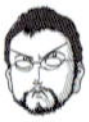「いいだろう！　5,250 円のためにここまで来た根性，見上げたものだッ！　受けて立とうじゃないかッ！　またこの前の井手のように返り討ちにしてくれるッ！」

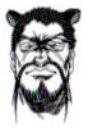

「……」

症例は生来健康な 20 歳代男性．発熱，両側眼球結膜の充血が出現し，第 2 病日には 39℃を超える高熱を呈したため，近医を受診し，ロキソプロフェン，ガレノキサシンが処方された．第 3 病日に体幹，四肢，顔面に皮疹が出現した．その後も発熱は持続しており，第 5 病日に軽度の頭痛が出現し，同日深夜に軽度の嘔気を訴えた後，全身性痙攣を認めたため救急要請された．

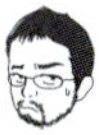

「痙攣か……なんだかやばそうだな」

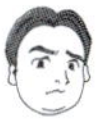

「発熱，頭痛，嘔気，そして痙攣……これって髄膜炎とか脳炎とかの症状ですよね？」

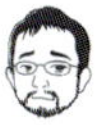

「そして皮疹か……髄膜炎だとすると，髄膜炎菌性髄膜炎が想起されるところだな」

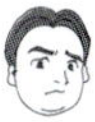

「でも疫学的には日本では髄膜炎菌感染症は稀ですよね？」

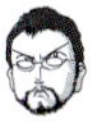

「うむ．だが国内事例もときどき報告されているし，海外渡航歴もあるかもしれないしな」

特記すべき既往はなく，薬剤や食物に対するアレルギーもない．過去 1 ヵ月以内の海外渡航歴はないが，2 週間以内に福島県への出張があった．都内在住の会社員で，妻との 2 人暮らしである．ペットは飼っておらず，また明らかな発疹を呈する患者との接触はなかった．

「福島への出張……怪しいな」

「福島県といえば……ツツガムシ病とかどうですか？　発熱と皮疹だし」

「まあ出張業務で果たしてツツガムシに曝露する機会があるのかはわからんが……確かにツツガムシ病でも髄膜炎を起こすことはあるしな」

「傾向と対策としては，この連載って妙にベクター関係の感染症が多いんですよね．たぶん著者の趣味で．なので結構可能性高いと思います！」

「上村，鋭いな！」

「……身体所見」

開眼はするが意思疎通は不可，体動はあり左右差なく動かしている．バイタルサインは体温 36.6℃，血圧 120/60 mmHg，脈拍数 68 回/分，呼吸数 22 回/分，SpO_2 99%（室内気）．両側眼球結膜は充血しており，項部硬直などの髄膜刺激症状はなかった．表在リンパ節腫脹は認めない．胸部，腹部所見に異常はみられなかった．顔面，四肢，体幹に 図1 のような皮疹を認めた．

「この皮疹……紅斑というより紫斑だな」

「ッスね．圧迫して消退しますか？」

「……しない」

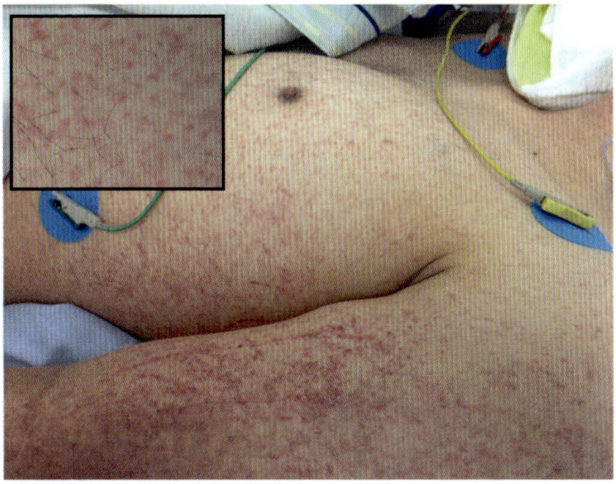

図 1　入院時の体幹の皮疹

「やっぱり紫斑ですね！」

「発熱，意識障害，そして紫斑か……これはやっぱり髄膜炎菌感染症じゃないか？　あるいは肺炎球菌性髄膜炎による電撃性紫斑病でもこのような紫斑が出てもおかしくないな」

「確かに……でもガレノキサシンが無効ですからねえ」

「この経過で無効と判断するのは危険だろう．『昨日元気で今日ショック』の代表的な疾患である髄膜炎菌や肺炎球菌による電撃性紫斑病であれば，経口抗菌薬投与後も増悪する経過であってもおかしくはない」

「なーる．ツツガムシ病のほうはキノロン系は無効ですよね．じゃあどちらも否定はできないですかね」

「何はともあれ血液培養を取って抗菌薬を入れてルンバールを急がないとな」

表1 血液検査・髄液検査

血液検査	
WBC	7,760/μL
Plt	13.2万/μL
CRP	0.55 mg/dL
T-bil	0.8 mg/dL
AST	30 IU/L
ALT	36 IU/L
LDH	393 IU/L
BUN	13.3 mg/dL
Cre	0.97 mg/dL

髄液検査	
細胞数	38.4/μL
多核球	6.7/μL
単核球	31.7/μL
糖	62 mg/dL
蛋白	130 mg/dL

細菌性髄膜炎が疑われ，血液培養２セット採取後にセフトリアキソン２g 12時間ごととバンコマイシン１g 12時間ごとの投与が開始された．その後，腰椎穿刺を行い髄液一般検査・髄液培養が提出された 表1 ．

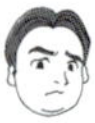

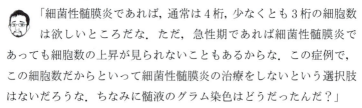

「あれ……細菌性髄膜炎にしては細胞数の上昇が大したことないですね」

「細菌性髄膜炎であれば，通常は４桁，少なくとも３桁の細胞数は欲しいところだな．ただ，急性期であれば細菌性髄膜炎であっても細胞数の上昇が見られないこともあるからな．この症例で，この細胞数だからといって細菌性髄膜炎の治療をしないという選択肢はないだろうな．ちなみに髄液のグラム染色はどうだったんだ？」

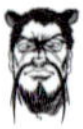

「……菌，見えない」

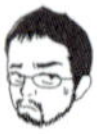

「そうか……まあグラム染色で細菌が見えなくても細菌性髄膜炎は否定できないけどな」

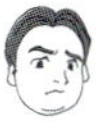
「そうッスね．ここはやっぱ『セフトリものがたり』ッスよね．でもこの細胞数だとウイルス性髄膜炎ってことはないですかね？」

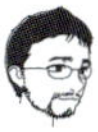
「単核球優位だしな……発熱，皮疹，髄膜炎ってなんかあるかな……？」

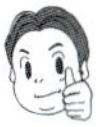
「急性 HIV 感染症による無菌性髄膜炎とかどうでしょうか」

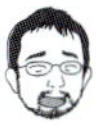
「おおッ，上村，冴えてるな！　皮疹も出るし，髄膜炎にもなるし，抗菌薬も無効だしな！」

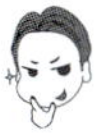
「テヘッ☆」

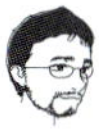
「あと髄膜炎を起こすウイルスとして頻度が高いのはアデノウイルス，エコーウイルス，コクサッキーウイルス，ムンプスウイルスなどだろうか」

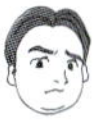
「でもそれだと皮疹が出てるのが合わないですよね」

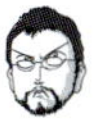
「いや，皮疹はロキソプロフェンやガレノキサシンによる薬疹ってこともありえるぞ！」

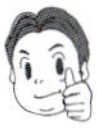
「先生，冴えてますね！」

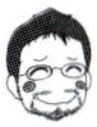
「キャハッ☆」

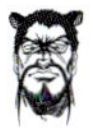
「……続ける」

意識障害が遷延し抗痙攣薬投与後も全身性痙攣が続くため，鎮静のために挿管し人工呼吸管理を行うこととした．頭部 CT では特に異常所見はみられなかった．ヘルペス脳炎も考慮してアシク

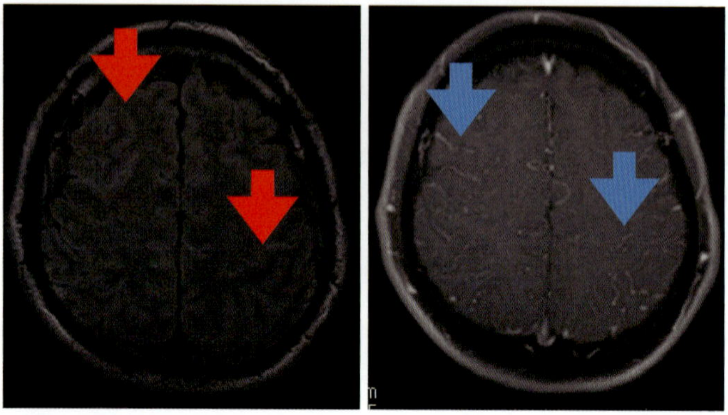

図 2 頭部 MRI 所見

左：FLAIR 画像．脳溝に高信号域がみられる．
右：Gd 造影．pia-subarachnoid pattern の増強がみられる．

ロビルも投与が開始された．

第 7 病日には 36℃台へ解熱し，皮疹は入院後から消退傾向を示し，経過良好であったため同日に抜管，第 8 病日には意識清明となり，髄液や血液培養検査は陰性であったため抗菌薬を中止した．

第 8 病日の頭部 MRI 検査では，脳溝に FLAIR 高信号域と Gd 造影による pia-subarachnoid pattern の増強があり，髄膜炎の所見と考えられた 図 2．脳波検査では，両側前頭極部に棘徐波複合，鋭波を認めた．

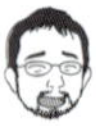

「診断はついていないが，経過は良好のようだな」

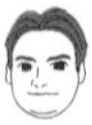

「良かったです……まだ働き盛りですからね……泣」

「しかし難しい症例だな……例によってここまでのプロブレムを整理してから鑑別診断をあげてみるか」

「では整理してみます」

プロブレムリスト・鑑別診断

＃1　5日前からの発熱

＃2　意識障害，痙攣，頭痛，嘔気

　＃2-1　髄液細胞上昇（細胞数 38.4/μL，単核球優位）

　＃2-2　頭部 MRI での髄膜炎所見

＃3　発疹（紫斑）

　s/o：髄膜炎菌性髄膜炎，肺炎球菌性髄膜炎，ウイルス性脳炎（急性 HIV 感染症，アデノウイルス，エコーウイルス，コクサッキーウイルス，ムンプスウイルス）

＃4　ロキソプロフェン，ガレノキサシン投与歴

　s/o：薬疹

＃5　福島県への出張歴

　r/o：リケッチア症

「プロブレムリストと鑑別診断はこんなところでしょうか」

「今思ったんだけど，麻疹とか風疹とかってどうかな？」

「ああ，なるほど．麻疹は 2018 年 3 月に沖縄で流行（はや）りましたし麻疹脳炎がありますよね．風疹も脳炎を起こすことがあるっちゃあるっぽいですね．でもこんな紫斑みたいになりますかねえ」

「そこなんだよなあ……麻疹も風疹も紅斑だから圧迫して消退するはずなんだよなあ……そこが合わないな……でも風疹に関

しては『成人例では典型的な病像をとらないことがある』ってのが2013年の流行の際にオレたちが学んだことだからな」

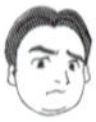
「まあ一応，鑑別には入れておきますか」

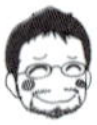
「もちろん各種の感染症検査はやってるんだよな？　そこまで教えてくんない？」

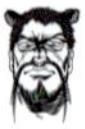
「……」

- HIVスクリーニング（来院時）：陰性
- 前医での抗体検査（第2病日）：
  風疹 IgM 陰性，IgG 陰性（<2.0）
  麻疹 IgM 陰性，IgG 陽性（26.0）
- 髄液培養（来院時）：陰性
- PCR（HSV，HHV6）：すべて陰性

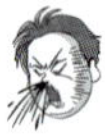
「うわああああああああ全部陰性だあああああああああああああ!!!　もう何がなんだかわかんねえええええええええ!!!」

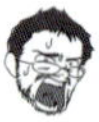
「上村，落ち着け！」

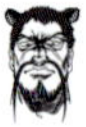
「……診断」

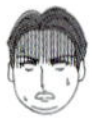
「先生，どうしますか？　もうダメッス．このままじゃ僕たち捕まってNCGMに強制連行ッス！」

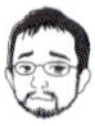
「まずこの結果の解釈だが，HIVスクリーニングというのは抗原・抗体検査のことだろう．これが陰性だったからといって急性HIV感染症が否定されたわけではない」

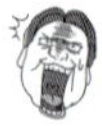
「なんやて！　それはホンマでっか！　ホンマでっか，忽那はん！」

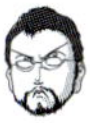
「うむ．あともう一点……風疹はまだ可能性がある！」

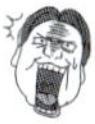
「せやかて忽那はん，IgM 陰性やで？」

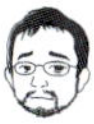
「IgM は陰性だが……IgG も陰性だ．これはどういうことかわかるか」

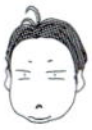
「正味の話……風疹の免疫がないってことでっか？」

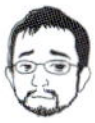
「そうだ……この風疹が流行している昨今に，発熱・皮疹を呈している若い男性が風疹の IgG が陰性であるということは，風疹の蓋然性が俄然高くなるわけだ……」

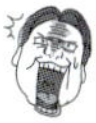
「せやけどIgM 陰性やで？　IgM 陰性ってことは急性感染じゃないってことやで？」

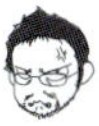
「焦るな上村……そしてそのうさんくさい関西弁もやめるんだ．風疹では発症早期は IgM の偽陰性が起こりうるんやで」

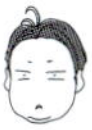
「ということは……急性 HIV 感染症と風疹のどちらかということですか？」

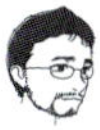
「すべての症状を説明できるのはどちらかだろう．そして，この患者さんの性交渉歴が不明である点と，現在の日本の風疹の流行状況を天秤にかければ……風疹のほうが可能性が高いと思わないか？」

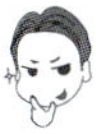
「風疹による脳炎ってことですね？」

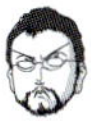
「うむ……そういうことだ！」

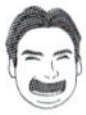
「ホンマにスッキリや！」

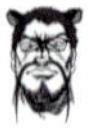

「……」

保健所に連絡を取り，第 6 病日に採取した咽頭拭い液で麻疹および風疹 PCR を依頼したところ，風疹ウイルスが陽性となった．また第 9 病日の風疹 IgM は陽転化し（9.15，抗体指数），第 6 病日の髄液中の風疹 IgM も陽性であった（2.26，抗体指数）．なお髄液からは風疹ウイルスは検出されなかった．

なお患者は抜管後も経過良好であり，身体所見上，明らかな神経学的異常を認めなかったが，脳波異常を認めたことからカルバマゼピンの内服を継続として，第 16 病日に退院となった．最終的には後遺症を残さず治癒した．

最終診断

風疹髄膜脳炎

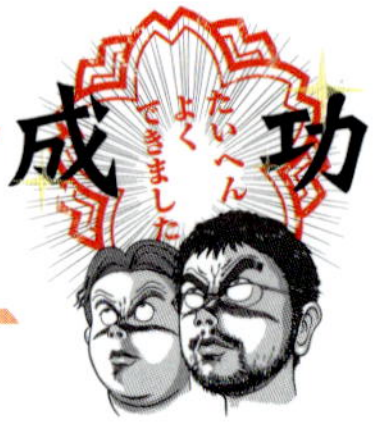

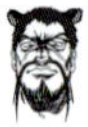

「……やるな（ニヤリ）」

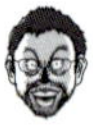

「どうだ，山元！　オレたちの実力がわかったか！　この懸賞金かけてるヤツにもっと値段上げるように伝えとけ！」

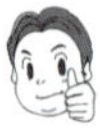

「自分も缶コーヒーから格上げお願いします」

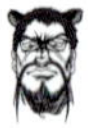

「……わかった」

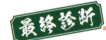

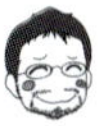
「じゃあスマンがオレの分の当直，頼んだぞ……」

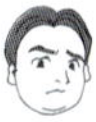
「先生，よくそんな適当に勤務しててクビにならないですね」

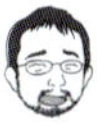
「まあフィクションだからな．良い子はマネするんじゃないぞ．じゃあひと眠りしたら，再び長崎に向けて出発するか！」

解説

2013年に日本国内で風疹が大流行し，関東を中心に17,000人を超える感染者が出たことは記憶に新しい[1)]．このときには45人もの先天性風疹症候群が報告された．2018年の夏から再び風疹が流行しており，1年間で2,586人の風疹患者が報告された．また症例の大多数が20歳代後半〜50歳代前半の風疹ワクチン接種歴がない，または不明の男性に集中していた 図3．これは，この世代（特に1979年より前に生まれた）の男性は定期接種として風疹ワクチンを接種していないためである．

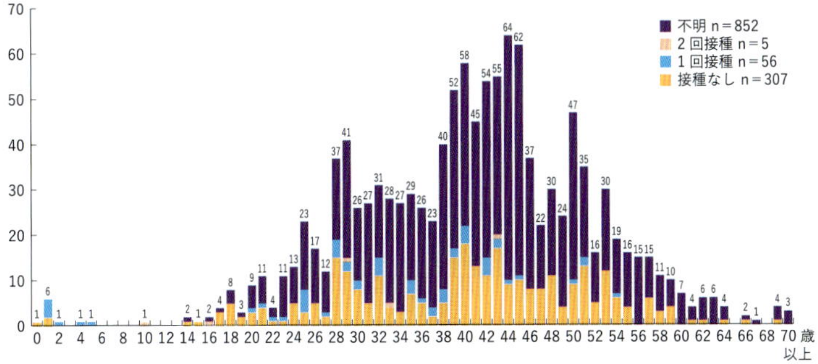

図3 2018年10月24日時点での日本での風疹流行時における男性の症例数と風疹ワクチン接種歴（国立感染症研究所「感染症発生動向調査」より）

表2 一般的な風疹と麻疹の違い

	風疹	麻疹
潜伏期間	14～17日	8～10日
感染経路	飛沫感染	空気感染
カタル症状	弱い	強い
発熱	微熱～高熱	高熱
発疹	急速に広がる，癒合なし	癒合あり，色素沈着あり
その他の特徴	後頸部リンパ節腫脹	コプリック斑
合併症	脳炎，関節炎，血小板減少性紫斑病，先天性風疹症候群	肺炎，脳炎，心筋炎など

麻疹と風疹の臨床的な違いについては，教科書的には 表2 のように麻疹のほうが高熱が出る，風疹のほうがカタル症状が弱い，麻疹は皮疹が癒合して色素沈着を残す，などの違いが有名である．

しかし，成人風疹ではこれらの特徴は必ずしも一致しない．高熱を伴う，カタル症状が強い，癒合傾向のある皮疹の風疹症例も稀ではない．また成人風疹では関節痛が強く現れ，ときに関節炎を呈する．図4 は典型的な風疹の経過を示したものである．約2週間の潜

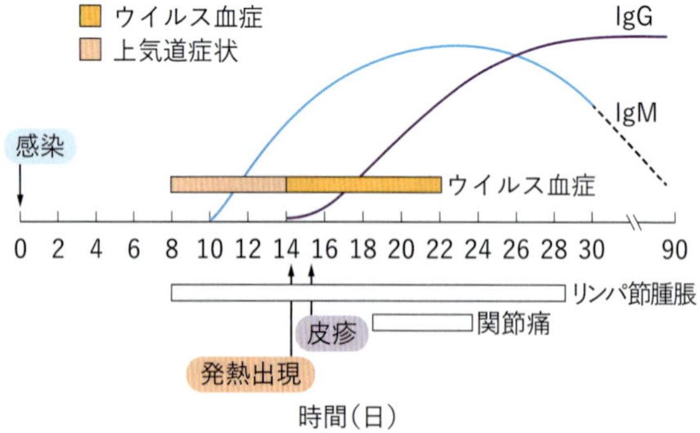

図4 風疹の典型的な経過（文献2より改変）

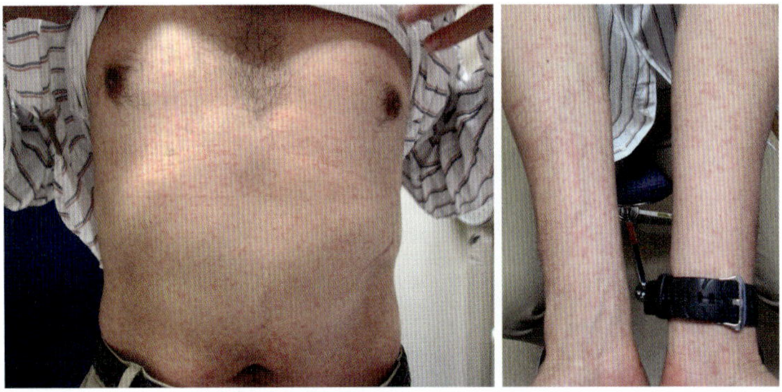

図5 風疹の典型的な皮疹

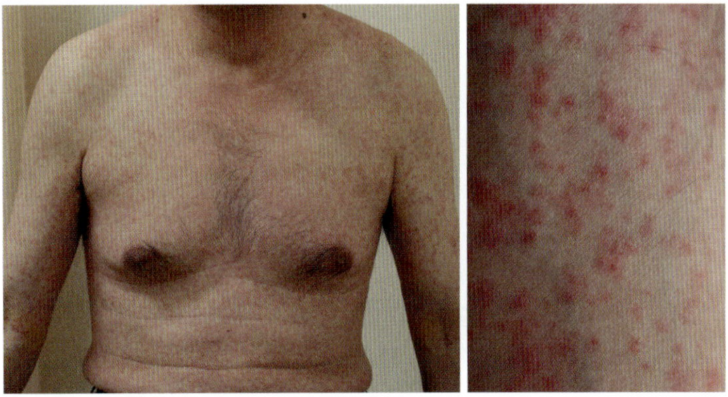

図6 成人風疹患者の皮疹
盛り上がりのある紅丘疹であり癒合している.

伏期を経て発熱, 上気道症状の後に続いて皮疹がみられる.

図5 は典型的な風疹患者の皮疹で, いわゆる紅斑を呈する. しかし, 図6 のように癒合したり, 紅丘疹となることもある.

また本症例のように稀に紫斑を呈することもある. つまり成人風疹においては皮疹の性状だけで麻疹と鑑別することは困難である.

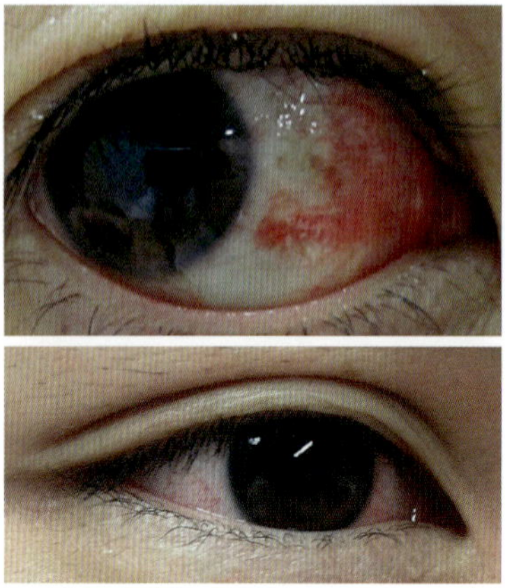

図7 風疹患者の眼球結膜充血

風疹では眼球結膜充血と後頸部リンパ節腫脹がみられることが多いため，これが診断のカギとなる 図7.

2013年の風疹の流行の際の，成人風疹の臨床像に関する報告を 表3 にまとめた.

こうした臨床像から風疹が疑われたら，（麻疹の可能性も考慮して）できれば陰圧の個室に隔離したうえで空気感染対策を実施し，管轄の保健所に連絡を行う．風疹なのか麻疹なのか臨床像のみで厳密にこれらを区別する必要はない．保健所を介して都道府県の衛生研究所で検査できる場合は，咽頭スワブなどの検体を採取してPCR検査を実施する．抗体検査でも診断可能だが，本症例のように発症早期はIgMが陰性となることがあり，また麻疹IgMが偽陽性となり得ることに注意が必要である.

風疹と診断されれば，治療は対症療法となる．小児では学校保健法に「皮疹が消失するまで学校を休むこと」と定められているが，成人についてもこれに準じて皮疹が消失するまでは仕事は休むべきで

表 3 成人風疹の臨床像とその頻度

	加藤ら（n＝27）	Kunimatsu et al.（n＝45）
発熱	96.3% 持続期間 中央値 5.0 日	26（58%） ただし 37.9℃以上
皮疹	85.2% 持続期間 中央値 4.0 日	45（100%）
眼球結膜充血	77.8%	97%
頭痛	63%	
関節痛	25.9%	
咳嗽	14.8%	
咽頭痛	51.9%	
リンパ節腫脹	・後頭下　7.4% ・後耳介 11.1% ・後頸部 77.8% ・顎下　14.8%	・後頭下 24% ・前耳介/後耳介 44% ・後頸部 62%

（文献 3, 4 より改変）

ある.

風疹の予防のためにはワクチン接種が有効である．免疫がない人には明確な接種歴が生涯２回となるよう接種を行う．しかし，本来は平時からワクチン接種を勧め予防接種率を高めておくことが重要であり，今回の流行が過ぎ去ったとしても，「喉元過ぎれば熱さを忘れる」とはせずに今度こそリスク世代の予防接種率を高める努力が必要である.

参考文献

1) Centers for Disease Control and Prevention (CDC). Nationwide rubella epidemic-Japan, 2013. MMWR Morb Mortal Wkly Rep. 2013；62：457-62.
2) Banatvala JE, Brown DW. Rubella. Lancet. 2004；363：1127-37.
3) 加藤博史，今村顕史，関谷紀貴，他．成人における風疹の臨床像についての検討．感染症誌. 2013：87；603-7.
4) Kunimatsu J, Kanehisa E, Yamamoto K, et al. Adult Rubella：A Retrospective Analysis of 45 Cases. ID week. 2013. https://idsa.confex.com/idsa/2013/webprogram/Paper39505.html (Accessed 2018/11/21)

第十三話

やっぱり猫が好き

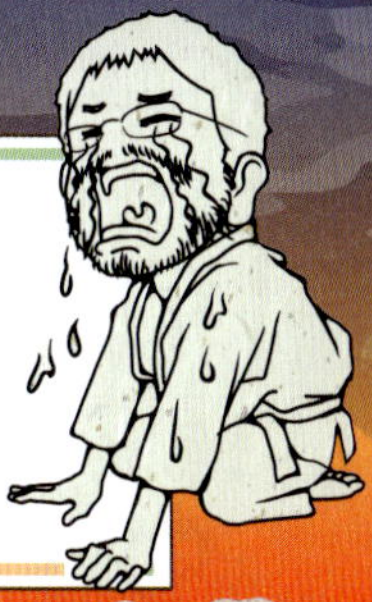

VS **安田一行**

長崎大学病院感染症内科*

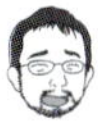
忽那「長崎はいいなあ……やっぱ異国情緒があるよなあ……」

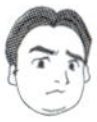
上村「そうですか？　坂ばっかりで，暮らすの大変そうですけどね」

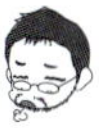
「おまえにはわからんだろうなあ，この異国情緒が．ほら，目を閉じれば浮かんでくるだろう，南蛮貿易の雄大な船が……」

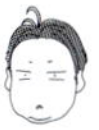
「発想がチープっスね．ところで長崎まで来ましたけど，ちゃんと道場破りはするんですよね？」

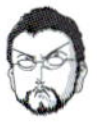
「あたりまえだろう．上村，おまえこの連載のタイトルが何だかわかってて言ってるのか！」

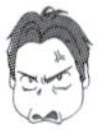
「こっちのセリフですよ！　前々回あたりから全然道場破りする気が皆無じゃないですか!!」

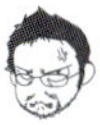
「うるさいッ！　道場破りってのはなあ，タイミングが重要なんだよ！　2ヵ月に1回道場破りすればいいってもんじゃねえ！」

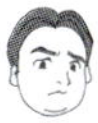
「先生，そもそも性格が連載に向いてないッス!!　打ち切られますよッ！」

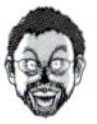
「もういいッ！　道場破りすればいいんだろ！　やってやんよ！　やってやんよ！　ほら，そこになんか病院があるから！

*現所属：一般社団法人みんなの健康らぼ

あそこで道場破りするぞ！」

「先生，ここ，長崎大学病院ですよ……熱研内科って書いてますけど，もしかしたら熱研って熱帯医学研究所じゃないですか？」

「だったらなんなんだ！」

「熱研って確かめちゃめちゃ歴史のあるところですよ……先生みたいな小者が入れるところじゃないんじゃないですか……」

「フッ……歴史がどうした……歴史なんてものはなあ，自分で塗り替えて行くものなんだよ！」

「先生，歴史塗り替えたことないでしょ．たぶん絶対返り討ちにあいますよ」

「頼も～．あの忽那さんが道場破りに来たぞ～，誰かおらぬか～」

IKKO「こんな時間に誰よ，もう～．失礼しちゃうわ～」

「ギャー！」

「オネエキャラッスね．新しいッスね」

「あらかわいい坊やたちね……♡　いったい何の用なの？」

「あ，えーと，わ，私たちは道場破りに参りました……」

「先生，声が裏返ってますよ．ビビってないでしっかりしてください」

「今どき道場破りとか，どんだけ～！」

「あ，えーと，その，もしよろしければ，症例を提示していただけないでしょうか」

「オッケ～．ちょうど退屈してたのよ～．遊んでア・ゲ・ル♡」

「上村……やっぱ帰ろうか……」

「自分から言っといて何言ってるんですか！　とりあえず症例提示してもらいましょう！」

「いくわよ～♡」

症例：60 歳代女性

主訴：呼吸困難

来院 4 日前に咽頭痛，鼻汁，咳嗽が出現したが自宅で様子をみていた．来院 2 日前から徐々に呼吸困難感が増悪し，来院当日には息切れで動くこともままならなくなり当院を受診した．

「以上が現病歴よ」

「短ッ！」

「鼻汁，咽頭痛，咳嗽ってことですから，いわゆる上気道症状ですよね．かぜかと思いきや，だんだんと呼吸困難が増悪してきた，と」

「この経過だとかぜのあとに二次性に細菌性肺炎を合併したというストーリーがしっくり来るんじゃないだろうか．熱があったのかどうかが気になるな……」

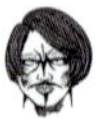
「熱は来院の２日前からあったそうよ」

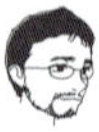
「ほら……やっぱり肺炎だろコレは」

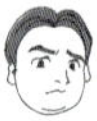
「インフルエンザ肺炎，あるいはインフルエンザ後の二次性細菌性肺炎はどうですかね？　この症例，季節はいつ頃ですか？」

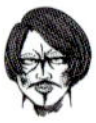
「冬に決まってるじゃない♡」

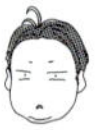
「いや，決まってはないと思うんスけどね……」

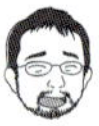
「やはりかぜ，インフルエンザの季節だな」

２型糖尿病のため他院に通院中であり，直近のHbA1cは8.0であった．また肥大型心筋症も指摘されている．30～40歳頃まで１日10本喫煙していたが現在は止めている．飲酒はしない．専業主婦であり，過去半年では海外渡航歴はない．

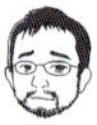
「海外渡航歴なし，か……」

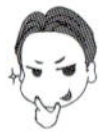
「この時点で先生が正解できる可能性が80％くらい下がりましたね」

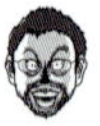
「うむ．残り20％に賭けるッ！」

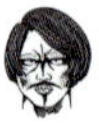
「20％とかどんだけ～！」

表1 血液検査・生化学検査

血算・生化学	
WBC	13,800/μL
Neut	85.0%
Lym	4.0%
Eos	3%
Mon	8%
RBC	4.48×10^6/μL
Hb	12.6 g/dL
Plt	24×10^4/μL
CRP	13.58 mg/dL
BUN	43 mg/dL
Cr	1.31 mg/dL
TP	9.2 g/dL
Alb	3.2 g/dL
LDH	238 IU/L
T-bil	0.1 mg/dL
AST	26 IU/L
ALT	20 IU/L
γ-GTP	268 IU/L
ALP	409 IU/L
PT-INR	1.02
Fib	790 mg/dL
FDP	10.6 μg/dL

血液ガス分析（動脈血：リザーバーマスク 10 L/分）	
pH	7.263
$PaCO_2$	56.1 mmHg
PaO_2	69.1 mmHg
HCO_3	−24.5 mmol/L
BE	−2.7 mmol/L
Lac	0.9 mmol/L

意識は清明で，血圧 110/82 mmHg，脈拍数 100/分・整，体温 38.0℃，呼吸数 32 回/分，SpO_2 56%（室内気）であった．

扁桃腫大・白苔付着なし，咽頭発赤なし，胸部聴診上は右肺の呼吸音が減弱しておりcoarse cracklesを聴取した．stridorなし．腹部は平坦，軟で腹膜刺激兆候はない．下腿浮腫もない．

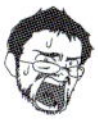
「いやいやいや，やばいじゃん！　SpO_2 56%って！」

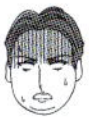
「ッスね．激やばッスね」

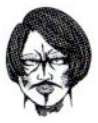
「そうなのよ〜．もうビックリしちゃったわよ〜」

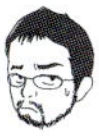
「頻呼吸もあるし，呼吸音減弱とcoarse cracklesもあるとなると，肺炎でしかもけっこう重症なんじゃないか？」

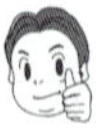
「とりあえず酸素ッスね」

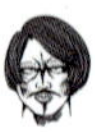
「そうね……ワタシも急いで酸素を吸ってもらったわよ～．SpO_2 56%とかどんだけ～って感じよね．じゃあ血液検査にいくわよ♡」

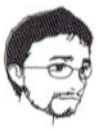
「CRP 13 か……」

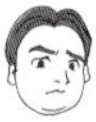
「それってなんかわかるんですか？」

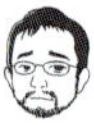
「いや，言ってみただけだ．オレはとりあえずCRPの値は声に出して言っておきたいタイプなんだ．それ以外の所見としては，CO_2増加を伴う2型呼吸不全の状態になってるな」

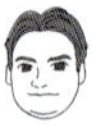
「呼吸性アシドーシスにもなってますよね」

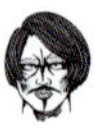
「次に胸部X線 図1 と胸部CT 図2 の画像を出しちゃうわよ♡」

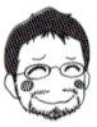
「身体所見の通り，右中肺野の肺炎だわね」

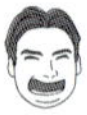
「先生，IKKOにつられてオネエ言葉になってますよ」

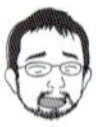
「いかんいかん……なんかオネエ言葉って妙にクセになるんだよな」

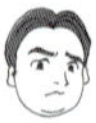
「胸部CTでも右上葉・中葉に浸潤影がありますね．でも思ったほど派手な浸潤影じゃないですね」

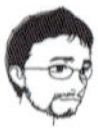
「こういうのは，輸液始めると急に浸潤影が広がったりするんだよ」

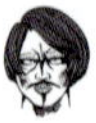
「あら，鋭いわね．そう，実際にこの人は9時間後にはこんな感じの胸部X線 図3 になってたのよ」

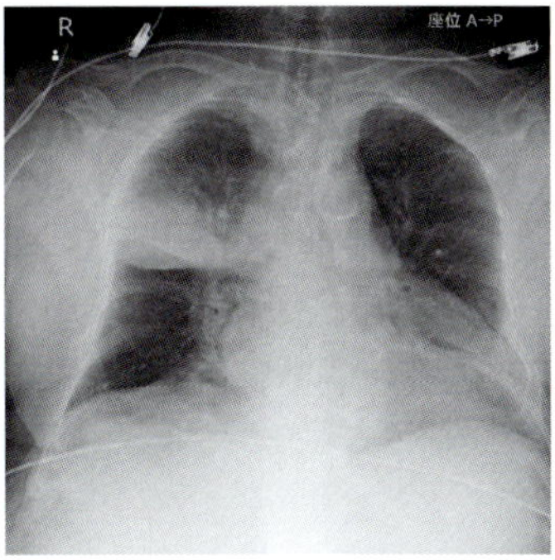

図 1 来院時の胸部 X 線所見

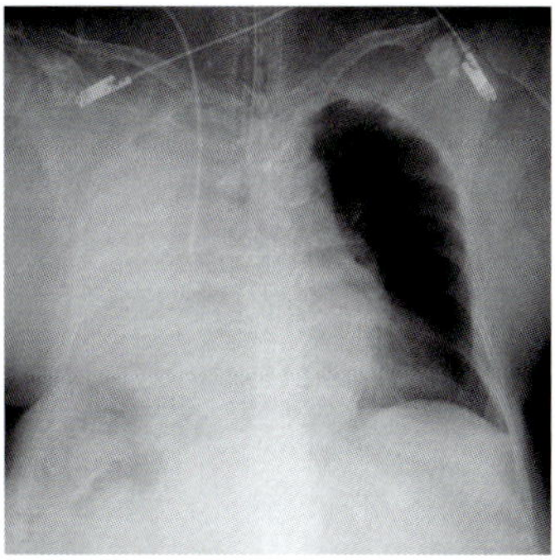

図 3 来院 9 時間後の胸部 X 線所見

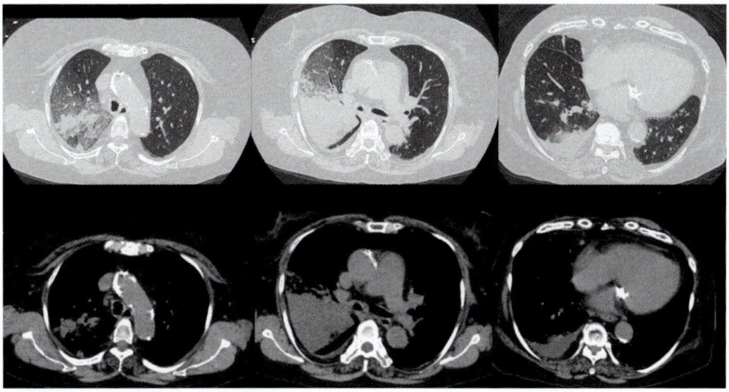

図 2 来院時の胸部 CT 所見
上段：肺野条件，下段：縦隔条件．

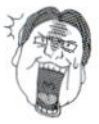
「ぎょえ〜!!　右肺野が真っ白！」

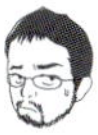
「気管も右に寄ってるから，無気肺もありそうだな」

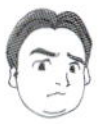
「そして，案の定，挿管されてますね……」

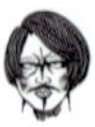

「もう酸素マスクじゃ無理だったから，CT 撮影後にはすぐに挿管したのよ．そしたら大変だったのよ……」

重症低酸素血症および SOFA スコア 8 点であり，挿管後に ICU 入室し，気管支鏡検査が行われた．縦隔条件の CT でも右主気管支の壁肥厚の部位に一致して，右主気管支の入口部を黄白色の滲出物が閉塞しており，生検鉗子で滲出物を除去したところ，気管支が再開通し無気肺が解消されて，酸素化が改善し始めた．

滲出物のグラム染色を行ったところ 図4 の所見が得られた．

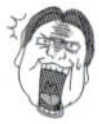

「えっ……なんだこれ……グラム陽性桿菌……？」

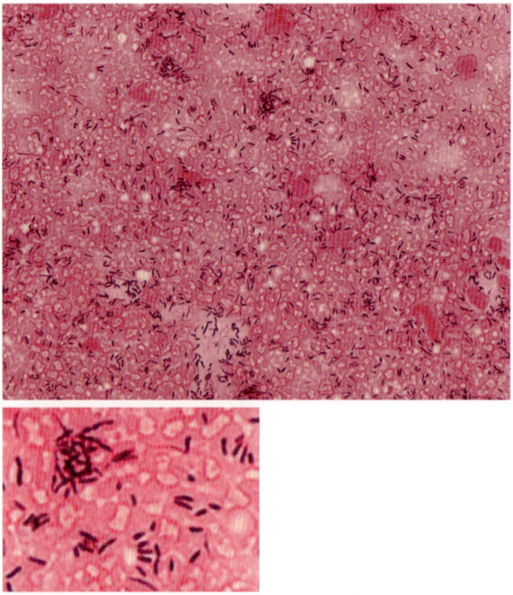

図4 気管支鏡で採取された滲出物のグラム染色像

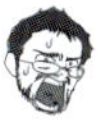
「予想してたんと違う!!」

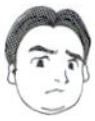
「グラム陽性球菌じゃないってことは，肺炎球菌でも黄色ブドウ球菌でもないッスね」

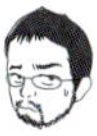
「なんか形からするとコリネっぽくね？」

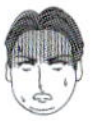
「大きさ的にはコリネっぽいッスね．でもこの人，VAP（人工呼吸器関連肺炎）でもないし，市中肺炎ですよね？　市中肺炎でコリネって……」

「うーん，聞いたことないよなあ……コリネバクテリウムって典型的には抗菌薬曝露歴がある病院内肺炎だよな……[1]」

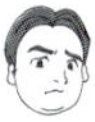
「2 型糖尿病という基礎疾患があるとはいえ，特に抗菌薬曝露もない人でいきなりコリネ肺炎が起こるというのは考えにくいですかねえ」

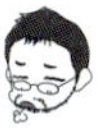
「うーん，困ったな……」

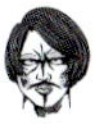
「悩んでるみたいねえ……じゃあ仕方ないから最大のヒントをあげるわね♡　動物接触歴を教えてあげるわ♡」

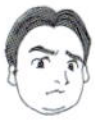
「動物曝露歴？　関係あるんですか？」

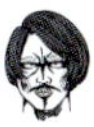
「フフフ……それはどうかしら．じゃあいくわよ．まず患者さんはネコを飼ってるわ」

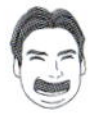
「ネコッスか……かわいいッスよね」

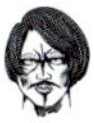
「それも 4 匹も飼ってるのよ！」

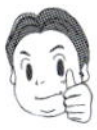
「4 匹！　それは相当なネコ好きッスね」

ネコＡ：約３年間飼育，一緒に寝るなどの濃厚接触，２ヵ月前から時折くしゃみ

ネコＢ：野良猫，約１年前から餌だけもらいに来る，積極的な接触はない

ネコＣ（失踪）：約 10 年間飼育，４ヵ月前に失踪

ネコＤ（失踪）：３ヵ月間飼育，２ヵ月前に失踪

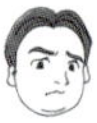
「失踪したネコＣとネコＤの行方が気になりますね……元気にしてるといいんスけど……」

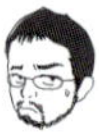
「ネコと感染症か……猫ひっかき病とかパスツレラあたりがパッと思い浮かぶが……バルトネラもパスツレラもグラム陰性菌だよな……」

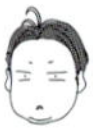
「このグラム染色像とは合致しないッスね」

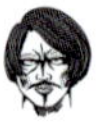
「ネコだけじゃないのよ……なんと！　イヌと金魚も飼ってるのよ!!」

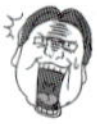
「なにィィィィィィィィィィ！　ネコ派と思いきやイヌにも手を出しているとは！」

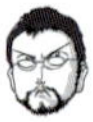
「イヌといえば第二話にも出てきたカプノサイトファーガ感染症が思い浮かぶが，金魚に至ってはもはや肺炎との関係が想像できんな」

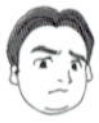
「ちなみに Wikipedia の『金魚の病気一覧』によると，金魚の感染症としてフレキシバクターカラムナリスなどの細菌による尾ぐされ病，エロモナス属による穴あき病などがあるそうです」

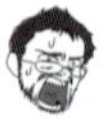
「尾ぐされとか穴あきとか，名前がグロいな」

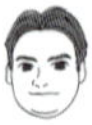
「でもまあ人間にも感染するという報告はなさそうですね」

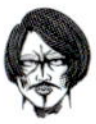
「さらに!!　来院数日前に，近所の猟師から野生のイノシシを譲り受けて，自分で包丁で解体して食べてるのよッ」

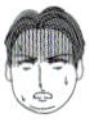
「ワイルドばあさんッ!!」

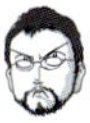
「いわゆる WB（ワイルドばあさん）だな」

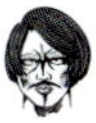
「動物曝露歴は以上よッ！」

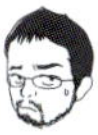
「どの動物の曝露歴が肺炎に関係あるのか，さっぱりわからんな」

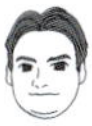
「ちなみに……一番かわいがってたのはどの動物なんスか？」

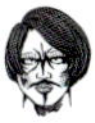
「ネコよ！」

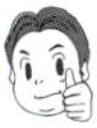
「やはりネコ派ッ！」

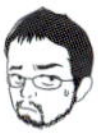
「うーん，ネコか……パスツレラがこんな感じで見えたりすることってないのかなあ……」

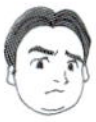
「でもパスツレラってグラム陰性小桿菌ですから，インフルエンザ菌とか百日咳みたいなかんじですよ，見た目」

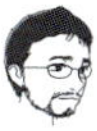
「だよなあ……でも思いつかないよ他に」

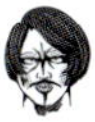
「じゃあ，そろそろ診断を聞かせてもらおうかしら♡」

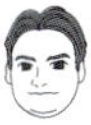
「先生，どうしますか？」

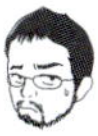
「やばいな，全然わからん．このままじゃオレの童貞が奪われてしまう」

「先生，3人お子さんいるでしょ」

「さあ，診断を答えてちょうだいッ！」

「えーと……じゃあ *Pasteurella multocida* による肺炎で!!」

「フフン……じゃあ診断よ」

気管支鏡下に採取した滲出物の培養検査を行ったところ，*Corynebacterium ulcerans* が検出され，ジフテリア毒素産生株であることがわかった．

重症肺炎であり，一般的な細菌性肺炎に加えて非定型肺炎，さらにコリネバクテリウム属による肺炎の可能性が考えられたため，タゾバクタム・ピペラシリン，アジスロマイシンに加えてバンコマイシンが投与された．感受性が判明後，入院5日目からアンピシリン・スルバクタムに de-escalation された．その後，5日目に抜管され ICU を退室し，抗菌薬は2週間で終了，心不全の治療の後に入院30日目に退院となった．

最終診断

Corynebacterium ulcerans による肺炎

「ウルセランス？　そういえば『うる星やつら』って漫画ありましたよね」

「うむ．名作だな．オレは『めぞん一刻』派だがな」

「アタシもよ！」

「それはいいとして，このウルセランスって菌はネコから感染したって証拠があるんスか」

「当たり前でしょ！　オカマをナメるんじゃないわよ！」

「ひえー!!」

後日，患者の自宅で環境調査が行われた．飼育するネコは放し飼いであり，その他に野良猫が 1 匹室内にも自由に入ってくる環境であった．訪問時にネコはいなかったものの，ネコの食器 **図5** やネコがよく座るというコタツ布団と電話機 **図6** 表面からスワブ擦過にて検体を採取し，培養したところ *C. ulcerans* が検出され，リボタイプ解析上で患者分離菌と類似した株が分離された **図7**.

「というわけで，百年早かったわね♡」

「ネコから感染した *C. ulcerans* による肺炎か……まさにワンヘルスだな．今回のような動物から人へ，伝播する感染症（人獣共通感染症）を分野横断的な課題として人，動物，環境の衛生に関わる者が連携して取り組む One Health（ワンヘルス）という考え方が近年広がってきているのだッ！　今回の症例もワンヘルス・アプロー

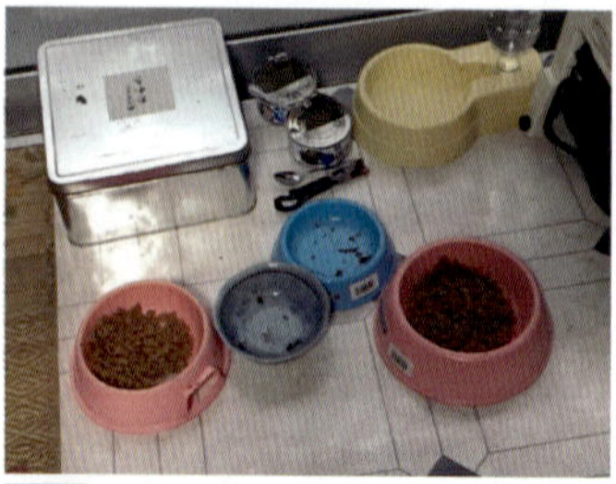

図5 患者が飼っているネコの食器

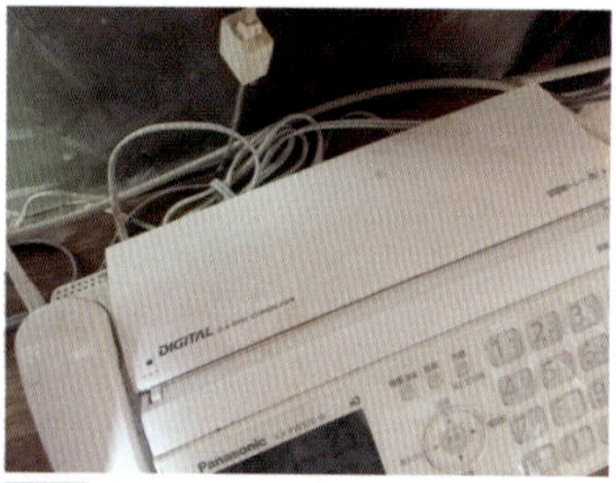

図6 患者が飼っているネコがよく座る電話機

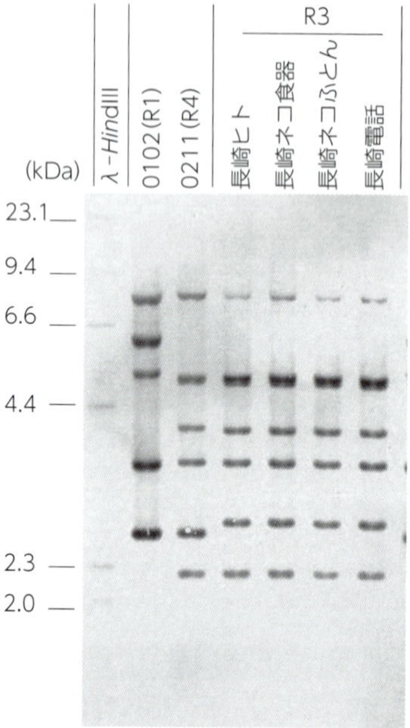

図7 患者，ネコ周囲の検体から検出された *C. ulcerans* のパルスフィールドゲル電気泳動の結果

チ的な症例といえるであろう……」

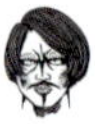

「ヘルスもいいけど，ゲイバーにも来てね♡」

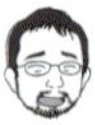

「よし，道場破りにも失敗したことだし撤退だ，撤退ッ！　次に行くぞ！」

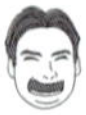

「先生，次はどこに行くんですか？」

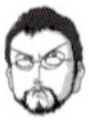

「次は鹿児島だッ！　鹿児島の九州男児を倒しに行くッ！」

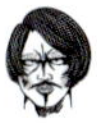

「また来てね～♡」

解説

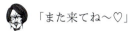

Corynebacterium ulcerans（*C. ulcerans*）は人畜共通感染症の原因微生物であり，英国をはじめとした欧米諸国では，ジフテリア毒素産生株がジフテリア類似の臨床所見を呈し得ることで問題となっている[2)]．本邦での *C. ulcerans* によるジフテリア類似症例は，2001 年に 1 例目が確認され[3)]，これまでに 20 例以上の報告がある．英国では 1986 年から 2006 年の間に 56 例からジフテリア毒素産生株の *C. ulcerans* が分離されており，他の欧米諸国でも散発的に報告がある．またウシ，イヌ，ネコなどの動物からヒトに感染することが示唆されている．

英国・フランスなどの国では毒素産生性 *C. ulcerans* 感染症を *C. diphtheriae* によるジフテリアと同等の扱いとしているが，本邦では *C. dihptheriae* によるジフテリアのみ 2 類感染症であり，*C. ulcerans* については明確な報告基準がない．

臨床像については，これまでの報告では咽頭炎による上気道症状や咽頭粘膜の偽膜形成などが多く，本症例のような重症下気道感染症の報告[4)]は世界的にも稀である．*C. ulcerans* 感染症は，まだ症例の集積が少なく，*C. diphtheriae* との病原性や感受性の違いを明らかにする必要があると考えられる．

参考文献

1) Renom F, Gomila M, Garau M, et al. Respiratory infection by *Corynebacterium striatum*：epidemiological and clinical determinants. New Microbes New Infect. 2014；2：106-14.

2) Tiwari TS, Golaz A, Yu DT, et al. Investigations of 2 cases of diphtheria-like illness due to toxigenic *Corynebacterium ulcerans*.

Clin Infect Dis. 2008 ; 46 : 395-401.

3) Hatanaka A, Tsunoda A, Okamoto M, et al. *Corynebacterium ulcerans* diphtheria in Japan. Emerg Infect Dis. 2003 ; 9 : 752-3.

4) Yasuda I, Matsuyama H, Ishifuji T, et al. Severe pneumonia caused by toxigenic *Corynebacterium ulcerans* infection, Japan. Emerg Infect Dis. 2018 ; 24 : 588-91.

第十四話

神戸の決戦　その１

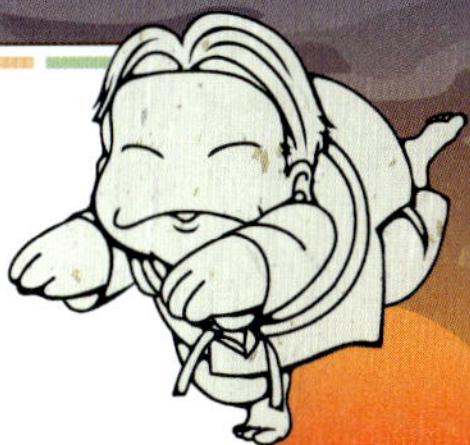

VS 西村　翔
神戸大学医学部附属病院感染症内科*

上村「あれ……ここ神戸って書いてますけど……鹿児島に行くんじゃなかったでしたっけ？」

忽那「上村よ……いろんな大人の事情があるのだ……」

「ああ，まだ論文化されてない症例を道場破りしようとして，論文掲載まで保留になっちゃったってことですね」

「皆まで言うんじゃないッ！　というわけで，もうこの道場破りもだいぶ煮詰まってきたし，そろそろ最終局面を迎えることにするぞッ！」

「最終局面，といいますと……？」

「もちろん，ラスボスを倒すのだ」

「え，この道場破りにラスボスがいたんですか？　ちなみにラスボスって誰ですか？」

「そりゃこのJ-IDEOの編集主幹の人に決まってるだろうが!!」

「ええ〜〜!!　無理っしょ！　叩きのめされるだけっしょ！」

---

*現所属：兵庫県立はりま姫路総合医療センター感染症内科

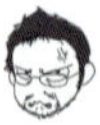「やってみないとわからんだろうが！　つーか，負けても連載が終わるわけじゃないし，とりあえず勝負してみようじゃないか！」

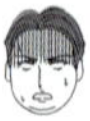「絶対無理だと思いますけどね……」

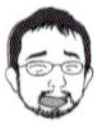「よし，神戸大学医学部附属病院に着いたぞ……岩田教授，出てこ～い！　いや，出てきてくださ～い！」

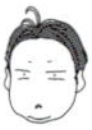「先生，すでにちょっと弱気なんですけど」

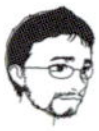「こういうのは礼儀が大事なんだよ」

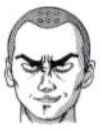**西村**「誰だ貴様らは！」

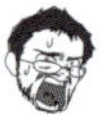「あれ，こんな一休さんみたいな人だったっけ，岩田先生って」

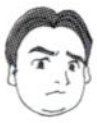「先生，すでに礼儀を忘れてますよ」

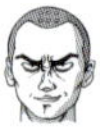「岩田教授はすでに帰宅されている……神戸大学感染症内科はオン・オフがはっきりとしており，勤務時間が終わると皆すぐに帰宅するのだッ！　こんな時間に来ても誰もいないぞッ！」

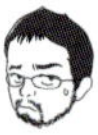「つまりいるのは一休さんだけか……」

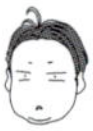「一休さんは帰宅しないんスか」

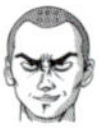「オレは当直だッ！」

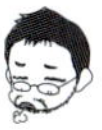
「なんだ，岩田教授はいないのか……じゃあとりあえず一休さんに勝って『東に忽那あり』を知らしめて，後日また勤務時間内に来るとするか……」

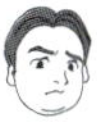
「勤務時間内に来たとしても『道場破りなんて勤務と関係ないから』って相手にしてもらえない気がしますけどね……」

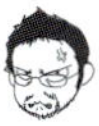
「うるさいッ！　一休さん，オレと勝負だ」

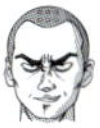
「いいだろう，貴様など教授が出るまでもない……オレが蹴散らしてくれるわッ！　では症例を提示する！」

65 歳男性が意識障害を主訴に受診した.

転院の 35 日前，全身倦怠感が出現した．駐車場に停めている自分の車をボコボコ殴っていたところを目撃されている．34 日前，自宅で倒れているところを発見され A 病院に搬送された．A 病院では 40℃近い発熱と意識障害（JCS 3）があり，頭部 MRI が撮影されたが陳旧性脳梗塞のみであり，高熱と意識障害の原因は熱中症だろうと判断された.

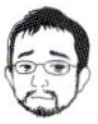
「熱中症か……ということは季節は夏だな」

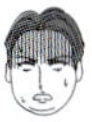
「ちゅーか，駐車場に停めてる自分の車をボコボコ殴るって……明らかに様子がおかしいでしょ！」

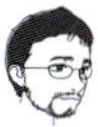
「そうか？　オレも後輩がオレよりいい車に乗ってたから悔しくて泣きながら自分の車をボコボコしたことあるぞ？」

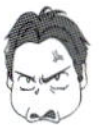
「しょうもないエピソードを披露しないでください！　やっぱり異常行動ですよ，これは．脳炎や髄膜炎などを考慮すべきではないでしょうか」

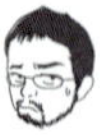
「考え過ぎじゃないか……？　個性の範囲だよ，自分の車ボコボコは」

入院当日（転院 34 日前）の夕方，意識障害が進行し，脳炎・髄膜炎が疑われたため腰椎穿刺が行われた．髄液検査では細胞数 32/mm^3，蛋白 32 mg/dL，糖 64 mg/dL であった．再度脳炎の除外のために頭部 MRI の再検が行われたところ，左視床に T1 画像で高信号域があり B 病院へと転院となった．

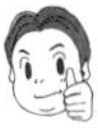
「ほら，やっぱり髄液検査で細胞数が上がってるじゃないですか！」

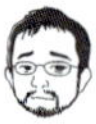
「やはりな……オレの思った通り脳炎か髄膜炎だな……やっぱり自分の車ボコボコは普通じゃないよな」

B 病院に到着後，JCS10 程度の意識障害と右片麻痺の所見がみられたことから脳梗塞と診断された．また細菌性髄膜炎が否定できないためセフトリアキソンおよびバンコマイシンが投与開始された．

B 病院入院 3 日目（転院の 32 日前）に再度髄液検査が行われたところ，細胞数 375/mm^{3}と上昇がみられたためアシクロビルおよびガンマグロブリンが開始された．

その後，数日かけて麻痺は両側へと進行していったという．発熱は次第に 37℃台へと下がっていった．

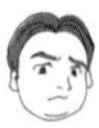
「うーん……最初は脳梗塞が疑われる右片麻痺だったようですけど，両側になってきたってことはやっぱり脳梗塞じゃないんですかねえ……髄液細胞数も増加してますし」

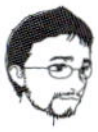
「細菌性髄膜炎も疑われて抗菌薬は入っているようだな」

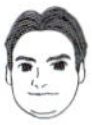
「あとヘルペス脳炎も疑われてアシクロビルも入ってますね」

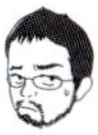
「しかしこれはまずい状況だな」

B 病院入院の 10 日目（転院の 25 日前），突然の呼吸停止があり，気管挿管されて人工呼吸管理となった．意識障害は遷延し，B 病院入院の 27 日目（転院の 8 日前）からプレドニゾロン 20 mg/日が 7 日間投与されたが改善はみられなかった．

この間，抗菌薬はセフトリアキソンからセフォペラゾン/スルバクタム，さらにセフタジジムへと変更されていた．転院当日，意識障害の精査加療目的のため転院となった．

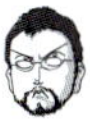
「髄膜脳炎と思われる症状が発症からすでに 30 日以上経っているわけだな」

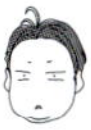
「長い経過ッスね」

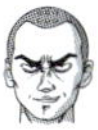
「貴様らのためにこれまでの経過を **図1** に示す」

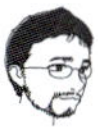
「ふーん．当初は 40℃くらい熱が出ていたが，今は 37℃くらいになっているんだな」

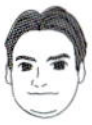
「熱は下がってきているのに意識障害は遷延してるんスね」

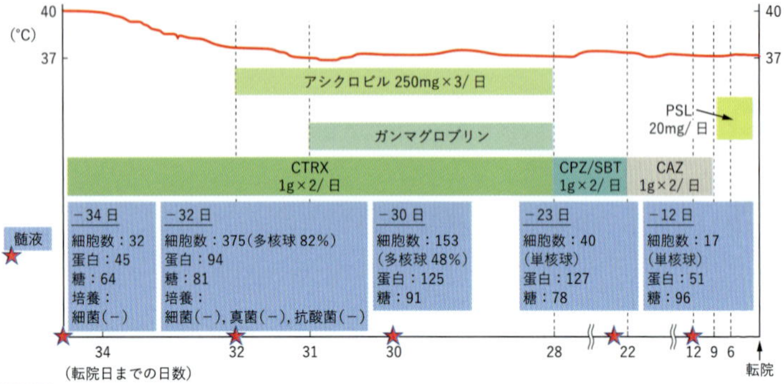

図1 **本症例の転院までの経過**

既往歴として十二指腸潰瘍とCOPDがある．職業は兵庫県内で農業を営んでいるという．兵庫県内で生まれ育ち，現在も北播磨地域に住んでいる．過去1年間に海外渡航歴はなく，国内旅行もしてないという．動物曝露歴もない．発症の数日前に孫がRSウイルス感染症と診断され，症状があるときに接したという．

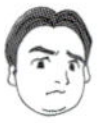
「RSウイルス感染症の孫と接触ですか……」

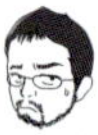
「でも本人は咳もないし，RSウイルス感染症の症状とはまったく違うよな」

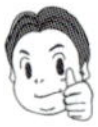
「農業を営んでるってことですから，節足動物曝露はあるかもしれませんね」

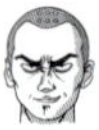
「では次は転院時の身体所見だ」

◆バイタルサイン：GCS E4VTM1，血圧132/64 mmHg，心拍数92回/分，体温37.2℃，呼吸数12回/分，SpO_2 100%（人

工呼吸管理，FiO_2 30%）
◆呼吸音や心音に異常はなく，体表リンパ節は触知しない．四肢・体幹に皮疹は認められなかった
◆神経学的所見では，瞳孔径（4.5 mm/3.0 mm），対光反射（±/＋），頭位変換眼球反射（－），睫毛反射（＋/＋），角膜反射（＋/＋），項部硬直（＋），四肢は弛緩しており，arm-drop test（＋），深部腱反射（上腕二頭筋腱反射，膝蓋反射）：（－/－），Babinski：indifferent/indifferent，Chaddock：（－/－）

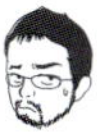
「上村……」

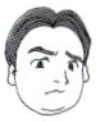
「なんですか」

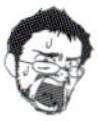
「神経学的所見を解説してくれッ！」

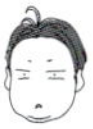
「相変わらず苦手なんですね……まず項部硬直もありますし，やはり髄膜脳炎を示唆する所見ではないでしょーか．」

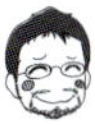
「ほんほん．瞳孔の左右差は？」

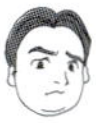
「うーん．まあ動眼神経の異常によるもので脳神経に問題があるんじゃないかと……」

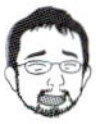
「深部腱反射の低下は……？」

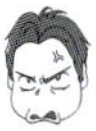
「先生，ホントに神経学的所見何も知らないんですね!!　今までどうやって医者やってきたんですか！」

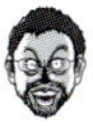
「バカヤロウ，オレはドクターＧだぞ」

表 1　転院時の血液検査所見

血算	
WBC	$8.3 \times 10^3/\mu L$
RBC	$3.27 \times 10^6/\mu L$
Hgb	10.5 g/dL
Ht	33.2%
MCV	102 fL
MCHC	35.3 g/dL
Plt	$34.7 \times 10^5/\mu L$

生化学	
TP	5.2 g/dL
Alb	2.4 g/dL
AST	41 IU/L
ALT	147 IU/L
γ-GTP	89 IU/L
ALP	454 U/L
T-bil	0.3 mg/dL
D-bil	0.1 mg/dL
BUN	22.7 mg/dL
Cre	0.37 mg/dL
Na	145 mEq/L
K	4.4 mEq/L
Cl	98 mEq/L
Ca	9.3 mg/dL
glu	113 mg/dL
CRP	0.16 mg/dL

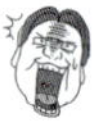
「どの口が言ってるんですか！　全然説得力ないですよ！」

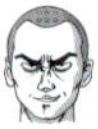
「そろそろ次に行くぞ．血液検査所見 表 1 だ」

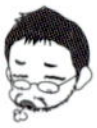
「大球性貧血と肝機能障害があるくらいか……」

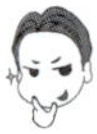
「先生の大好きな CRP は陰性ですね」

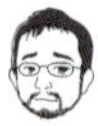
「うむ……これはさっぱりわからんな……」

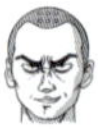
「では最後にとっておきの情報を見せてやろう．頭部 MRI 図 2 だ」

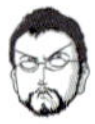
「おっ，なんか変だなこの画像」

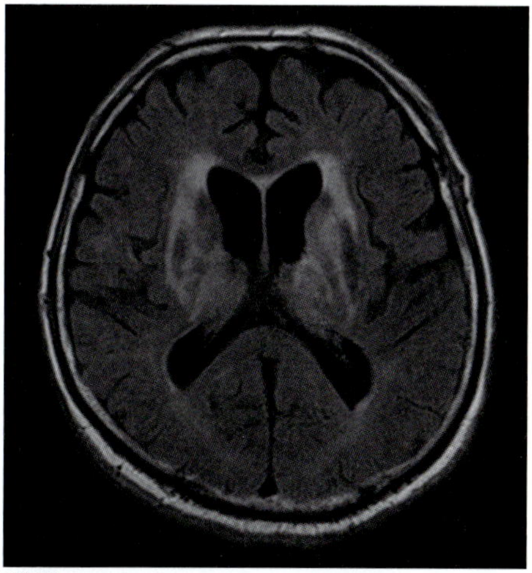

図２ 本症例の頭部 MRI FLAIR 画像

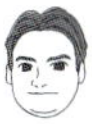「先生，もう少し医学的に言ってもらえますか」

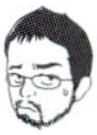「なんかほら……側脳室っていうんだっけ，このミトコンドリアみたいな形のやつ」

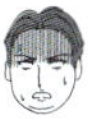「先生，ミトコンドリアは知ってて側脳室を知らないんですか」

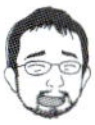「そのミトコンドリアの周りがちょっとモワっとしてるよな」

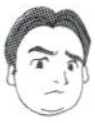「たしかに脳梁，基底核，視床の辺りが高信号ですね」

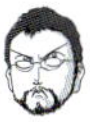「上村よ……ビビビッと来たぞ」

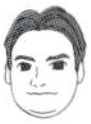「この画像で何かわかったんですか……」

「ああ……またしてもダニだな．作者め，やってくれるわ」

「ダニですか？」

「オレは常日頃からダニ媒介性脳炎の症例報告をつぶさにチェックしているんだが，このMRI所見はダニ媒介性脳炎の症例報告に掲載されていた所見とクリソツなのだッ！　側脳室とかいうミトコンドリアがモワっとしてたのだッ！」

「ええ～……兵庫県ですよ？　ダニ媒介性脳炎って国内では北海道からしか報告ないですよね？」

「たしかに症例自体は北海道からしか出ていない……だが，ダニ媒介性脳炎の抗体を持った野ネズミは島根県からも見つかっており，北海道以外でもダニ媒介性脳炎ウイルスが分布している可能性が示唆されているのだ……[1]」

「めちゃくちゃマニアックな情報ですね，それ」

「したがって，兵庫県にダニ媒介性脳炎がいてもおかしくはないッ！」

「うーん……ちょっと無理がある気が……」

「だったら他に何があるんだよッ！」

「たとえば日本脳炎とかどうですかね？　夏の時期の症例ですし」

「日本脳炎……ププッ……日本脳炎って……プスス～」

「何笑ってるんですか！」

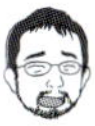

「だっておまえ，日本脳炎なんて昔の病気で，日本にはもうないだろ」

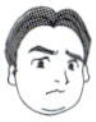

「いや，年間数例くらいは今でも報告されてるはずですよ」

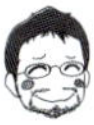

「年間数例って……だとしてもないよないよ」

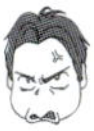

「それを言うなら先生のダニ媒介性脳炎だって北海道で数例報告されてるだけじゃないですか！」

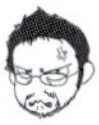

「うるさいッ！　この症例は間違いなくダニ媒介性脳炎だッ！ダニーズ戸山支部のオレが言うんだから間違いないッ！」

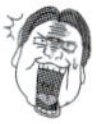

「ええ〜……絶対違うと思うけどなあ……バイアスかかりすぎなんですよ」

プロブレムリスト

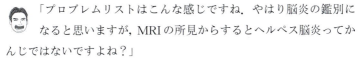

＃1　髄膜脳炎
　＃1-1　自発呼吸停止
　＃1-2　意識障害（昏睡）
　＃1-3　四肢の弛緩性麻痺
　＃1-4　頭部 MRI での左右対称性の高信号域（脳梁，基底核，視床）
＃2　肝胆道系酵素上昇
＃3　大球性貧血

「プロブレムリストはこんな感じですね．やはり脳炎の鑑別になると思いますが，MRI の所見からするとヘルペス脳炎ってかんじではないですよね？」

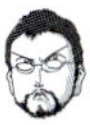

「うむ．MRI 所見からすると間違いなくダニ媒介性脳炎なのだッ！」

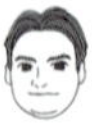

「でも日本脳炎もダニ媒介性脳炎も同じフラビウイルス科ですよね？　MRI 所見も似たような所見になってもおかしくないと思うんですけど」

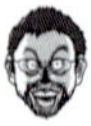

「日本脳炎もこんな所見になるかは知らんッ！」

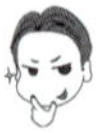

「あと結核性髄膜炎とかクリプトコッカス髄膜炎はどうですかね？」

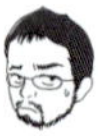

「無治療で解熱しているし，経過が合わないんじゃないか」

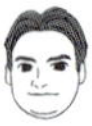

「うーん……あと神経梅毒とか」

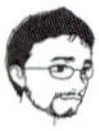

「逆にセフトリアキソンに対して無反応すぎるんじゃないか」

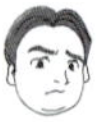

「非感染症の可能性はないですかね……たとえば辺縁系脳炎とか」

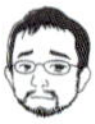

「抗NMDA 受容体脳炎とかな．だとしたらステロイドにもう少し反応するんじゃないか……」

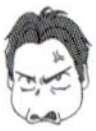

「先生，もうダニ媒介性脳炎から譲る気がないでしょ！」

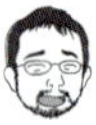

「おっ，上村，鋭いな」

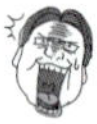

「ダニから離れてください！」

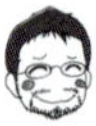

「だっておまえ，この連載の『ダニ率』からするとそろそろダニ媒介感染症が来るターンでしょうがよ」

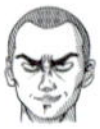

「そろそろ最終診断を聞かせてもらおうか」

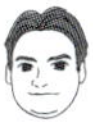
「はい，日本脳……」

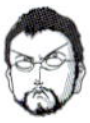
「ダニ媒介性脳炎だッ！」

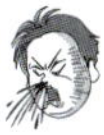
「うおおおおおおおおい！」

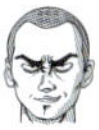
「では本症例の続きだ」

転院後，髄液が採取され，細菌培養，クリプトコッカス抗原，結核 PCR，ADA，ヘルペス PCR，日本脳炎ウイルス PCR/抗体が提出された．また血清の抗核抗体，ANCA，甲状腺ホルモンなどの測定が行われた．

治療的介入として，リステリア髄膜炎に対してアンピシリン，結核性髄膜炎に対してリファンピシン，イソニアジド，エタンブトール，ピラジナミド，クリプトコッカス髄膜炎に対してリポソーマルアムホテリシン B が開始された．

転院時に採取された髄液検査では，細胞数 11/μL（単核球：100%），蛋白 66 mg/dL，糖 91 mg/dL（血清：115），結核 PCR（−），クリプトコッカス抗原（−），RPR（−），FTA-ABS（−），ADA 7.8 U/L，培養は細菌，真菌，結核いずれも陰性であった．

さらに，血清でも HIV-抗原/抗体（−），クリプトコッカス抗原（−），RPR/TPHA（−），ANA（−），MPO/PR3-ANCA（−），麻疹，風疹，おたふく風邪（HI）<8，HSV，VZV（CF）<4，CMV（CF）16，EB-VCA-IgM<10，日本脳炎ウイルス（CF）16，Coxsackie（CF）<4 といずれも陰性であった．

「ほら，やっぱり日本脳炎も陰性じゃないか．ダニだよ，ダニ．ダニ媒介性脳炎の抗体を測るダニよ」

「では最終診断だ」

髄液および血清を国立感染症研究所ウイルス第一部に郵送し日本脳炎ウイルス抗体測定を依頼したところ，髄液 JEV-IgM（ELISA）Index：18.8（P/N），血清 Index：13.7（P/N）と陽性であった（カットオフ値：P/N≧2）．これらの結果から日本脳炎と診断された．

最終診断

日本脳炎

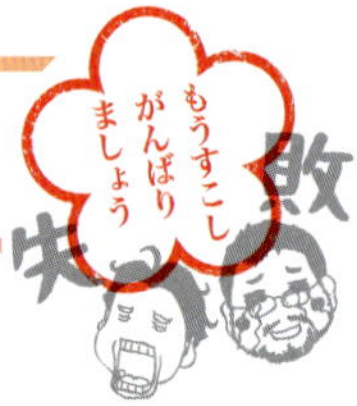

「ガーーーーーン！」

「ほら，やっぱり日本脳炎じゃないですか！」

「か，紙一重か……」

「全然紙一重じゃないし！　僕が『日本脳炎』って言いかけた瞬間，ウーロンが神龍に『ギャルのパンティおくれ！』って願ったくらいのタイミングで『ダニ媒介性脳炎だ！』なんて割り込むからですよ！」

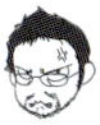
「うるせえ！　同じフラビウイルス科の脳炎グループという意味ではほぼ正解と言っても過言ではないのだッ！　もともと日本最初のダニ媒介性脳炎の症例も最初は日本脳炎と診断されていたんだぞッ！[2)]　つまり日本脳炎をダニ媒介性脳炎と診断したとしても間違いではないのだッ！」

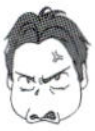
「いや，その理屈はおかしいッス！」

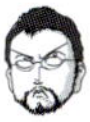
「おかしくないッ！」

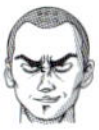
「まあまあ……そう仲間同士で揉めるんじゃない．たしかに日本脳炎が鑑別に上がっていたのは事実だし，惜しかったことは認めよう．どうだ，私も当直で退屈していたところだ．もう一例症例を提示してやる．それで正解できれば教授に会う方法を教えてやろう」

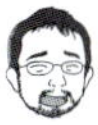
「ほほう……まあ実質引き分けだしな．再戦がふさわしいよな．いいだろう．次の症例がまだ論文掲載されていないという事情もあるし，もうひと勝負，受けて立とうじゃないか！」

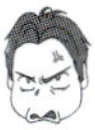
「先生，お情けで『泣きのもう一回』をやってくれるって言ってくれてるんですから，もうちょっと下手に出てくださいッ！」

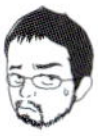
「そ，そうか……．じゃあ一休さん，二回戦，おなしゃす!!」

解説

日本脳炎は，フラビウイルス科日本脳炎ウイルスによる蚊感染症である．主にコガタアカイエカ（*Culex tritaeniorhynchus*）に刺されることで感染する．アジア太平洋地域で流行しており，年間68,000人が感染していると推定されている[3)]．

「日本脳炎」という病名は，1934年に脳炎で亡くなった患者から

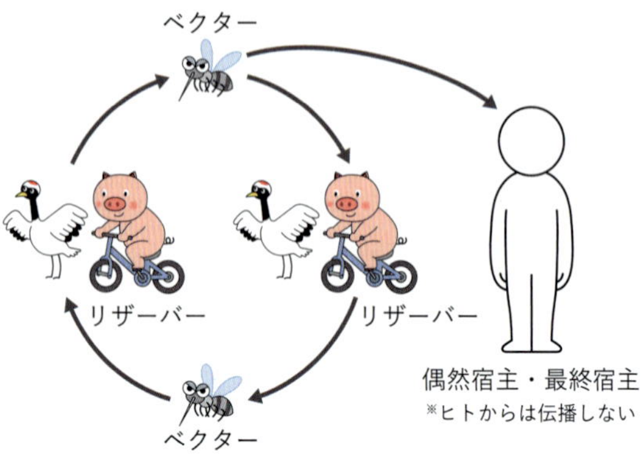

図3 日本脳炎ウイルスの生活環
蚊と鳥・ブタをサイクルしておりヒトは偶然宿主かつ最終宿主である.

日本脳炎ウイルスが分離されたことに由来する. そして, その後1950年代に日本国内における調査の結果, 渡り鳥, コガタアカイエカ, ブタ, そして偶発宿主であるヒトという日本脳炎ウイルスの生活環が明らかとなった. コガタアカイエカは田舎の田んぼ, 沼地, 水たまりに産卵し主に夕方〜夜間に刺咬する蚊であり, 都会に多く日中に刺咬するヒトスジシマカ（デング熱・ジカウイルス感染症などを媒介）とはこの点で異なる. 活動範囲（飛行距離）は, 8 km程度移動したという報告もあるが, 概ね2 km前後とされている.

日本脳炎ウイルスは主にブタや渉禽（ツル, サギなど）などの動物をリザーバーとしてサイクルしており, 特に豚舎などがある田舎ではブタでウイルスが増幅されサイクルしているためヒトへの感染リスクが高い 図3. ヒトは偶然宿主かつ最終宿主であり, ヒトから蚊を介してヒトに感染することはない.

第二次世界大戦後には日本国内では年間5,000例を超える症例が報告されていたが, 1954年からの日本脳炎ワクチン勧奨接種開始, 1976年の平常時臨時接種, 1989年の北京株導入などにより

1990 年代前半には報告数が年間 10 例未満にまで減っている．1994 年には定期接種のワクチンにもなり，国内における日本脳炎対策は順調に進んでいたが，2005 年，マウス脳由来の日本脳炎ワクチンと ADEM（acute disseminated encephalomyelitis，急性散在性脳脊髄炎）との因果関係が否定できないという理由で，積極的勧奨の差し控えの通知が出された．これによって日本脳炎ワクチンの接種率は 2005 年以降低下した．2010 年には新しい Vero 細胞由来ワクチンによる積極的勧奨が再開され，接種率は改善している．この「積極的勧奨の差し控え」によって，日本脳炎の症例が増加することが懸念されたが，幸いなことに報告数の増加はみられず，現在も年間 10 例未満の報告数となっている．しかし，日本国内で日本脳炎ウイルスがいなくなったわけではなく，現在も国立感染症研究所の調査として行われている養豚場のブタの抗体検査では，毎年抗体陽転化するブタが多数確認されており，現在も日本国内でウイルスは蚊とブタの間で循環していることがわかっている．特に西日本でブタの日本脳炎抗体の陽転化の頻度が高いことから，東日本よりも西日本で日本脳炎罹患のリスクが高いと考えられている．また，2015 年には千葉県で 10 ヵ月の男児が日本脳炎に罹患した事例が報告されるなど[4]，定期接種開始の 3 歳になる前に日本脳炎に罹患するリスクがあることから，定期接種スケジュールを前倒ししたほうがよいのではないかという議論があり，実際に自治体によってはスケジュールを前倒しして接種している．

日本脳炎の潜伏期は 6～16 日である．感染しても大半は不顕性感染もしくは非特異的な発熱のみであり，脳炎症状を呈するのは感染者の 1%未満である．しかし脳炎を呈した患者の死亡率は高く，生存した場合も多くの場合は神経学的後遺症を残す．ELISA 法で脳脊髄液または血清の特異的 IgM 抗体が陽性であれば日本脳炎と診断できる．また HI，CF 抗体で確定診断する場合，単一血清ではそれぞれ 1：640，1：32 以上の抗体価，もしくは急性期と回復期のペア血清で抗体価が 4 倍以上に上昇していれば診断できる．ただし，他のフラビウイルスとの交差反応がありうるため，他のフラビウイルス感染症が除外できない場合には中和抗体測定による確定診断が望ましい．PCR 法による脳脊髄液または血清からの日本脳炎ウイルスの検出でも確定診断となるが感度は高くない．致死率は 20～30%とされており，生存例でも 30～50%でなんらかの神経学的後遺症が残るとされる[5]．

参考文献

1) 高島郁夫，苅和宏明，前田秋彦，他．日本と北ユーラシアのウイルス性人獣共通感染症の比較疫学的研究．2005-8.
2) Takashima I, Morita K, Chiba M, et al. A case of tick-borne encephalitis in Japan and isolation of the the virus. J Clin Microbiol. 1997；35：1943-7.
3) Campbell GL, Hills SL, Fischer M, et al. Estimated global incidence of Japanese encephalitis：a systematic review. Bull World Health Organ. 2011；89：766-74, 774A-774E.
4) 荒畑幸絵，北澤克彦，西村竜哉，他．2015 年夏に千葉県で発生した日本脳炎の乳児例．IASR. 2017；38：153-4.
5) Halstead SB, Jacobson J. Japanese encephalitis. Adv Virus Res. 2003；61：103-38.

第十五話　神戸の決戦　その２

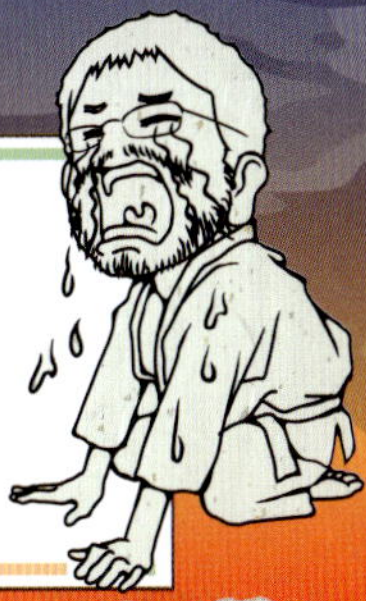

VS 西村　翔

神戸大学医学部附属病院感染症内科*

西村「忽那よ……じゃあ二回戦と行こうじゃないか！」

忽那「フッ……望むところだッ！　次こそコテンパンにこらしめてくれるッ！」

上村「先生，ついさっきボコボコに負けたとこですよね？　どこからそんな自信がくるんですか……」

「ちょうど退屈していたところだ……次も興味深い症例を用意したぞ．見事診断できたら，岩田教授との面会を認めようではないか！」

「奇遇だな……オレもそろそろこの連載に退屈してきたところだ……岩田教授を倒して，この連載の大団円を迎えてみせるッ！」

「いや，先生，ぶっちゃけすぎです」

「では始めるぞ」

症例：33 歳男性

主訴：6 日前からの皮疹と発熱

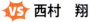

*現所属：兵庫県立はりま姫路総合医療センター感染症内科

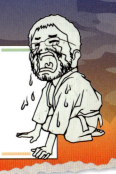

受診の６日前から四肢体幹に皮疹が出ていることを自覚していた．４日前から発熱，筋肉痛が出現し，２日前に皮膚科受診したところステロイド軟膏が処方された．しかし，その後も発熱と皮疹が改善しないため神戸大学医学部附属病院を受診した．

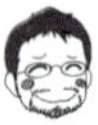
「発熱，皮疹か……オレの得意分野だな」

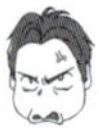
「先生，それ前も言ってましたけど結局診断できませんでしたよ」

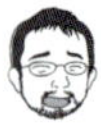
「今度こそいける気がする……大丈夫だ，上村，オレを信じろッ！」

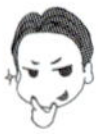
「何一つ信じられませんけどね．発熱，皮疹といえばやはり今流行っている麻疹や風疹を考えたいところですね」

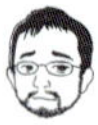
「まあ普通は麻疹・風疹は気道症状を伴うものだがな．しかし，たとえばワクチン接種歴のある患者における修飾麻疹なんかは気道症状を伴わなかったりするからたちが悪いよな」

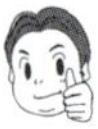
「あとはパルボウイルス B19 感染症とかですかね……．海外渡航歴があれば，デング熱やチクングニア熱も鑑別にあがりますね」

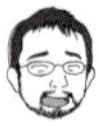
「何か薬剤を飲んでいれば薬剤熱も常に鑑別にあげないとな」

特記すべき既往はない．普段から内服している薬剤も特にないという．薬剤や食物のアレルギーもなく，喫煙，飲酒もしていない．職業は空手の選手兼指導員であり，妻と子どもとの３人暮らしである．ペットは飼っておらず，それ以外の動物曝露歴もない．兵庫県生まれの兵庫県育ちである．

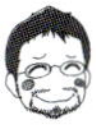
「空手家か……昔ファミコンでカラテカというゲームがあってだな……」

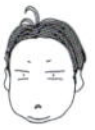
「先生，どうでもいい話はやめてもらえますか」

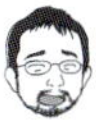
「コミュニケーションって大事だと思うんだよなオレは．もっとさ，普段の師弟間の会話を大事にしようよ」

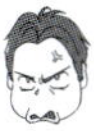
「先生，今は道場破り中です．あと僕は別に先生の弟子じゃありません」

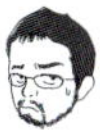
「ああ，そうだったな．しかしまあ特徴のない患者背景だよな……こうなったらアレだ，アレ．海外渡航歴とか訊いちゃおうぜ」

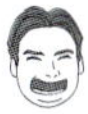
「先生，それしか取り柄がないですからね」

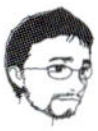
「鋭いな上村，実はそうなんだよ」

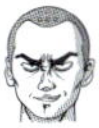
「海外渡航歴か，いいだろう」

空手の大会のために，6年前カザフスタン，5年前ニューヨーク，4年前イラン，3年前フランス，1年前にブラジルへ渡航している．また4ヵ月前に沖縄と宮古島に旅行している．

趣味は釣りだが5年以上行っていないとのことである．ここ1ヵ月の間に山や川へ立ち入ったこともなく，妻以外との性交渉歴はない．

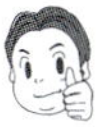
「先生，ありましたよ，お得意の海外渡航歴が」

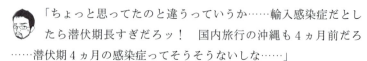

「ちょっと思ってたのと違うっていうか……輸入感染症だとしたら潜伏期長すぎだろッ！　国内旅行の沖縄も４ヵ月前だろ……潜伏期４ヵ月の感染症ってそうそうないしな……」

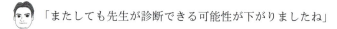

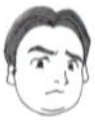
「確かにそうですね．海外だとブラジルの１年前が最近ですけど……ブラジルで潜伏期１年以上の感染症って……シャーガス病？」

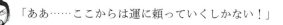

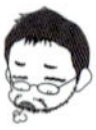
「だとしたら慢性シャーガス病だが，臨床像とは違うよな．つーか普通ブラジルに旅行に行っただけじゃシャーガスになることはないよ．なんか今回も渡航歴は関係なさそうだな……」

「またしても先生が診断できる可能性が下がりましたね」

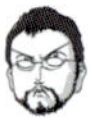
「ああ……ここからは運に頼っていくしかない！」

「もうなんかダメそうな気配だな」

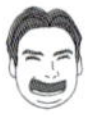
「あ，わかります？　でも気にしないで続けちゃってください」

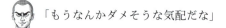

「うむ．では次は review of systems だ」

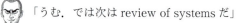

本症例の review of systems

ROS（＋）：発熱（37℃台），大腿の筋肉痛，両側眼瞼の浮腫，全身性の皮疹

ROS（－）：食欲低下，体重減少，頭痛，視野視力障害，嘔吐，腹痛，下痢，気道症状，下部尿路症状，下腿浮腫，関節痛，筋力低下

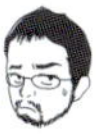
「筋肉痛は発熱，皮疹がみられる感染症にはよく付随する症状だが……眼瞼浮腫ってのはちょっと聞き慣れない症状だな」

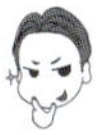
「これが診断のカギだったりしますかね？」

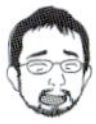
「いや，オレも二日酔いの朝は眼瞼浮腫が著明だからな．ただの二日酔いの可能性が高いだろう」

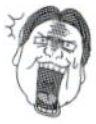
「先生と一緒にしないでください」

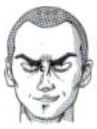
「次に身体所見だ」

バイタルサインは血圧 129/78 mmHg，脈拍数 69 回/分，体温 37.5℃，呼吸数 12 回/分，SpO_2 98%．両側眼瞼結膜充血あり（眼球結膜は充血なし），眼脂なし．顔面浮腫，特に眼瞼浮腫は著明であった 図1．心雑音はなく，腹部所見も特記事項なし，脾臓も触知しなかった．口腔内粘膜疹は認めなかった．皮疹は不整形で粟粒～米粒大の紅色の小丘疹であり，分布は四肢よりも躯幹に優位にみられた（下腿は大腿下部まで，上肢は前腕まで）図2．頸部，鼠径，腋窩リンパ節は触知せず，大腿の筋肉痛を訴えるが，診察時には安静時も把握時も運動時も筋肉痛を認めなかった．顔

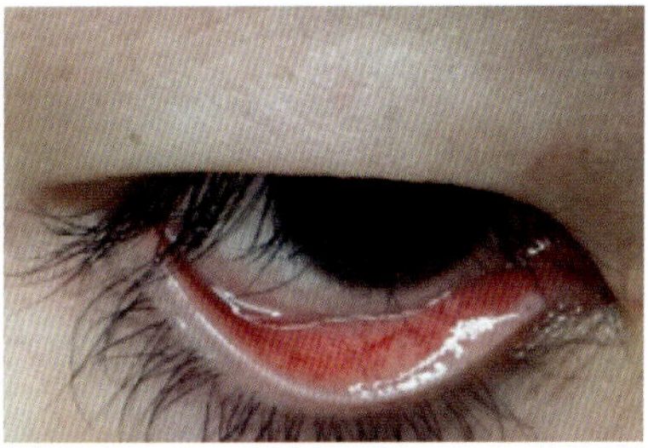
図1 本症例での眼瞼結膜充血と眼瞼浮腫

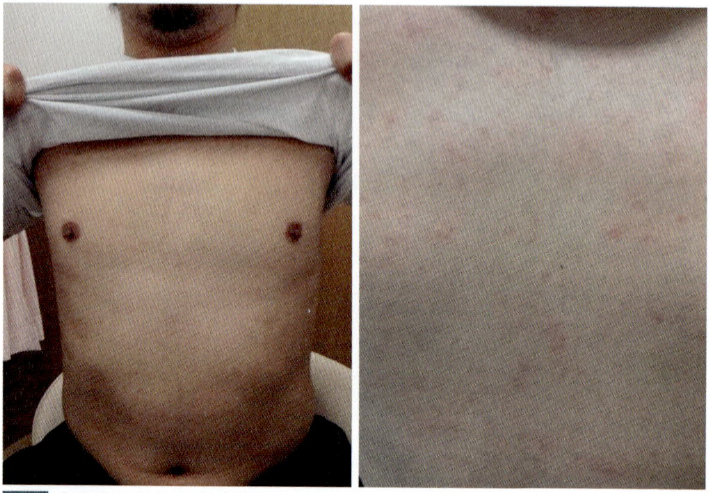

図2 本症例でみられた皮疹

面を除いて，上下肢および体幹には浮腫を認めなかった．

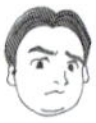
「眼瞼浮腫に加えて眼瞼結膜充血もあるんですね」

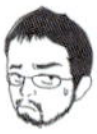
「皮疹もなあ……これといって特徴があるわけじゃないし，性状だけで診断できるものでもなさそうなんだよな」

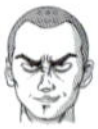
「では最後に血液検査結果 表1 だ」

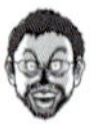
「CRP が……あまり上がっていない……これはもしや国内デング熱ではッ!?」

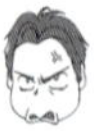
「先生，この症例の季節は 12 月ですから蚊はいませんよ．あと白血球も高いし，デング熱っぽくはないでしょう」

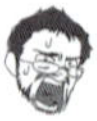
「ぐぬぬ……上村にデング熱らしさについて説教されるとは……オレももう引退だな」

表1 採血結果

WBC	11,400 /μL	LDH	260 U/L
Seg	60.0 %	CK	479 U/L
Eos	18.0 %	CK-MB	7 U/L
Mon	4.0 %	BUN	15.6 mg/dL
Lym	18.0 %	Cre	0.84 mg/dL
RBC	556×10^6 /μL	TP	6.7 g/dL
Hgb	15.3 g/dL	Alb	4.5 g/dL
MCV	86 fl	Tbil	0.8 mg/dL
MCHC	32.1 g/dL	Glu	109 mg/dL
Plt	28.1×10^4 /μL	Na	138 mmol/L
CRP	0.34 mg/dL	K	4.2 mmol/L
AST	27 U/L	Cl	103 mmol/L
ALT	40 U/L	Ca	9.6 mg/dL

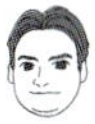
「それよりもCKと好酸球が上昇してるのが特徴的なんじゃないですかね？　好酸球数は白血球11,400のうち18%ですから2,000/μLくらいですね」

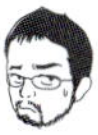
「確かに好酸球が増えるって珍しいよな」

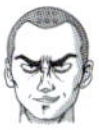
「ではそろそろ診断を聞かせてもらおうか」

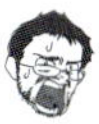
「やばい……まったくわからんぞッ！」

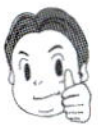
「いつものようにとりあえずプロブレムをあげて整理してみますね」

プロブレムリスト

\#　発熱（4 日前〜）

\#　体幹＞四肢の小紅斑（6 日前〜）

\#　顔面浮腫，眼瞼浮腫

\#　眼瞼結膜の充血

\#　筋肉痛，高 CK 血症（4 日前〜）

\#　好酸球増多（2,052/μL）

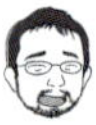
「やっぱ好酸球上昇が特徴だよな……あ，今オレってばピーンと来たんだけどさ……寄生虫疾患とかどう？」

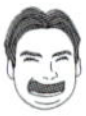
「寄生虫ッスか．たとえばどんな？　マラリアとかですか？」

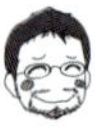
「寄生虫は蠕虫（helminths）と原虫（protozoa）に分かれるんだが，好酸球増多症を呈するのは主に蠕虫感染症だよな．だから蠕虫なんじゃないか？」

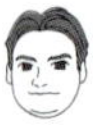
「蠕虫ですか……そうすると，線虫症，条虫症，吸虫症とかその辺ですか．でもこの急性の経過からすると日本で感染してるっぽいですよね．日本で感染する蠕虫感染症となるとだいぶ絞られるような……」

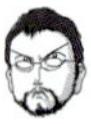
「どうやら勝ちが見えてきたようだな．今日こそは勝てるッ！」

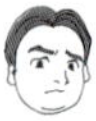
「で，なんの蠕虫感染症なんですか……？」

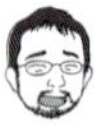
「そらおまえ……何かの蠕虫感染症だよ」

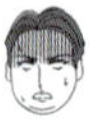
「何かのって……」

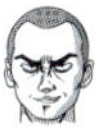
「当然だが，診断は specific に病原体名まで答えることッ！」

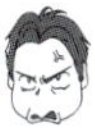
「ほら，一休さんもああ言ってますよ」

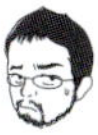
「融通が利かないんだよな，あいつ．しかし困ったな，specific な病原体名なんてまったく思い浮かばないな……」

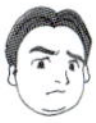
「なんか特殊な食歴とかないんですかね？」

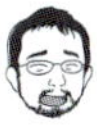
「おっ，するどいな，上村．訊いてみようぜ」

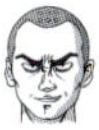
「ほう……特殊な食歴か．いいだろう，教えてやろう．この患者は発症の 3 週間前にクマ肉を食べている」

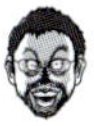
「熊ッ！　これだッ！　熊といえば *Sarcocystis* だろ」

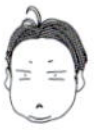
「え，なんですか，それ」

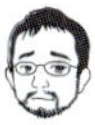
「うむ，ぶっちゃけよく知らんけど．野生動物の肉を食べて感染するといえば *Sarcocystis* だよ．知らんけど」

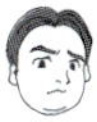
「先生ってだいぶあやふやな知識で道場破りしてるんですね」

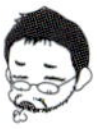
「寄生虫は苦手なんだよな……」

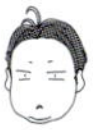
「今回もダメそうですね……」

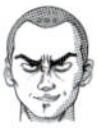
「では診断を言ってもらおうか」

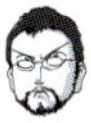
「うむ，自信はないけどたぶん間違いなく *Sarcocystis* 症だッ！」

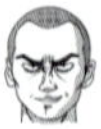

「フッ……では症例の続きだ」

追加で病歴を聴取したところ，約 1 ヵ月前に北海道で狩猟されたクマ肉の一部を冷蔵保存し，自宅で網焼き（ロースト）にした後，水戸市の店に持ち込んで食したという．その際，一緒に食した友人 4 人がすべて同様の症状を呈していたことが判明した．

保健所経由で岐阜大学に血清抗体検査を依頼した．すでに他の 4 人は水戸市の病院を受診しており，そこから水戸市保健所に連絡があり，国立感染症研究所寄生動物部第 2 室に冷凍保存されていたクマ肉の検鏡検査，遺伝子検査が依頼されていた．

本症例の抗体検査は陰性であったが，クマ肉の筋肉内に被嚢および脱嚢する幼虫が確認され，シークエンス解析では虫種は *Trichinella* T9 と同定された．

最終診断

旋毛虫症（トリヒナ症）

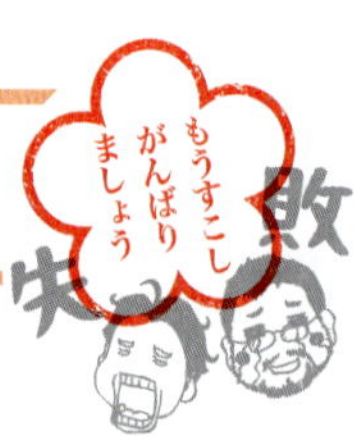

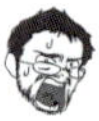

「なんだよ．旋毛虫症とか聞いたことないよ」

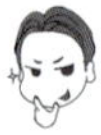

「熊を食べると感染するんスね．勉強になりますね」

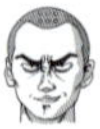

「残念だったな．一応症例の経過を紹介するぞ」

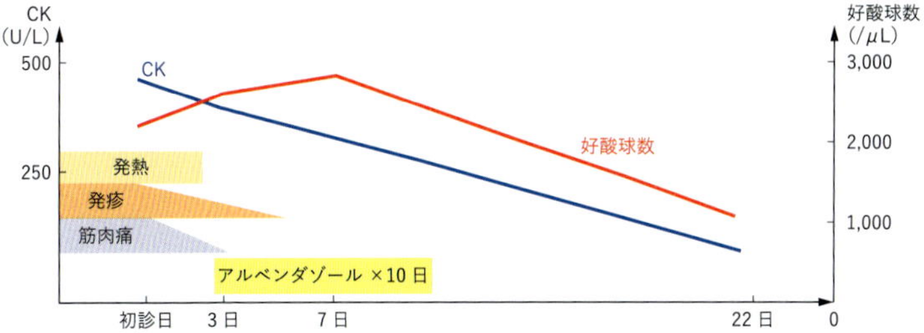

図3 本症例の経過

その後，心電図で心筋炎の所見がないことを確認し，当初経過観察をしていたが，好酸球がさらに増加し症状改善も乏しかったことから，3日目より，アルベンダゾール 400 mg 1日2回投与で10日間治療が行われた 図3.

なお，このときに同じクマ肉を食べた20人のうち18人が回復期での抗体が陽性となった．保健所はこの飲食店を当面の間の営業停止処分とした．

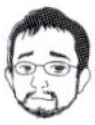
「一件落着，だな……」

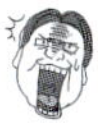
「いや，このクマ肉ってこの患者さんが店に持ち込んだんでしょ？　この店，めちゃかわいそうじゃないですか」

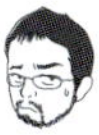
「そら調理したほうにも責任があるからな……」

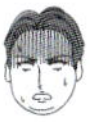
「なんか理不尽な気が……」

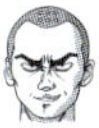
「ということで，やはり2症例目も診断できなかったな」

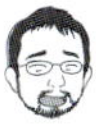
「いや，でもなにかの蠕虫感染症ってとこまではわかってたからな．ほぼ紙一重だよな」

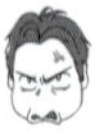
「まったくダメっスね」

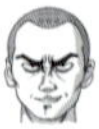
「また出直してこい．次はまた別の症例を用意しておこう」

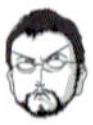
「フッ，それでこそオレがライバルと認めた男ッ！　さらばだッ！」

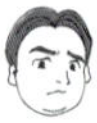
「向こうはまったくライバルとは思ってないッス．で，次はどこに行くんですか？」

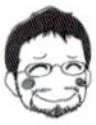
「今回は自分の寄生虫の知識のなさを痛感したからな……まだ会ったことはないんだが，オレの同門で寄生虫オタクの姉弟子が静岡にいるらしい．強烈なキャラらしいから今まで避けてたんだけど，ちょっとその姉弟子に寄生虫関連の稽古をつけてもらうとするか」

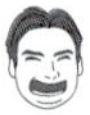
「静岡ですか……富士山見られるといいですね」

解説

旋毛虫症は，旋毛虫の幼虫が感染している動物の肉を，十分に加熱されていない状態で摂取することでヒトに感染し発症する．世界的に最も報告の多い感染経路は，加熱不十分なブタ肉の摂取によるものである．感染後，幼虫は胃内で脱嚢し小腸粘膜内で成虫となり，そこで雌が幼虫をリンパ管に放出し（または血行性に）横紋筋へ入り，筋のナース細胞内で被嚢化される．

旋毛虫は線虫の 1 種であり，9 種，12 の genotype が知られている．日本で確認されているのは，①*Trichinella nativa*，②*Trichinella* T9 の 2 種である[1]．

日本国内での旋毛虫症の事例はこれまでにも報告されており，今回の茨城でのアウトブレイクは，1984 年の三重県での事例に次ぐ

表2 日本国内で診断・報告されたヒトの旋毛虫症の発生事例

感染地	原因食品	発症者数	診断の根拠	報告者（年）
青森県	クマ肉	15	症状，残品	山口ら（1975）
北海道	クマ肉	12	症状，生検，残品	手林ら（1981）
三重県	クマ肉	60	症状，残品	片桐ら（1984）
タイ	ブタ肉	1	症状，抗体	戸谷ら（1985）
石川県	クマ肉	1	症状，抗体	田辺ら（1985）
鳥取県	ブタ肉	1	症状，抗体	山口ら（1986）
山形県	ブタ肉	1	症状，抗体	山口ら（1986）
広島県	ブタ肉？	1	症状，抗体	佐々木ら（1987）
ポーランド？	ソーセージ？	1	抗体	楠原ら（1999）
中国	クマ肉	1	症状，抗体，生検	塩田ら（1998）
ケニア	ブタ肉？	1	症状，抗体	中村ら（2003）
台湾	スッポン	2	症状，抗体	前田ら（2010）
茨城県	クマ肉	21	症状，抗体，残品	茨城県（2016）

表3 旋毛虫症の感染後の時期と臨床症状

感染後	病期	症状
2～7 日	腸管期	消化器症状
9～28 日	筋症状期	筋痛，顔面浮腫，悪寒発熱，好酸球増多，頻脈，昏睡，呼吸困難
14 日～	被嚢あるいは慢性期	アパシー，神経毒性，心筋炎，貧血，筋腫大

規模のものであった 表2 [2)]．この際も，クマ肉が原因であった．他にもブタ肉やスッポンが原因と考えられる事例が報告されている．

臨床症状は，①腸管期と②筋症状（全身感染）期に大別され 表3，摂取した幼虫の個数と重症度は相関する．主症状は摂取後 1 週間以降に出現する筋症状期である．今回の茨城県でのアウトブレイクでは，発疹，発熱，倦怠感，筋肉痛の症状の頻度が高かった[3)]．また眼瞼浮腫は旋毛虫症で頻度の高い所見であるとされる[4)]．

合併症として5～20%の症例で心筋炎を発症することがあり，心電図異常のみであれば56%でみられたという報告もある[5)]．また神経系の合併症として，重症例の10～24%で脳炎/髄膜炎，その他脳出血などがみられることがある．

確定診断は抗体検査による．摂取量に応じて抗体検出に2～4週を要する（ペアで測定）．他にも症候性の部位の筋生検で幼虫を証明する他，PCRでの診断も行われることがある．

治療は軽症であれば抗寄生虫薬は不要とされる．重症例であればアルベンダゾール400 mg 1日2回投与で10～14日間の治療が行われる．

参考文献

1) Gottstein B, Pozio E, Nöckler K. Epidemiology, diagnosis, treatment, and control of *Trichinellosis*. Clin Microbiol Rev. 2009；22：127-45.

2) 森嶋康之，山﨑　浩，杉山　広．わが国における旋毛虫症．IASR. 2017；38：77-8.

3) 海野友梨，中本有美，深谷節子．茨城県内で発生した旋毛虫による食中毒事例について．茨城衛生研究所年報. 2017；55：37-41.

4) Lupu MA, Lazureanu EV, Olariu TR. *Trichinellosis* in western Romania a 4 year retrospective study. Int J Infect Dis. 2016；53 Suppl：83.

5) Puljiz I, Beus A, Kuzman I, et al. Electrocardiographic changes and myocarditis in *Trichinellosis*：a retrospective study of 154 patients. Ann Trop Med Parasitol. 2005；99：403-11.

第十六話

蟲姫現るの巻

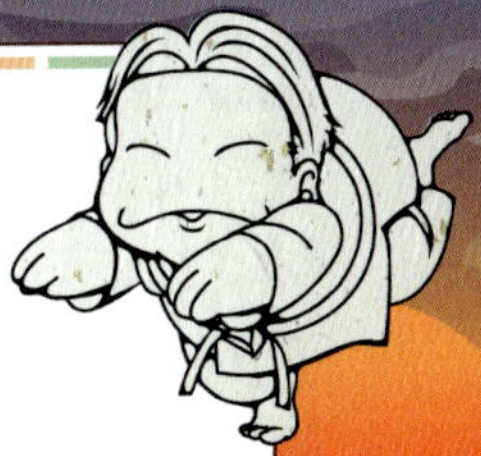

VS **倉井華子**

静岡県立静岡がんセンター感染症内科

忽那「静岡に着いたな……」

上村「富士山がきれいですねー．富士山が見える職場で働いてみたいッス」

「上村よ……オレはこの道場破りを通して，感染症の世界の富士山の頂に立つつもりだ．今後もサポートを頼む」

「まだ一勝しかしてないから富士山の一合目ですよね」

「うるさいッ！　登山とは時間をかけて楽しむものなのだ……」

「先生，登山したことないでしょ．なに山男みたいな口ぶりしてるんですか」

「お，あれが静岡がんセンターか．ボスが以前働いていた職場だな」

「それだけで緊張感がありますね」

「そして，ボスの跡を継いでいわばオレの姉弟子が今ここの感染症内科を取り仕切っているらしい」

「倉井先生ですよね．静岡県の AMR 対策にすごく力入れてる有名な先生ですよね」

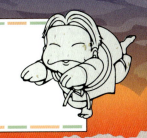

「だがそれは世を忍ぶ仮の姿で，実は寄生虫に目がないらしい．前回の反省を活かして，寄生虫について稽古をつけてもらおうというわけだ」

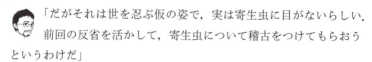

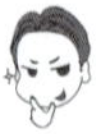
「なーる．じゃあ今回は道場破りではないってことですね」

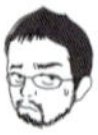
「うむ．実はオレも初めて会うんだが緊張するな……あっ，あの人がそうなんじゃないか？」

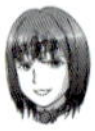
倉井「ホッホッホッ……待ちくたびれたわよ．アンタがクツナね．私が感染症界の蟲姫・倉井よ．あんたのことはボスから聞いてるわ．酒の飲み方が汚いってね」

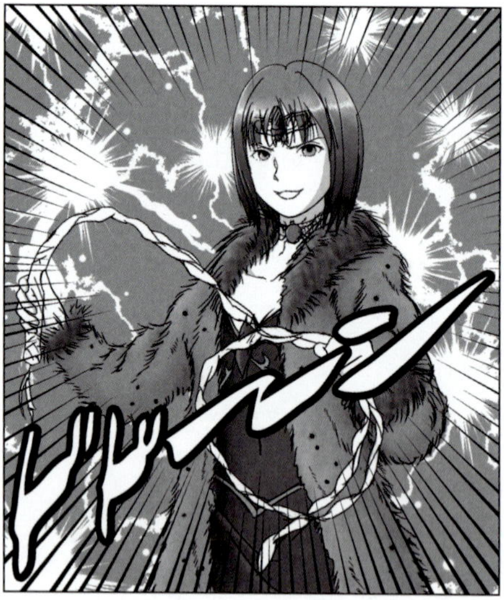

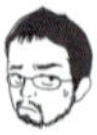
「いや，別に飲み方が汚いわけでは……」

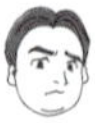
「先生，この人やばいですね．サナダムシの形をしたムチを持ってますよ」

「ああ．それにあのイノシシの毛皮のコート，マダニがめっちゃくっついてるな」

「(バチーン) おだまりッ！」

「ひえ〜〜〜〜〜ー！」

「あんたら，道場破りで負けまくってるそうね．同門として情けないったらありゃしない．私がしごいてあげるわッ！（バチーン)」

「ぎゃーーーーーーー！　先生，この人怖いッス」

「上村……なんかオレ，この人けっこう好きかも」

「何言ってるんですか！　寄生虫好きの変態じゃないですか！」

「なんだろうな……なんか惹かれるものがあるよな……言葉にできないんだけど」

「ふん，私は人間には興味ないわよ！　サナダムシになって出直してきなさい！（バチーン)」

「1秒で振られましたね」

「せ，切ない……（泣)」

「だって人間だもの」

「相田みつをッスね」

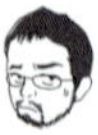
「いや,『人間には興味がない』って意味で相田みつを先生は書いたわけではないけどな」

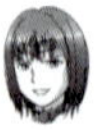
「じゃあ症例を出すわよッ!(バチーン)」

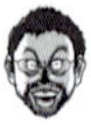
「よーし,絶対に診断してみせるぜッ! そして,もしオレが診断できたら蟲姫をカプセル怪獣にして持って帰って今後の道場破りに助っ人として使わせてもらうぜッ!」

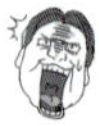
「え,ちょ,先生,そのカプセル怪獣のシステム初めて登場したんですけど……ちょっとついていけないッス」

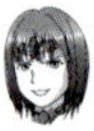
「ホッホッホッ……いいわよ……もしも診断できたらねッ!(バチーン)」

66 歳の男性が咳嗽,喀痰,労作時呼吸困難を主訴に受診した.

1 年半前,右肺下葉の扁平上皮癌のため右下葉切除術を施行した.約 1 年前から労作時呼吸困難,咳嗽を自覚するようになり,外来受診時に左胸水貯留を指摘され胸水穿刺を施行したところ,労作時呼吸困難と咳嗽は改善した.

来院の半年前から咳嗽,発熱を自覚するようになり,胸部 X 線で左胸水貯留所見,胸部 CT で右中葉に新規の結節病変が出現した.来院 5 ヵ月前から再び労作時呼吸困難を自覚するようになり,茶色の喀痰と咳嗽が出現した.また胸部 X 線で左上肺野に浸潤影が出現した.来院 1 ヵ月前には胸部 CT で右中葉の結節影が増大したため,気管支鏡検査が施行されたが悪性所見を認めず経過観察となった.しかしその後も症状が持続するため,感染症内科に紹介受診となった.

「けっこう経過が長いですね」

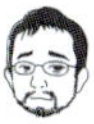
「最初の労作時呼吸困難の症状からだとすると，1年くらいの経過だな」

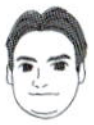
「感染症の経過としては長いッスね」

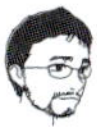
「慢性の経過で進行する感染症とすれば，やはり結核を一番に疑うべきだろうな」

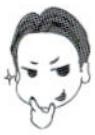
「あとは癌の再発とかはどうでしょうか．手術は右肺で，今回は右だけでなく左肺にも出てますけど」

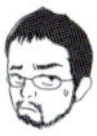
「ありうるだろうな……結核か癌か……」

既往歴は肺扁平上皮癌以外は特にない．薬剤や食物のアレルギーもない．X年4月～X＋1年7月に中国中東部およびベトナムに3～5日の短期出張として計5回の海外渡航歴がある．

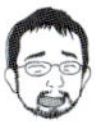
「おおッ！　海外渡航歴があるッ！」

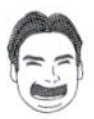
「先生の目が一気に輝き始めましたね」

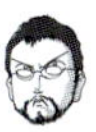
「これはもはや勝ち戦といっても過言ではないッ！『症例から学ぶ 輸入感染症 A to Z ver. 2』絶賛発売中ッ！」

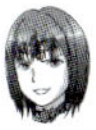
「宣伝してんじゃないわよッ！（バチーン）」

バイタルサインは意識清明，血圧 131/89 mmHg，脈拍数 82 回/分・整，呼吸数 16 回/分，SpO_2 98%（室内気），体温 36.6℃であった．右側胸部に手術痕があり，肺音で右前・背部胸部下部で呼吸音低下がある以外には異常所見はなかった．

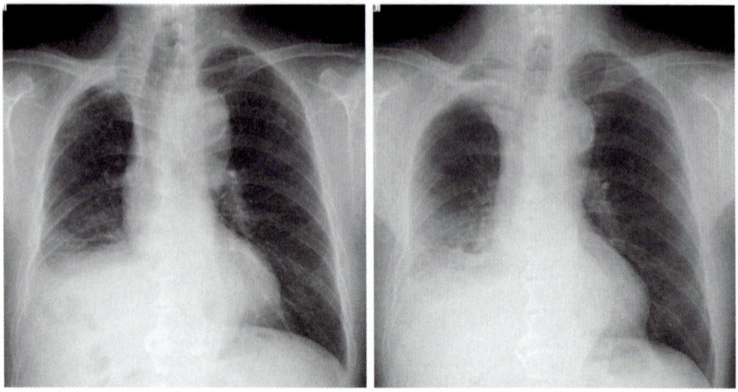

図1 左：感染症内科受診時の胸部X線所見，右：右肺下葉扁平上皮癌で右下葉切除術施行直後（当科受診18ヵ月前）の胸部X線所見

「これは右肺の術後の影響なんですかね？」

「呼吸音低下だけであればそれでも説明がつくな．左肺には身体所見上は異常はなかったということだな」

「次は胸部X線所見 図1 よ」

「右肺の結節というのがよくわからんな」

「右胸水が貯まってるんですかね」

「いや，肺切除で含気が減って横隔膜が持ち上がってるんじゃないか」

「フン……ハエのようなコメントね……」

「ははー，ありがたき幸せ！」

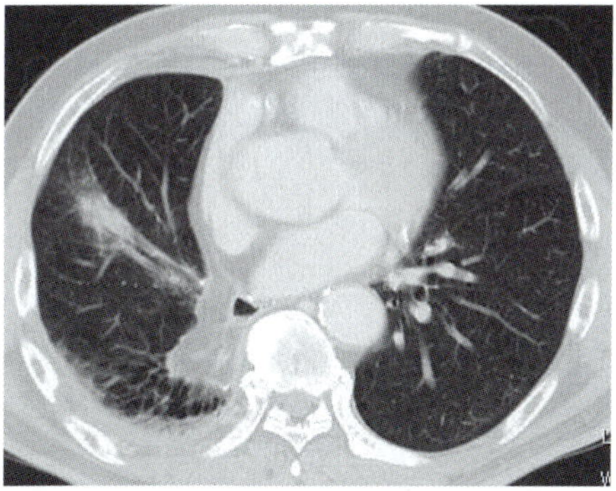

図2 本症例の胸部 CT 所見
右の中葉に 24×22 mm の結節影を認める.

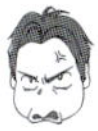
「先生，ハエって言われて何ありがたがってるんですか」

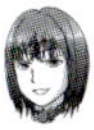
「……褒めてるのよ（照れ）」

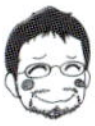
「そうだぞ，蟲姫にとっての虫の例えはポジティブな意味だからな．上村，おまえわかってないな」

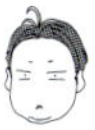
「意外とツンデレなんですね，蟲姫」

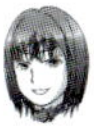
「仕方ないわね……胸部 CT 所見 図2 まで見せてあげるわ」

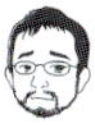
「X 線でははっきりしなかったが，右中葉に結節影があるんだな」

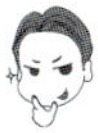
「この所見からも結核，癌は外せないッスね」

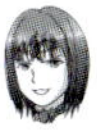
「次に血液検査結果 表1 よッ！　大サービスで大事な所見を時系列で示してあげるッ（バチーンバチーン）」

表1 血液検査結果

Date	WBC (/μL)	好酸球 (/μL)	CRP (mg/dL)	CEA (ng/mL)
X−1年12月 (術前)	9,580	517	0.26	5.8
X年3月	7,900	237	1.23	2.1
X年8月	7,560	280	0.16	2.3
X年11月	8,380	1,450	0.42	2.6
X+1年4月	8,970	2,422	0.18	2.5
X+1年8月	7,890	1,184	−	3.8
X+1年9月 (紹介時)	6,980	949	0.28	−

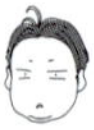
「好酸球が上昇してますね……」

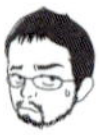
「前回の神戸大学の症例と同じだな……やばいな，この流れ」

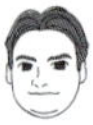
「僕も好酸球上昇って苦手なんですよね……」

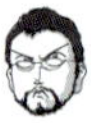
「いいか，上村，好酸球増多症とは好酸球数が500/mm^3または白血球全体に占める好酸球の比率が7%を超えるものを指すのだ」

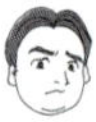
「この場ではあまり役立たない情報ッスね，それ．この患者さんはとりあえず好酸球増多症とはいえそうですけど」

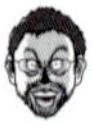
「そして **表2** を見よッ！　これが好酸球増多症の鑑別一覧だッ！」

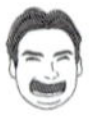
「先生，どうしたんですか急に．前回はまったくダメだったのに」

表2 好酸球増多症の鑑別疾患一覧

感染症	アレルギー性疾患	薬剤性
・寄生虫（蠕虫感染症） ・外部寄生虫（疥癬，ハエ蛆） ・原生動物（イソスポラ，ザルコシスティス） ・細菌性（結核） ・真菌性（コクシジオイデス） ・ウイルス性（HIV）	・気管支喘息 ・アトピー性皮膚炎 ・アレルギー性鼻炎 ・花粉症 ・好酸球性血管浮腫 ・蕁麻疹	・NSAIDs ・β-ラクタム系抗菌薬 ・サルファ系抗菌薬 ・テトラサイクリン ・アセチルサリチル酸 ・カルバマゼピン ・コルヒチン
悪性疾患	**膠原病類縁疾患**	**その他**
・ホジキンリンパ腫 ・非ホジキンリンパ腫 ・慢性好酸球性白血病 ・全身性肥満細胞症 ・慢性骨髄単球性白血病 ・慢性骨髄性白血病 ・急性骨髄性白血病 ・骨髄異形成症候群	・アレルギー性肉芽腫性血管炎 ・結節性多発動脈炎 ・多発血管炎性肉芽腫症 ・関節リウマチ ・炎症性腸疾患 ・全身性エリテマトーデス	・アレルギー性気管支肺アスペルギルス症 ・サルコイドーシス ・アジソン病 ・好酸球性心筋炎 ・家族性好酸球症候群 ・重金属中毒 ・脂肪塞栓症 ・慢性好酸球性肺炎 ・好酸球性胃腸炎 ・好酸球性胆管炎 ・放射線

（文献1より改変）

「フッ……オレは常に進化を続けているのだ……さらに呼吸器症状や肺病変を伴う好酸球増多症の鑑別は **表3** のごとしだッ！」

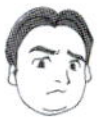
「前回負けてから勉強したんですね．一夜漬け感があるッスね．でも先生，今回蟲姫には寄生虫疾患について教えてもらいに来たんですよね？　診断は寄生虫疾患と決まっているのでは？」

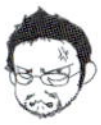
「バカヤロウッ！　寄生虫疾患だとわかっていても全力で他の鑑別疾患も考えているフリをする……それが真の道場破りストだろうがッ！」

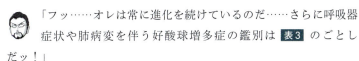

表3 呼吸器症状を伴い好酸球増多症を呈する疾患

所見	疾患
一過性の浸潤影	・回虫症 ・鉤虫症 ・糞線虫症 ・薬剤過敏症 ・急性好酸球性肺炎
慢性の浸潤影	・熱帯性肺好酸球増多症 ・糞線虫症 ・薬剤過敏症 ・好酸球増加症候群 ・慢性好酸球性肺炎 ・アレルギー性肉芽腫性血管炎
好酸球性胸水	・蠕虫症（トキソカラ症，フィラリア症，肺吸虫症，アニサキス症，エキノコックス症，糞線虫症） ・その他の感染症（コクシジオイデス，結核） ・その他（悪性疾患，血胸，薬剤過敏症，肺梗塞，気胸）
空洞を伴うことのある実質性病変	・肺吸虫症 ・結核 ・アレルギー性気管支肺アスペルギルス症 ・エキノコックス症

（文献2より改変）

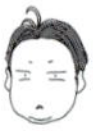
「考えてるフリなんですね」

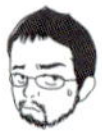
「いや，実際寄生虫だと思わせておいて実は非寄生虫疾患の症例を出すという蟲姫一流の虫プレイかもしれんしな」

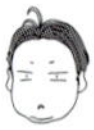
「なんのプレイッスかそれ」

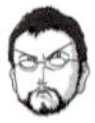
「まあしかし可能性が高いのは寄生虫疾患だろうな……しかも好酸球増多症があるから蠕虫感染症ということになるだろう」

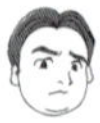
「そこまでは前回もわかったんですけどね……」

表4 好酸球上昇を呈する寄生虫感染症とその原因

	寄生虫	原因
線虫	イヌ回虫	イヌの糞便
	ブタ回虫	ウシのレバー，ニワトリの生食
	鞭虫	生野菜
	犬糸状虫	蚊を介する経皮感染
	アニサキス	サバ，アジ，イワシ，ニシンなどの生食
	旋毛虫	ブタ，イノシシ，クマの生食
	旋毛虫 type X	ホタルイカの生食
	広東住血線虫	アフリカマイマイ，ナメクジ（経口摂取）
	ドロレス顎口虫	ヤマメ，マムシ，イノシシなどの生食
	ブラジル鉤虫	経皮感染
	糞線虫	経皮感染
条虫	無鉤条虫	ウシ肉
	有鉤条虫	ブタ肉
	マンソン孤虫症	カエル，ヘビ，鳥などの摂食歴
	エキノコックス	イヌ，オオカミ，キツネとの接触
吸虫	宮崎肺吸虫	サワガニ
	ウエステルマン肺吸虫	サワガニ，モズクガニ，イノシシ，クマ，シカなどの生食
	肝蛭	生野菜
	住血吸虫	経皮感染

（文献2より改変）

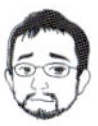
「もう **表3** まで絞り込めてるからほぼわかったようなもんじゃないか？」

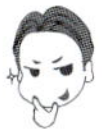
「あとは蠕虫感染症とするとこの人がどこで感染したかですよね」

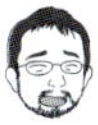
「そこら辺も抜かりなしだ…… **表4** は好酸球上昇を呈する寄生虫感染症とその原因についてだ」

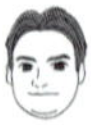
「これも前回の時点で知ってたら診断できてたのに……」

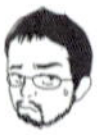
「好酸球増多があって，肺に結節影があって，慢性の経過だから……やっぱりオレの勘としては肺吸虫なんだよな」

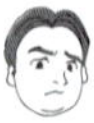
「っていうか，それしかなさそうですよね．そうすると食事摂取歴が重要ですね」

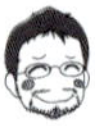
「蟲姫様，この患者さんの食事摂取歴を教えていただけないでしょうか．たとえば海外出張の際にベトナムや中国で何か変なものを食べてないでしょうか？」

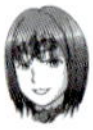
「変なものってなによ」

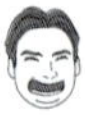
「たとえばサワガニとかイノシシとかクマとかシカッス」

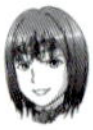
「シカなら私も食べるけどね……まあいいわ，教えてあげる」

食事摂取歴について聴取したところ，中国でシーフードを食べたという．しかし，食事内容の詳細についてははっきりと覚えていなかった．

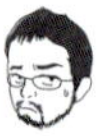
「シーフード……カニが入ってた……のかな……」

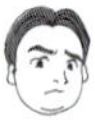
「可能性はありそうッスね」

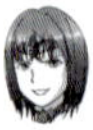
「じゃあそろそろ診断を言ってもらおうかしら」

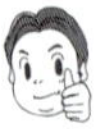
「ではプロブレムリストをまとめてみますね」

プロブレムリスト

＃１　右下葉切除術後
＃２　右中葉結節影
＃３　好酸球上昇
＃４　ベトナム，中国への海外渡航歴
　　　(中国でのシーフード摂取歴)

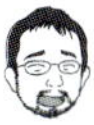
「こうしてみるとシンプルだな．肺吸虫症でいいんじゃないか」

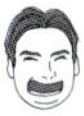
「確か肺吸虫症って宮崎肺吸虫症とウエステルマン肺吸虫症の2つがあったと思いますよ」

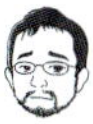
「どっちでもいいよそんなの」

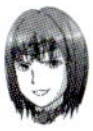
「よくないわよッ！（バチーンバチーン）」

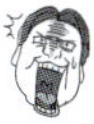
「ひえーーーーー！　やっぱりどっちかにしないとダメっぽいッス！」

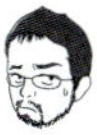
「えー，困ったな．確かアジアだとウエステルマン肺吸虫症が大半を占めてて，関東だと宮崎肺吸虫症が多いんだよな[3]」

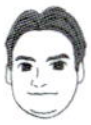
「ってことは，ウエステルマン肺吸虫症ッスか」

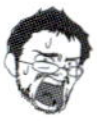
「いや，シーフード関係あるかわかんないしな．短期出張だし．普通に関東で感染したんじゃないか？　やっぱオレたち日本人は日本人らしく宮崎肺吸虫症っしょ」

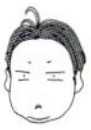
「いや，意味わかんないッス」

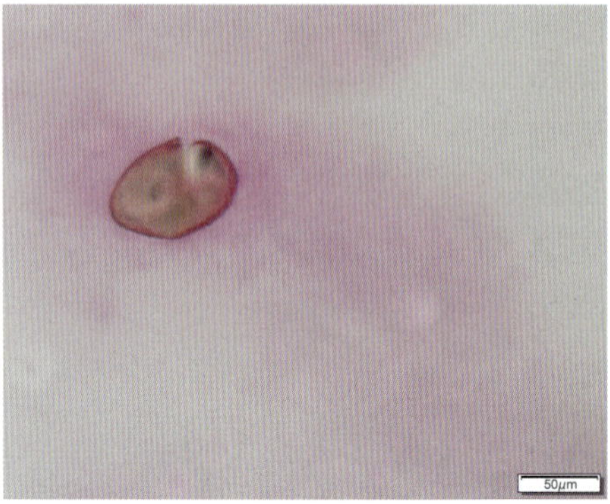

図3 喀痰グラム染色での肺吸虫

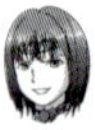
「じゃあ宮崎肺吸虫症でいいのね？」

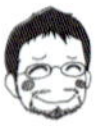
「ははー！」

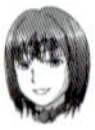
「いいわ，じゃあ診断よ」

初診時に喀痰グラム染色を行ったところ，図3 のような肺吸虫を疑う虫卵の所見がみられた．

さらに喀痰細胞診を行ったところパパニコロウ染色では，図4 のような金色から茶色の，卵形，縦 85，横 52 μm の小蓋と隔壁をもつ吸虫卵を認めた．

また Multiple dot ELISA では，ウエステルマン肺吸虫がクラス 2 となり，ウエステルマン肺吸虫が疑われた．プラジカンテル 75 mg/kg/日を 3 日間投与後，咳嗽，喀痰，労作時呼吸困難はすみやかに改善し，フォローの採血でも，好酸球は低下傾向となった．また，受診時から約 4 ヵ月後の CT で，右中葉結節影は

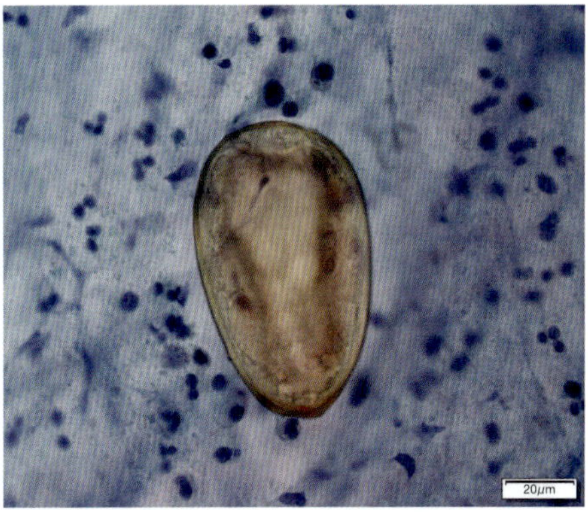

図4 喀痰細胞診（パパニコロウ染色）

消失した．

原因種の確定のために，喀痰検体を国立感染症研究所に送り，PCR および PCR-RFLP を用いた肺吸虫鑑別が行われたところ，最終的にウエステルマン肺吸虫症の 3 倍体型と診断された．

最終診断

ウエステルマン肺吸虫症

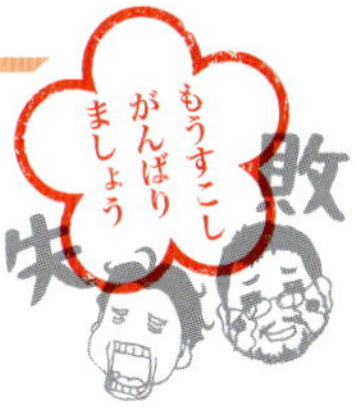

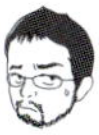
「ウエステルマンのほうだったか……っていうか誰だよウエステルマンって」

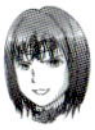
「そんなことも知らないのッ！　ウエステルマン肺吸虫は最初に動物園のトラで見つかったのよ．そのときの動物園の園長の名前がウエステルマンよッ！　覚えておきッ！（バチーン）」

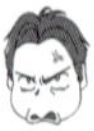
「また2択で外しましたね……先生，もはやわざとやってるでしょ」

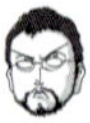
「オレはいつでも本気だッ！　今回は紙一重だったが，必ずいつか勝って蟲姫をカプセル怪獣化してみせるッ！」

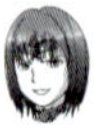
「負けても負けてもゴキブリのように立ち上がるあなたたちの戦い方，きらいじゃないわ」

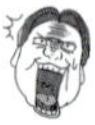
「ゴキブリって……ひどいッス」

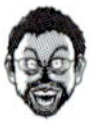
「上村ッ！　さっきも言ったがこれは蟲姫の最上級の褒め言葉だぞッ！　ありがたく受け止めるべしッ！」

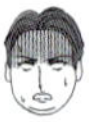
「先生，完全に調教されてるじゃないですか……」

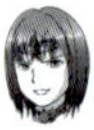
「あんた，なかなかスジがいいわね．あんたについていったら虫もいっぱい見れそうだし，いいわ，カプセル怪獣になってあげるわ」

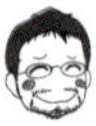
「なんと蟲姫様ッ！　ありがたき幸せッ！」

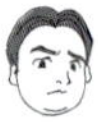
「もう一回訊きますけど，それってどういうシステムなんですか？　急に出てきて読者もびっくりするんじゃないかと……」

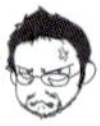
「上村，ウルトラセブンを見たことないのか．普段から助っ人をカプセルに入れて持ち歩いて，ピンチのときに登場して助けてもらうんだよ．常識だろ」

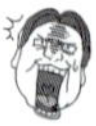
「そんな便利なのがあれば最初から使ってればよかったのに」

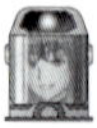
「じゃあ少しでも虫の気配を感じたら私を呼ぶのよッ！」

蟲姫をカプセル怪獣にして，忽那と上村は旅を続けるのであった．

解説

本症例は静岡がんセンターで肺癌術後の経過観察中に，新規に肺病変を生じ，好酸球増多と海外渡航歴，食事摂取歴の聴取がきっかけとなり肺吸虫症の診断へと至った症例である．カニやイノシシ肉の非加熱喫食がはっきりとしなかったが,「好酸球増多」のタイミングと「同時期の中国渡航歴」から中国で感染したものと推定された．

肺吸虫症は，サワガニやモクズガニという淡水産カニ，あるいはイノシシ肉が感染源となる食品媒介蠕虫症である．最近，ニホンシカもウエステルマン肺吸虫の待機宿主になり得ることが示され，シカ刺しも感染源として注目されている[4)]．本邦では本州中部以西を中心に年間 50 例程度が発生していると推定されており，ウェステルマン肺吸虫および宮崎肺吸虫の 2 種に罹患しうる．

病型として胸部肺吸虫症と肺外肺吸虫症に分かれるが，いずれも好酸球増多を伴うことが多い．多くが胸部肺吸虫症として診断され，発熱，全身倦怠感，呼吸器症状（咳嗽，痰，血痰，胸痛，労作時呼吸苦）などがみられる．肺に到達する前に他の部位に肺吸虫が迷入した場合，肺外肺吸虫症となる．

胸部 X 線所見では，肺野異常陰影（浸潤影，結節影，腫瘤影），胸水貯留，気胸などの所見がみられる．確定診断は喀痰，胸水，気管支洗浄液などからの虫体の証明が抗体検査よりも感度・特異度は高い．

治療はプラジカンテルを用いる．寄生虫薬物治療の手引きでは 75 mg/kg/日，分 3，3 日間が推奨されている（添付文書上は 20 mg/kg/日，分 2）．

参考文献

1) 花田修一．好酸球増多を主徴とした場合に考えるべき寄生虫疾患．血腫瘍. 2009；58：175-81.
2) Klion AD. Chapter 55 Eosinophilia. In：Keystone J, Freedman DO, Kozarsky P, et al, editors. Travel medicine. 3rd ed. Philadelphia：Elsevier/Saunders；2012. p.501-9.
3) 杉山　広，柴田勝優，森嶋康之，他．わが国における肺吸虫症の発生現況．IASR. 2017；38：76-7.
4) 熱帯病治療薬研究班．寄生虫症薬物治療の手引き．10版．2019. https://www.nettai.org/%E8%B3%87%E6%96%99%E9%9B%86/ (Accessed 2019/7/29)

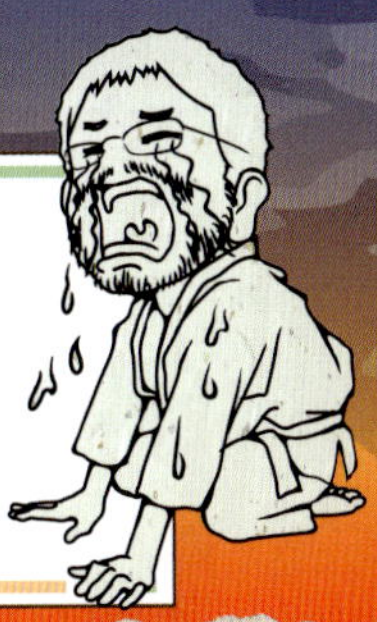

第十七話　鹿児島のダニの穴

VS 能勢裕久
川内市医師会立市民病院脳神経内科*

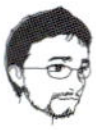
忽那「ようやく鹿児島についたな」

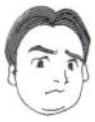
上村「遠かったですね……へえ，ここって薩摩川内市（さつませんだいし）って読むんですね．東北の仙台市と似ててややこしいなあ……」

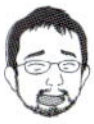
「この薩摩川内市に西郷隆盛の再来と言われた凄腕の神経内科医がいるという……」

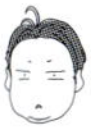
「西郷隆盛はそもそも医者じゃないでしょ……」

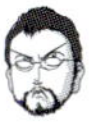
「細かいことは気にするなッ！　とにかく，なんとなく西郷っぽいかんじを持つ男らしいんだよ！　おっ，あいつじゃないか，あの赤ら顔の」

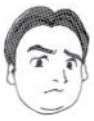
「この昼間から酒飲んでますね……ただの犬の散歩をしてる酔っぱらいの中年にしか見えないんですけど……」

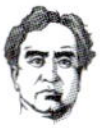
能勢「おお，忽那はん！　やっと来たんか！　待ちくたびれて焼酎飲んでたわ．グビー」

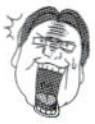
「やっぱこのヒトなんだ……またヤバいキャラが出てきましたね」

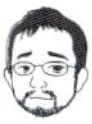
「まあ鹿児島だから昼間から酒飲むなんて日常風景なんだろう（※個人の印象です）」

---

*現所属：鹿児島徳洲会病院内科・脳神経内科・感染症内科

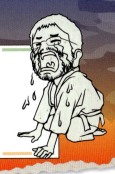

「そういうもんなんですかね」

「おいどんが能勢どんったい．んでこの犬がハチたい」

ハチ「ワン！」

「ほら，めっちゃ西郷どんっぽいだろ」

「鹿児島感満載ですね」

「おい，能勢どん！　オレたちは全国の道場破りをしているのだッ！　感染症の症例を提示してみろッ！」

「よかばってん．とっておきの症例を出してやるったい」

「ばってん……？　ったい……？　これって鹿児島弁なんですかね？」

「いいところに気づいたな，上村．おそらく著者が鹿児島弁と博多弁の違いを理解していないと思われるが，ここは大人の対応としてこのまま進めていこうじゃないか」

「ラジャーッス！」

「そしたら現病歴ばい」

50歳代の男性が全身の皮疹と発熱を主訴に鹿児島県内の病院を受診した．

X日より，後頸部痛と頸部リンパ節腫脹を自覚していた．X+1日に38℃を超える発熱が出現し，近医を受診した．このとき血液検査が行われ WBC 9,460，Plt 12.5 万，CRP 4.9 という結果であった．なんらかの細菌感染症ではないかということでレボフロキサシンを処方され経過観察となった．X+2 日，発熱は持続し，嘔吐のため食事が摂れなくなり A 病院へ入院となった．入院後，補液が開始され，セフトリアキソン 2 g 1 日 1 回が開始された．

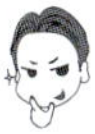
「診断はよくわかりませんが，セフトリアキソンで治療されてますね……俗にいう『セフトリものがたり』ですね」

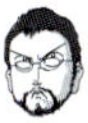
「うむ，いわゆる『セフトリものがたり』※だな！」

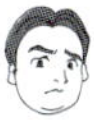
「後頸部痛はリンパ節腫脹のせいですかねえ……．嘔吐がひどいみたいですけど，感染性胃腸炎ですかね？　ノロウイルス感染症とか」

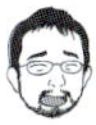
「頻度的にはそうした感染性胃腸炎を疑う症状ではあるが，よく言われるように『感染性胃腸炎はゴミ箱診断』だからな．ほかに発熱，嘔吐の原因となる疾患を考慮しておく必要があるだろうな」

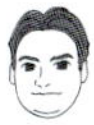
「ッスね．腎盂腎炎とかでも嘔吐しますからね」

入院初日の夜に，全身に皮疹が出現したことからリケッチア症が疑われミノサイクリン 100 mg 1 日 2 回の点滴が開始された．X+4 日になっても全身状態の改善は得られず，アセトアミノフェンを内服してもまったく解熱しなかった．血液検査では

※『セフトリものがたり』とは，セフトリアキソンによる抗菌薬治療を指すものであり大した意味はありません．もちろん竹取物語に由来しています．対義語としてアンピシリン・スルバクタムによる『スルバ恩返し』があります．

WBC 6,330，Hb 15.4，Plt 7.7 万と血小板が低下傾向となり，重症熱性血小板減少症候群（SFTS）が疑われたため精査加療のため B 病院に転院となった．

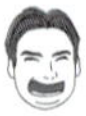

「発熱と皮疹……またしてもリケッチア疑いですか．この連載，リケッチア絡みが多すぎませんか？」

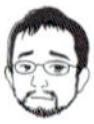

「だいぶ偏ってるよな．まあ著者の趣味だから仕方ないだろう」

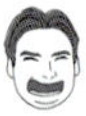

「でもリケッチア症に有効なミノサイクリンが開始されても良くなってないですから，違うんじゃないですか？」

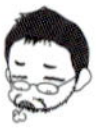

「確かにリケッチア感染症では有効な抗菌薬開始後に速やかに解熱することが多いとされるが，たとえばツツガムシ病は典型的には抗菌薬開始後 48 時間以内に解熱するとされる[1]．投与初日に治療効果がないと判断するのはさすがに早すぎるんじゃないか？」

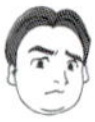

「確かに……」

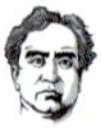

「プハー．鹿児島の焼酎は最高じゃのう……」

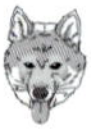

「ワン！」

既往歴として，40 歳頃に胆嚢摘出術を行っており，45 歳頃に急性膵炎のため入院した．また 56 歳頃から 2 型糖尿病として内服治療を行っている．喫煙は 20 歳から 1 日 20 本ほど吸っていたが，3 年前に禁煙した．飲酒はたしなむ程度と言っているが，呼気からアルコール臭がする．仕事は農業に従事しており，茶畑と野菜などの畑を両方耕作している．アレルギーは薬剤，食事ともに特にない．過去 1 年以内に海外渡航歴はない．ペットも飼っておらず，最近の動物曝露歴もない．

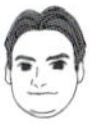
「けっこうお酒飲むっぽいですね」

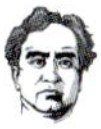
「余計なお世話だどん！」

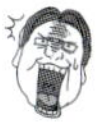
「いや，この患者さんのことなんですけど！」

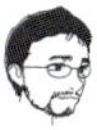
「鹿児島県民だからな．能勢どんくらい昼間から飲んでてもたしなむ程度ってことだろう（※偏見です）」

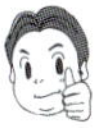
「あとは糖尿病があるようなので，糖尿病関連の感染症のリスクはありそうですね」

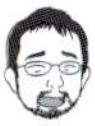
「糖尿病関連の感染症というと，糖尿病性足壊疽とか，気腫性腎盂腎炎とかムーコル症とかその辺だな」

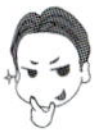
「あと SFTS が疑われたため転院ってことなんですけど，マダニの曝露はあるんですかね？」

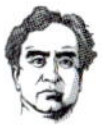
「鋭いどん！　おいどんが聴取したマダニ曝露歴を教えてやるどん」

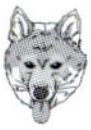
「ワン！」

X−3 日にゴルフ場でパット練習やミニコースを回った．X−2 日には半ズボンでゴルフ場の草むらに入ったという．ゴルフをプレイ中に雨宿りのため木の下で長時間休憩したという．

仕事が農作業でありマダニに刺されたこともあるが，ここ最近ではマダニが皮膚にくっついていた覚えはないという．

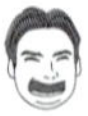
「連日ゴルフしてますね．優雅ッスね」

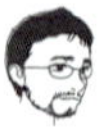
「ゴルフは基本山の中だからマダニの曝露はありそうだな．ただ潜伏期が 2〜3 日だとだいぶ短いけどな」

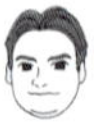
「それ以外にも，職業自体がマダニ曝露のリスクは高そうですね」

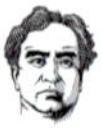
「次は身体所見だどん．そろそろ酔ってきたどん」

◆バイタルサイン：体温 38.9℃，血圧 101/60 mmHg，脈拍数 96 回/分・整，呼吸数 24 回/分
◆意識：清明，項部硬直（＋），Jolt accentuation（＋）
◆右後頸部に 8 mm 大のリンパ節を数個，左後頸部に 5〜10 mm 大のリンパ節を数個触知する．腋窩リンパ節は触知しない．鼠径リンパ節は左右に母指頭大で可動性良好なリンパ節を触知する．正中に手術痕あり．皮膚は頸部，胸腹部〜背部，四肢にかけて，10 mm〜数 cm 大の紅斑を認める（掻痒感・疼痛なし）図1．また右下腿伸側に痂皮化した皮疹を認める 図2．

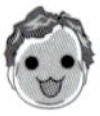
「グピー……グー，グー，グー」

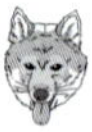
「ワンワン！」

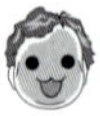
「おっと，寝てたどん．ハチ，起こしてくれてありがとうだどん」

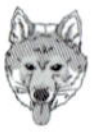
「ワン！」

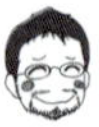
「忠犬だな．あのまま起こさなかったらオレたちの不戦勝だったのに」

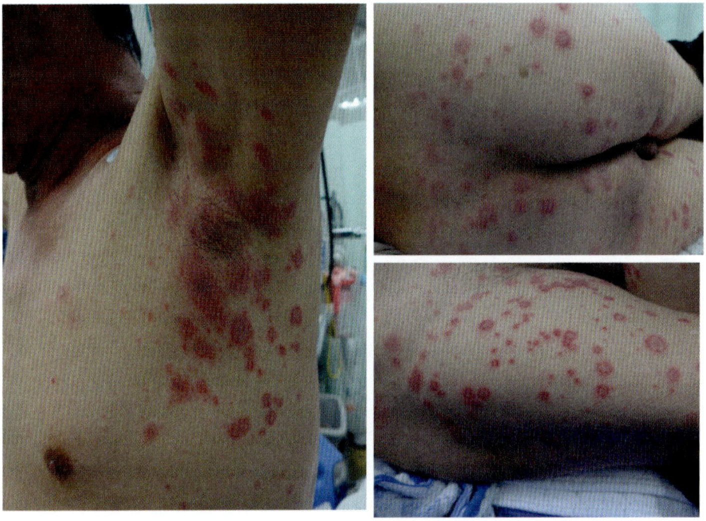

図1 本症例でみられた紅斑

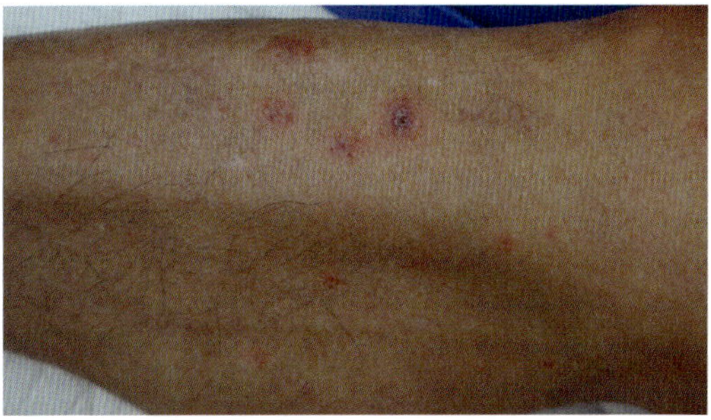

図2 右下腿の痂皮のように見えるもの

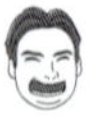
「あんな酒飲みの主人だとハチも大変ッスね」

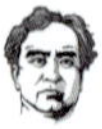
「さあ，次の検査はどうするどん！」

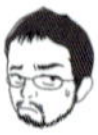
「うーん……どうするかなあ……やっぱ項部硬直があるし髄膜炎は否定しとかないとまずいんじゃないか？」

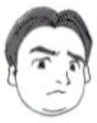
「やっぱCTを撮ったほうがいいですかねえ？　ヘルニア怖いっすからねえ」

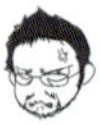
「おまえな……なんでもかんでもCT撮ってちゃダメだろ．ちゃんと適応を見極めないと．腰椎穿刺の前のCT検査は，60歳以上，免疫抑制状態（HIV，免疫抑制薬投与中，移植後患者），中枢神経疾患の既往（脳腫瘍，脳卒中，感染症），新規発症の痙攣（1週間以内），神経学的異常所見（意識障害，2つ連続で質問に答えられない，2つ連続で命令に従えない，注視障害，視野異常，顔面神経麻痺，乳頭浮腫，上肢/下肢の下垂，構語障害や失語などの会話困難）のいずれもなければ頭部CT検査は不要と言われているッ！[2)]」

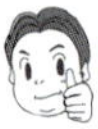
「ほーん．この方は50歳代だし，そのほかにも当てはまるものはなさそうッスね．ってことはいきなりルンバールしていいってことですね」

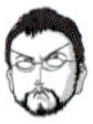
「そうだ！　いきなりルンバールしていいってことだッ！」

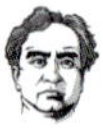
「ルンバールしたどん」

◆髄液検査：外観は水様透明，髄液圧 110/60 mmH_2O，髄液細胞数 2/3 個/μL，髄液蛋白 30 mg/dL，髄液糖 69 mg/dL（血糖 93 mg/dL），髄液 Cl 113 mEq/L，髄液一般培養陰性，髄液 Tbc-PCR 陰性，髄液抗酸菌培養陰性

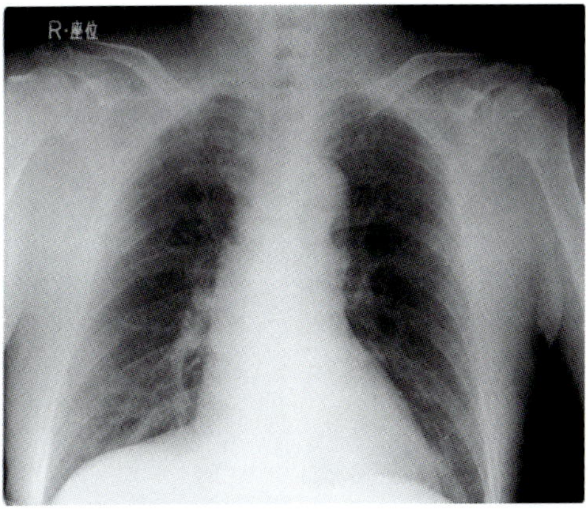

図3 本症例の胸部 X 線

「細胞数も上がってないし，ほかの所見もなんかパッとしないッスね」

「うむ．とりあえず髄膜炎は否定的だな」

「胸部 X 線 **図3** も撮ったどん」

「これまた……特に初見はないな……」

「ッスね……」

「ワン！」

「次は血液検査・尿検査 **表1** だどん！」

「先生，なんだかあの人が『太鼓の達人』のキャラに見えてきました……」

表1 血液検査・尿検査

尿検査	
尿比重	1.050
尿 pH	6.0
尿ビリルビン	(−)
尿ウロビリノーゲン	(1+)
尿ケトン	(1+)
尿潜血	(1+)
尿蛋白	(2+)
尿糖	(−)
尿亜硝酸	(−)
尿白血球	(−)
尿色調	AMBER
尿混濁	(−)
感染	
RPR	(−)
HBs 抗原	(−)
HCV 抗体	(−)

血算	
WBC	6,200/μL
RBC	491 万/μL
Hb	14.8 g/dL
Ht	42.0%
MCV	85.5 fL
MCH	30.1 pg
MCHC	35.2 g/dL
Plt	6.9 万/μL
血液像	
Seg	88.9%
Lymp	8.0%
Mono	2.3%
Eosln	0.7%
Baso	0.1%

凝固	
PT (%)	115%
PT (INR)	0.92
APTT	26.1 sec
Fibrinogen	422 mg/dL
D-dimer	18.1 μg/mL
AT-Ⅲ	54%
CRP	16.66 mg/dL
TP	6.7 g/dL
Albmin	3.7 g/dL
AST (GOT)	42 U/L
ALT (GPT)	27 U/L
LDH	302 U/L
ALP	222 U/L
γ-GTP	115 U/L
CK (CPK)	252 U/L
Amy	75 U/L
T-Bil	1.2 mg/dL
D-Bil	0.5 mg/dL
TC	148 mg/dL
TG	64 mg/dL
HDL-C	47 mg/dL
Na	130 mEq/L
K	3.6 mEq/L
Cl	96 mEq/L
Ca	8.1 mg/dL
BUN	21.7 mg/dL
Cr	0.84 mg/dL
BS	93 mg/dL
HbA1c (NGSP)	6.7%

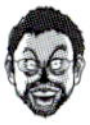
「気持ちはわかるが，これが終わったら好きなだけ『太鼓の達人』やっていいから，今は道場破りに集中するんだッ！」

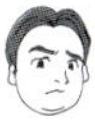
「やっぱり血小板が下がってますねえ……あとは尿潜血，尿蛋白があって，肝胆道系酵素が少し動いているくらいですかねえ」

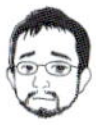
「鹿児島でのダニ咬傷後の発熱ということで考えなければならないのは，リケッチア症以外にもSFTSがあげられるが……SFTSについてはどう思う？」

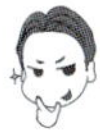
「うーん……SFTSだと消化器症状がもっと強いイメージですし，血小板だけでなく白血球も下がっててほしいですよね．あとは肝胆道系酵素ももう少し派手な所見になるのではないかと」

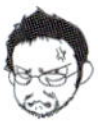
「ほほう……なかなかまともそうなコメントだな……だが貴様のアセスメントにはCRPologist的な視点が欠けているッ！」

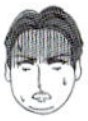
「し，CRPologistって……なんですか」

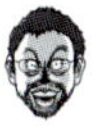
「長い話は省略するが，CRPについて追求する学問，それがCRPologyであり，その追求者がCRPologistだッ！[3]」

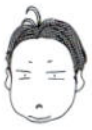
「ほーん」

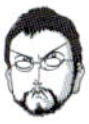
「オロジスト的には，このCRPはSFTSっぽくないと断言できるッ！」

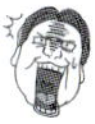
「先生，CRPで感染症を除外してたりしたら，成田方面からお叱りを受けますよ」

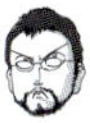
「いや，大丈夫だ（根拠なし）！　SFTSという疾患は不思議なことにデング熱と同じような血液所見を呈するのだが，それは白血球減少，血小板減少，肝胆道系酵素上昇だけにとどまらず『CRPがあまり上がらない』という特徴まで共有しているのだッ！」

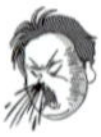
「にゃんですとッ！　それは重要なポイントですね」

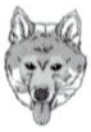
「ワン！」

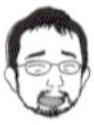
「ちなみにこの症例では痂皮があるが，SFTSはマダニ媒介感染症だが痂皮を伴うことは少ないとされる．皮疹があるのもSFTSとしては非典型的だし，どうもSFTSではなさそうだな」

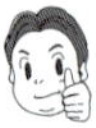
「ってことは，発熱，皮疹で痂皮もあるってことになるとリケッチア症ですね」

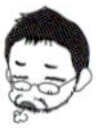
「うむッ！　ほぼ間違いないだろう．能勢どんもわれわれを見くびってくれたものだな．われわれはこれまでに日本紅斑熱もSFTSも診断してきたというのに……」

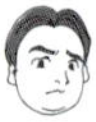
「正確に言うと，症例提示されただけで診断はできなかったんですけどね」

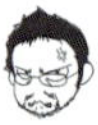
「うるさいッ！　どっちも紙一重だっただろうがッ！　で，この症例は日本紅斑熱かツツガムシ病かになるわけだが……どっちの可能性が高いだろうか」

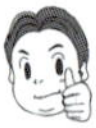
「キムタケさんのときに出てきた鑑別表 **表2** が役に立ちそうですね」

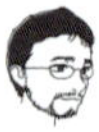
「痂皮はどうだろうな……潰瘍や黒色痂皮といえなくもないかなあ」

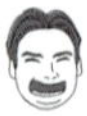
「刺し口の所属リンパ節を含めて全身のリンパ節が腫れてるみたいですからツツガムシ病っぽくないですか？」

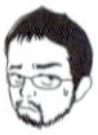
「うーん．でも体幹よりも四肢に広がってるかんじがするからなあ……日本紅斑熱っぽくないか？」

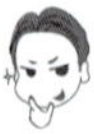
「まあ治療はいずれにしてもテトラサイクリン系抗菌薬ですから，とりあえず先に抗菌薬投与をしてもらいましょうよ」

表2 日本紅斑熱とツツガムシ病の違い

	日本紅斑熱	ツツガムシ病
潜伏期間	2〜10日	5〜14日
季節	（春〜）夏〜秋	秋〜冬（〜春）
病因	*Rickettsia japonica* を保有するマダニに刺されて発症	*Orientia tsutsugamushi* を保有するツツガムシの幼虫に刺されて発症
皮疹 紅斑の広がり	四肢末端➡中枢 手掌や足底にもみられるが初期 2〜3日で消退する	中枢➡末梢 手掌全体に多発する紅斑はみられない
皮疹 刺し口（eschar）	5〜10 mm 赤く丸い硬結	10〜15 mm 中心部に潰瘍や黒色痂皮
リンパ節腫脹	ほとんど目立たない	全身，特に刺し口の所属リンパ節が腫脹
治療	・MINO or DOXY 200 mg/日 分2 ・ニューキノロンの併用を推奨する専門家も	・MINO or DOXY 200 mg/日 分2 ・妊婦で AZM での治療報告あり

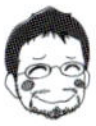
「うむ．リケッチア症は疑ったらすぐ治療を開始することが原則だからな」

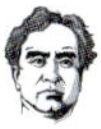
「おいどんたちもミノサイクリン 100 mg を1日2回経口投与を開始したどん」

入院後，高熱が続いていたが，ミノサイクリン開始後第3病日には解熱した．第9病日には全身の皮疹もほぼ消退し，痂皮も痕跡を残すのみとなった．

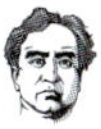
「というわけで患者は治癒したどん．で，診断はどっちだどん！」

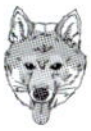
「ワン！」

「そろそろ決めないとな……」

「そういえば訊いてなかったですけど，この症例の季節っていつですか？」

「夏だどん」

「上村，それ訊いてどうしようってんだ？」

「先生，リケッチア症は全国で発生していますが，地域によって発症する時期が異なるんですよ!!　このIASRの報告 図4 を見てください！　鹿児島県では夏に報告されているのは日本紅斑熱ばかりで，ツツガムシ病は報告がないんですよ！」

「ホンマや……ホンマにすっきりや！」

「ではこの症例，日本紅斑熱でファイナルアンサーです!!」

「よかばってん……では本症例の経過だどん．実はおいどんたちも季節的には日本紅斑熱を疑ってたばってんが，どーも感染したと思われる場所に違和感があったんばい」

「感染地域だと？」

「図5 を見るんだどん．赤で囲った地域がゴルフ場や茶畑がある地域で，おそらくここで感染したと考えられるったい．グピー」

「確かに場所的にはツツガムシ病のほうだな」

「でもさっきも言ったように，ツツガムシ病の流行する季節じゃないんですよね」

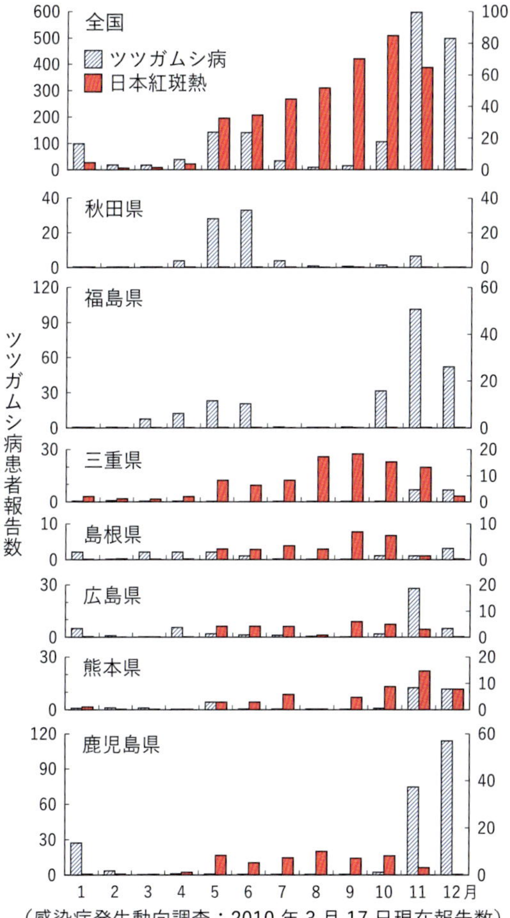

図 4 ツツガムシ病と日本紅斑熱患者月別報告数，2006～2009 年の合計（文献 4 より改変）

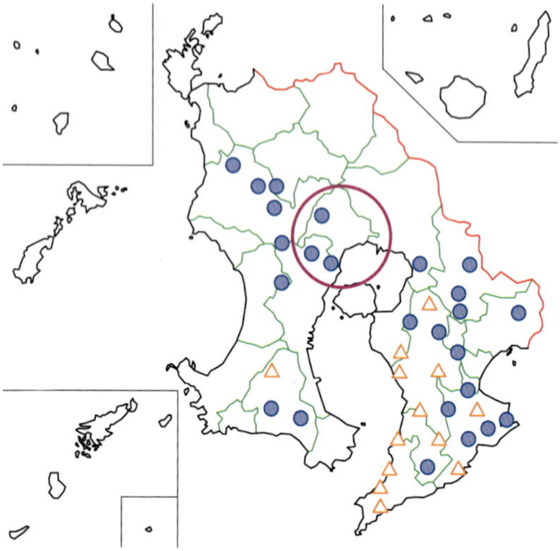

図5 平成25年の鹿児島県内における日本紅斑熱とツツガムシ病の発生地域

●がツツガムシ病，△が日本紅斑熱を表す（鹿児島県環境保健センター　御供田睦代先生のご厚意による）

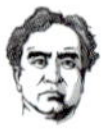

「そうなんばい．でもやっぱりどっちかだろうってことで治療を続けて，鹿児島県環境保健センターに抗体検査を依頼したんばい」

13日間のミノサイクリンの投与後，患者は症状が改善したため退院となった．

鹿児島県衛生研究所で行われた抗体検査では **表3** の結果が得られた．

「こ，これは」

表3 鹿児島県衛生研究所による抗体検査の結果

ツツガムシ病検査	2014/X/23	2014/X+1/5	2014/X+1/19
Gilliam IgG	1：<20	1：<20	1：<20
Gilliam IgM	1：<20	1：<20	1：<20
Karp IgG	1：<20	1：<20	1：<20
Karp IgM	1：<20	1：<20	1：<20
Kato IgG	1：<20	1：<20	1：<20
Kato IgM	1：<20	1：<20	1：<20
Kawasaki IgG	1：<20	1：<20	1：<20
Kawasaki IgM	1：<20	1：<20	1：<20
Kuroki IgG	1：<20	1：<20	1：<20
Kuroki IgM	1：<20	1：<20	1：<20
日本紅斑熱 YH IgG	1：20	1：20	1：<20
日本紅斑熱 YH IgM	1：<20	1：<20	1：<20

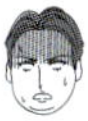
「抗体がピクリとも上昇してないッスね．ノーピクッス」

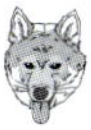
「ワン！」

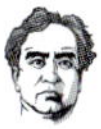
「つまりこういうことだどん……ツツガムシ病でも日本紅斑熱でもないんだどん！」

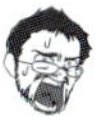
「そんなバカな……」

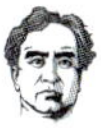
「まだ日本には知られていない感染症があるってことだどん！」

鹿児島県環境保健センター微生物部で検討された結果，ある疾患の可能性があるとのことで，静岡県立大学微生物学研究室の大橋典男教授のところへ検体が送付された．

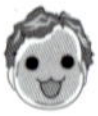
「その静岡県立大学での結果を 表4 に示すどん」

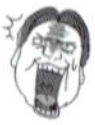
「こ，これは……よくわかんないッス！　つまりどういうことだってばよ！」

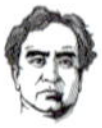
「うむ．IFA 法によりアナプラズマ細菌に対する抗体が検出され，組換え蛋白質を用いた Western blot 検査（WB）でも，IgM で特異蛋白質抗体が確認できたんだどん．つまりヒト顆粒球アナプラズマ症ということだどんッ!!」

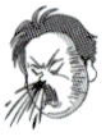
「ア，アナコンダ……？」

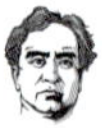
「アナプラズマだどん！」

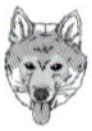
「ワン！」

最終診断

ヒト顆粒球アナプラズマ症
(human granulocytic ehrlichiosis, HGE)

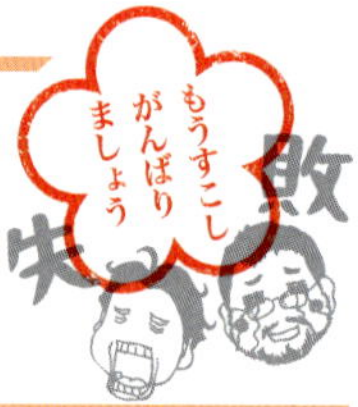

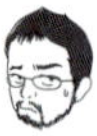
「アナプラズマ症だと……とんでもない症例だな……グレートだぜ，能勢どん．だが一つだけ教えてくれ……HGE は通常，皮疹を伴わないはずだ……なぜこの症例では皮疹を呈していたんだ？」

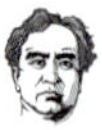
「良い質問だどん．日本での HGE は，多くの場合リケッチア症が否定された場合に検査に回されることが多いようなんだどん．したがって，日本での HGE の患者に皮疹が多いというよりは，発熱，

表 4 静岡県立大学における本症例のアナプラズマ抗体の検査

Case-Patient	Day of blood collected	Antigen			
		A. phagocytophilum propsgsted in THP-1 cells		*A. phagocytophilum* propsgsted in HL60 cells	
		IgM	IgG	IgM	IgG
Kagoshima 1	2014年X月23日	20(r47E，r60)	40	<20	20
	2014年X＋1月5日	20(r47E，r60)	40	<20	40
	2014年X＋1月19日	20(r47E，r60)	80	<20	80

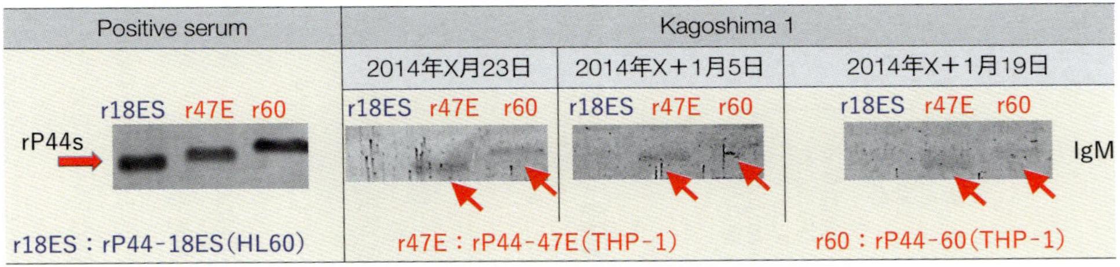

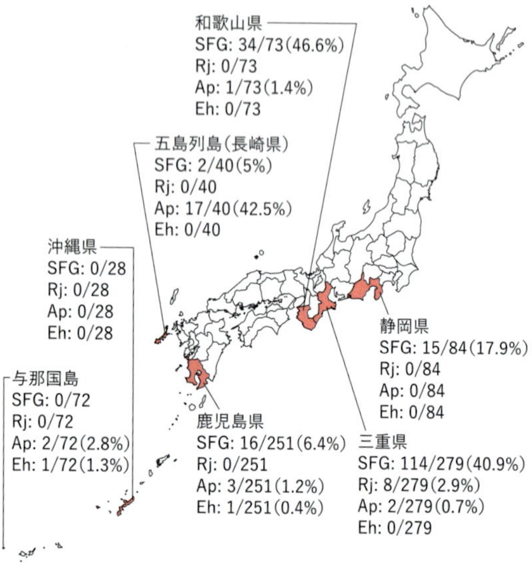

図6 日本のマダニの病原体保有状況（文献6より改変）
SFG：紅斑熱群リケッチア，Rj：*Rickettsia japonica*，Ap：*Anaplasma phagocytophilum*，Eh：*Ehrlichia* spp.

皮疹，マダニ咬傷のある患者のなかからHGEが見つかっていると言ったほうが正しいんだどん」

「なるほど……症例バイアスか」

「実際に本邦での4例の報告でも，そのうち3例が皮疹があったそうだどん[5]」

「ってことは，実は皮疹を呈していないHGEも隠れているかもしれないってことですよね？」

「たとえばSFTSを疑ったけど陰性だった症例とかな……」

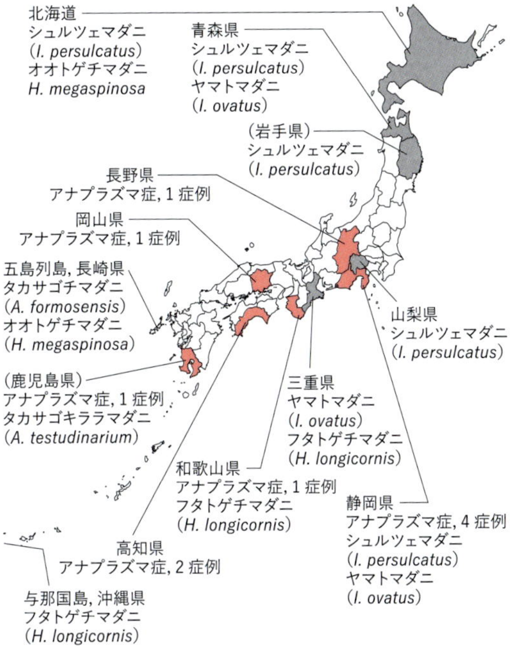

図7 アナプラズマ症疑い症例の発生地域およびアナプラズマ細菌保有マダニの確認地域・分布（文献７より改変）

「ダニ媒介感染症，深いッス……」

「鹿児島に顆粒球アナプラズマ症あり，だな……」

「鹿児島だけじゃないどん！　日本中に *Anaplasma phagocytophilum* を持つマダニは分布してるんだどん！ 図6，7」

「へー，全国に *A. phagocytophilum* を保有するマダニが分布してるんですね」

「ああ，五島列島とかエグいことになってるな」

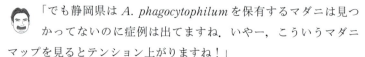

「でも静岡県は *A. phagocytophilum* を保有するマダニは見つかってないのに症例は出てますね．いやー，こういうマダニマップを見るとテンション上がりますね！」

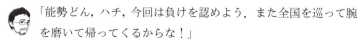

「能勢どん，ハチ，今回は負けを認めよう．また全国を巡って腕を磨いて帰ってくるからな！」

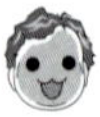
「うむ．グピー」

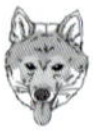
「ワン！」

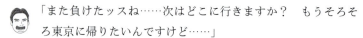

「また負けたッスね……次はどこに行きますか？　もうそろそろ東京に帰りたいんですけど……」

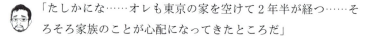

「たしかにな……オレも東京の家を空けて2年半が経つ……そろそろ家族のことが心配になってきたところだ」

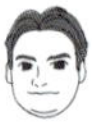
「なんでそれで離婚されないんですか？」

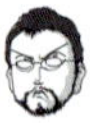
「オレは妻と結婚する前に妻にはあらかじめ言っておいたのだ……オレは修羅の道を進む男だから覚悟をしておけと……」

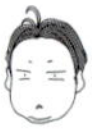
「できた奥さんですね……ていうかむしろ先生に関心がないんじゃないですか」

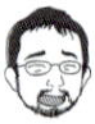
「うむ．だがさすがにそろそろ子どもの顔が見たくなったな．いったん東京に帰ろうじゃないか」

「わーい，やっと東京に帰れる！」

解説

エーリキア症は人と動物の両者にとって重要な新興再興リケッチア性感染症である．原因菌は偏性寄生性グラム陰性細菌で，血液細胞の細胞質内に膜に包まれた空胞（封入体）を作り，そのなかで桑実胚（Morula）と呼ばれる桑の実状に増殖する．ヒトの主要なエーリキア症には *Ehrlichia chaffeensis* 感染症（ヒト単球性エーリキア症）と *Anaplasma phagocytophilum* 感染症（ヒト顆粒球性アナプラズマ症）が含まれるが，どちらもマダニにより媒介され，現在欧米を中心に発生がみられる．*Ehrlichia chaffeensis* は単球/マクロファージに感染し，*Anaplasma phagocytophilum* は顆粒球に感染する．

ヒトは，アナプラズマ細菌を保有するマダニに刺されると，5～10日ほどの潜伏期を経て，発熱，頭痛，筋肉痛などを発症する．検査所見では，多くの場合，CRPと血清逸脱酵素（AST，ALT，LDH）の上昇が見られ，白血球や血小板の減少も起こることがある．発疹は，米国では稀な所見のようであるが，日本国内の患者では頻度が高い．これは，前述のように日本紅斑熱やツツガムシ病などのリケッチア症が疑われ，病原診断で陰性を示した患者検体が「アナプラズマ症」の検査にまわってくるからかもしれない．実際は，国内においても発疹が見られない患者も多いのではないかと考えられている．ダニの刺し口は，リケッチア症と異なり，はっきりしない場合が多い．アナプラズマ症は，免疫不全患者や治療が遅れたりした場合に，重症化することが知られている．臨床症状の似るリケッチア症，SFTSとHGEとの臨床症状の違いを 表5 にまとめた．

国内ではこれまでに少なくとも10例が報告されているが，皮疹を伴わない症例を含めて未診断の症例が多く存在するものと想像される．

診断はPCRおよび血清診断法が用いられる．血清診断はIFA法

表5 ヒト顆粒球アナプラズマ症，リケッチア症，SFTSとの臨床症状の違い

	アナプラズマ症	リケッチア症	SFTS
発疹	±	＋	−
刺し口	±	＋	−
CRP上昇	＋	＋	−
消化器症状	−	−	＋

＋：「症例が多い」，－：「症例が少ない」または「なし」，±：症例により異なる
リケッチア症：「日本紅斑熱」および「ツツガムシ病」
SFTS：重症熱性血小板減少症候群

（文献7より改変）

という方法で急性期と回復期のペア血清における抗体価の上昇を調べることになる．PCRは急性期の血清を用いることになる．いずれもコマーシャルベースで行えるものではないため，保健所を介して地方衛生研究所などに問い合わせたうえで専門の検査機関に検査を依頼するという流れになる．治療はリケッチア症と同じくテトラサイクリン系の抗菌薬投与が推奨されている．

予防のためには野外でマダニに咬まれないようにすることが重要である．マダニの活動が活発な春から秋にかけては特に注意が必要である．草むらや藪など，マダニが多く生息する場所に入る場合には，長袖，長ズボン，足を完全に覆う靴を着用し，肌の露出を少なくすることが重要である．DEETなどのマダニ忌避剤も積極的に使用すべきである．

参考文献

1) Sheehy TW, Hazlett D, Turk RE. Scrub typhus. A comparison of chloramphenicol and tetracycline in its treatment. Arch Intern Med. 1973；132：77-80.
2) Hasbun R, Abrahams J, Jekel J, et al. Computed tomography of the head before lumbar puncture in adults with suspected men-

ingitis. N Engl J Med. 2001；345：1727-33.
3) 忽那賢志，佐田竜一，山口征啓，他．【CRPology】CRP との上手なつき合い方とは？　治療. 2015；97：1498-506.
4) IASR．つつが虫病・日本紅斑熱　2006～2009．IASR. 2010；31：120-2.
5) Gaowa, Yoshikawa Y, Ohashi N, et al. *Anaplasma phagocytophilum* antibodies in humans, Japan, 2010-2011. Emerg Infect Dis. 2014；20：508-9.
6) Gaowa, Ohashi N, Aochi M, et al. Rickettsiae in ticks, Japan, 2007-2011. Emerg Infect Dis. 2013；19：338-40.
7) 大橋典男．アナプラズマ症―診断法の確立と実態解明を急げ！　忽那賢志，編．感染症診療とダニワールド［Enfection シリーズ］．東京：シーニュ；2016.

第十八話

宮崎でルンバールの危機!!

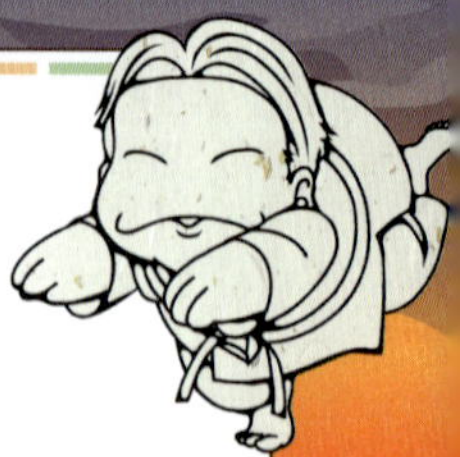

VS 山中篤志
宮崎県立宮崎病院内科*

忽那「東京に帰るつもりが道に迷ったな……」

上村「鹿児島から東京に帰るのに徒歩って時点で迷うに決まってますけどね」

「まあまあ，いいじゃないか．のんびり帰ろう．お，あそこに病院があるから一晩泊まらせてもらおうじゃないか」

「病院はホテルじゃないんですけど」

「堅いこと言うなよ．空いてる当直室とかあるってきっと．すいませ～ん，ちょっと泊まらせてくださ～い」

「先生，ここ救急外来ですよ．お仕事の邪魔になりますからやめましょうよ」

山中「ムムッ！　40 歳代の男性が病院をホテルとうっかり間違えて来院……隣りにはパートナーと思わしき男性……そしてなぜか 2 人とも柔道着……看護師さん，ルンバールの準備をお願いします！」

「違うんです！　神経梅毒じゃないんです！」

---

*現所属：宮崎県立宮崎病院内科（感染症内科）

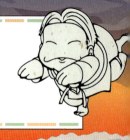

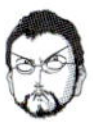
「ほほう……このパターン，久しぶりだな！　その診断力，貴様，只者ではないな！」

「いやいや，そんなそんな……大したことないですよ．それよりも早くこのベッドに横になってエビのように丸くなってもらえますか？」

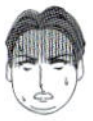
「めっちゃルンバールする気まんまんですね！」

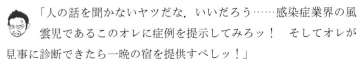

「人の話を聞かないヤツだな．いいだろう……感染症業界の風雲児であるこのオレに症例を提示してみろッ！　そしてオレが見事に診断できたら一晩の宿を提供すべしッ！」

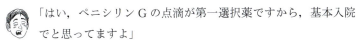

「はい，ペニシリンGの点滴が第一選択薬ですから，基本入院でと思ってますよ」

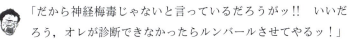

「だから神経梅毒じゃないと言っているだろうがッ!!　いいだろう，オレが診断できなかったらルンバールさせてやるッ！」

「先生，体張ってますね……」

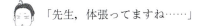

「わかりましたよ……じゃあ症例を提示しましょう．救急外来が混んでますので手短にいきますよ．私が初期研修医のときの症例です」

30歳代の男性が発熱，咳嗽を主訴に救急外来を受診した．X−11日からX+2日までインドネシアのバリ島に渡航していた．バリ島滞在中のX日の夜間に倦怠感，関節痛が出現した．帰国後，関西空港経由での宮崎への機内では風邪薬を服用した．その後も体調不良が続くためX+3日に宮崎市内の病院を受診し，39℃の発熱，咳嗽，咽頭痛を認め肺炎が疑われたが，胸部X線検査で肺炎所見は見られなかったため急性上気道炎と診断され帰宅した．しかし，帰宅後も高熱，咳嗽など症状が増悪し，意識が朦朧としたため救急車を要請し宮崎県立病院の救急外来に搬送された.

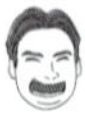
「先生！」

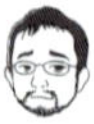
「ああ……海外渡航歴があるな……」

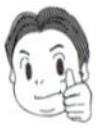
「やりましたね！」

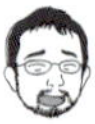
「フッ……このオレに海外渡航歴のある症例で挑むとは……飛んで火に入る夏の虫というやつだな……」

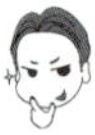
「さすが『輸入感染症に自信ニキ』ッス……これは勝ち戦ですね！」

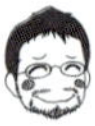
「うむッ！ 『症例から学ぶ 輸入感染症 A to Z ver.2』絶賛発売中ッ！」

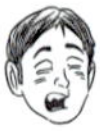
「大した自信ですね……誇大妄想……これも神経梅毒による症状なのか……」

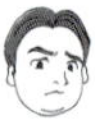
「でも先生，発熱，咳嗽，咽頭痛という症状ですよね．これって輸入感染症っぽくなくないですか？」

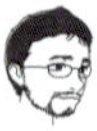
「うむ，鋭いな，上村．マラリア，デング熱，腸チフスといった輸入感染症は多くの場合“フォーカスのない発熱”のプレゼンテーションで受診することが多い」

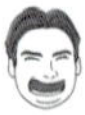
「“フォーカスのない発熱”では輸入感染症を想起して海外渡航歴を聴取すべし！って『A to Z』でも書いてましたもんね」

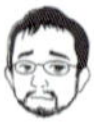
「その通りだ．しかし，今回の症例のように気道症状を伴う発熱となると，こうしたマラリア，デング熱，腸チフスといった感染症の可能性は下がるだろう．もちろんデング熱や腸チフスの患者で咽頭痛や咳嗽がみられることもあるけどな」

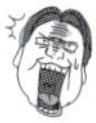
「ってことは……まさか渡航歴は関係なしですか！」

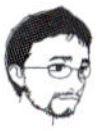
「いや，そうとも限らないぞ．輸入感染症としても頻度の高い呼吸器症状を伴う発熱疾患として忘れてはならないアレがあるだろう」

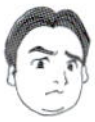
「アレですか……？」

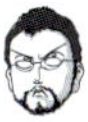
「ピンときてないようだな．インフルエンザだよ．インフルエンザは輸入感染症としても頻度の高い感染症なのだッ！」

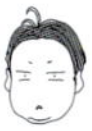
「ほ〜ん．ちなみにこの症例は何月の症例ですか？」

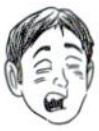
「11 月です」

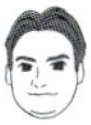
「11 月か……まだインフルエンザが流行するにはちょっと早いんじゃないですかね？」

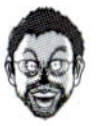
「いや，輸入感染症としてのインフルエンザは通年でみられるのが特徴だッ[1]！」

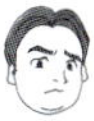
「なるほど．じゃあマレーシアで感染した，ただのインフルエンザですかね……」

既往歴，家族歴に特記事項はない．食物や薬剤へのアレルギーも特にないという．バリ島には妻と２人で渡航しており，X−2およびX−3日に接触した現地ガイドは咳が持続しており，X−10日にこのガイドの自宅で放し飼いの鶏を捕まえて料理したことが判明した．

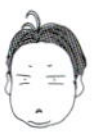
「放し飼いの鶏を捕まえて料理ですか……ワイルドですねえ……」

「ガタガタ……」

「先生，なに震えてるんですか．悪寒戦慄ですか」

「なにッ！　神経梅毒に敗血症を合併したか……看護師さん，血液培養の準備をお願いします！」

「たぶん痛風発作だと思います」

「どっちも違うわッ！　この鶏のエピソードの恐ろしさがわからんのか，上村ッ！」

「え……鶏をその場でしめて食べるっていう，ワイルドな男がやりがちなただのやんちゃなエピソードですよね？　先生，こんな他愛のないエピソードになにビビってるんですか……先生，チキン野郎ですね（鶏だけに）」

「うるさいッ！　いいか上村……これは濃厚な鳥との曝露歴だ……東南アジアで鳥との曝露歴があった後にILI（influenza like ilness）症状がある……これはつまり鳥インフルエンザの可能性があるってことだ！　この症例の場合，インドネシアだからH5N1インフルエンザを想定する必要があるな……」

「ほ〜ん」

「おまえピンときてないだろ」

「てへ☆」

バイタルサインは，意識清明，体温38.3℃，血圧94/56 mmHg，脈拍数67回/分であった．発汗著明であり，左右浅頸リンパ節は圧痛を伴う腫脹を認めた．咽頭の発赤腫脹はなく，心音，呼吸音に異常を認めなかった．腹部は平坦，軟で四肢には異常を認めなかった．

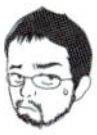
「ぬう……身体所見上はあまりはっきりとした所見はなさそうだな」

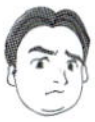
「肺炎を疑う crackles とかもないみたいですね」

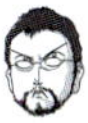
「まあでもやはりこの時点でインフルエンザは除外しておきたいよな」

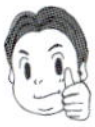
「輸入感染症としてのインフルエンザっすね」

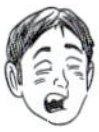
「ではインフルエンザの迅速検査の結果をお教えしましょう」

インフルエンザ迅速検査は陰性であった．

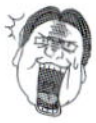
「陰性ッ！」

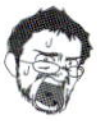
「ぬう……インフルエンザ迅速検査は発症から 12 時間は感度が低いとされる[2)]が，この症例ではすでに発症から 3 日目……インフルエンザであれば陽性となることが多いはずだな」

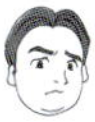
「インフルエンザの可能性は下がったってことですね．鳥インフルエンザの場合はこの迅速検査って陽性になるんですか？」

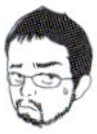
「良い質問だ，上村．ぶっちゃけわからん」

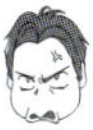
「ちょいちょい！ 『輸入感染症に自信ニキ』なんでしょ!?」

表1 受診時検査所見

Urinalysis	
Prot	(−)
Sugar	(−)
O. B.	(−)
U-SG	1.020
PH	6.5

CBC	
WBC	7,550/μL
neut.	88.1%
lymph.	7.7%
mono.	3.7%
eosino.	0.4%
baso.	0.7%
RBC	434×10^4/μL
HGB	13.6 g/dL
HCT	38.9%
MCV	89.6 fL
MCH	31.3 pg
MCHC	35.0%
PLT	16.4×10^4/μL

Coag	
PT	12.7 s
APTT	31.5 s

Sero.	
CRP	2.66 mg/dL

S. C.	
T-Bil	0.65 mg/dL
AST	17 IU/L
ALT	24 IU/L
LDH	152 IU/L
S-AMY	44 IU/L
GLU	144 mg/dL
Na	140 mmol/L
K	3.69 mmol/L
Cl	108 mmol/L
Ca	9.1 mg/dL
BUN	12.6 mg/dL
Cre	1.0 mg/dL
TP	6.6 g/dL
S-Alb	3.9 g/dL

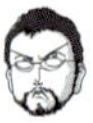
「フッ……上村よ，わからんものをわからんと言える自信，それが自信ニキたるゆえんなのだッ！　少なくとも H5N1 インフルエンザについては感度が低そうだが[3]，H7N9 に至ってはデータが足りないのでなんとも言えんッ！」

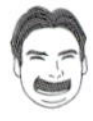
「なるほど……つまり普通のインフルエンザの可能性は下がったけど，鳥インフルエンザについては否定できたわけではない，と」

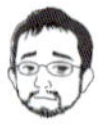
「そういうことだ」

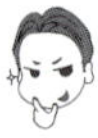
「な〜る」

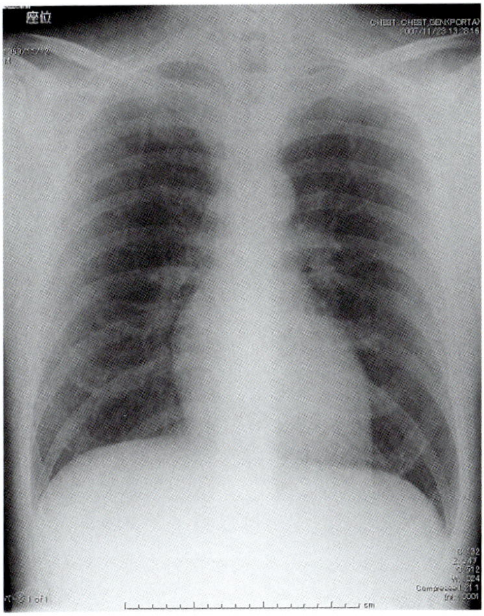

図1 胸部 X 線写真

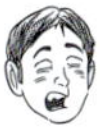
「では血液検査，尿検査の所見 表1 と胸部 X 線写真 図1 もお見せしましょう」

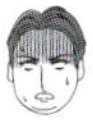
「なんも……なんもない！　CRP がちょいピクついてるだけ！」

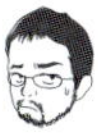
「肺炎もないな……鳥インフルエンザでは高率に肺炎を合併することが知られているが……」

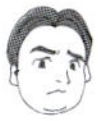
「これって，もしかして風邪なんじゃないですか？」

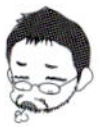
「風邪っておまえ……この格式ある『道場破り』に風邪はないだろう」

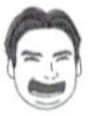
「いや，逆にですよ，逆に」

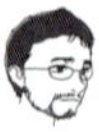
「確かに……風邪の症例が出るとは読者も思ってもないだろうからな……」

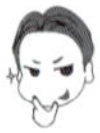
「ゼーカーですよ，ゼーカー」

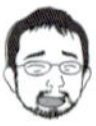
「おっ，上村，その言い方，業界通っぽいな！」

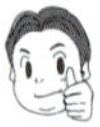
「先生，ザキミヤでシースーをベーターして帰りましょう」

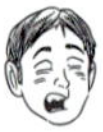
「診断は風邪ってことでいいですか？」

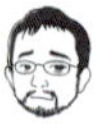
「うーん……でもさ，やっぱり鳥インフルエンザも疑似症の定義には当てはまっちゃうんじゃないか？　一応ちょっと疑似症の定義を確認してみようぜ」

【疑似症患者の症例定義】（国立感染症研究所「鳥インフルエンザ感染が疑われる患者に対する医療機関での対応」より抜粋）

38℃以上の発熱及び急性呼吸器症状のある者を診察した結果，症状や所見からインフルエンザ（H5N1）が疑われ，かつ，検体から直接の PCR 法による病原体の遺伝子の検出により，H5 亜型が検出された場合

【要観察例の判定基準】

下記（1）または（2）に該当する者で，かつ 38℃以上の発熱および急性呼吸器症状がある者，または原因不明の肺炎例，もしくは原因不明の死亡例

（1）10 日以内にインフルエンザウイルス（H5N1）に感染している，またはその疑いのある鳥（鶏，あひる，七面鳥，うずら

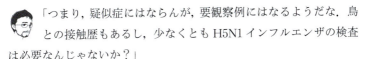

等），もしくは死亡鳥との接触歴を有する者
（2）10日以内にインフルエンザ（H5N1）患者（感染が疑われる例も含む）との接触歴を有する者

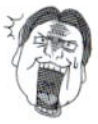
「つまり……どういうことだってばよ！」

「つまり，疑似症にはならんが，要観察例にはなるようだな．鳥との接触歴もあるし，少なくともH5N1インフルエンザの検査は必要なんじゃないか？」

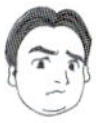
「風邪だと思うんだけどなー」

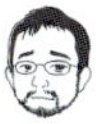
「とりあえず保健所に連絡のうえ，H5N1の検査だな．陽性であれば第一種または第二種感染症指定医療機関に隔離が必要になる」

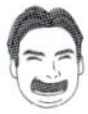
「ちゃばいッスね」

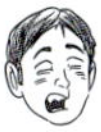
「なるほど……ここまでのアセスメントはまあまあといったところですね．では本症例の経過をご紹介しましょう」

鳥インフルエンザの要観察例と判断され個室に入院となった．翌日（X+4），宮崎県衛生環境研究所では，インフルエンザType A，H5亜型，H1亜型，H3亜型，H7亜型およびType B遺伝子の検査を行ったがすべて陰性であった．同時に感染研でもリアルタイムRT-PCR法により，Type A，Type B，H5亜型，H1亜型，H3亜型，H5N1のNA遺伝子の検査を実施し，すべて陰性であった．また，LAMP法によるSARSコロナウイルス遺伝子検出，LAMP法とRT-PCR法によるRSウイルス遺伝子検出結果も陰性であった．これによりインフルエンザウイルスH5N1による感染は否定され，鳥インフルエンザ要観察例に対する危機

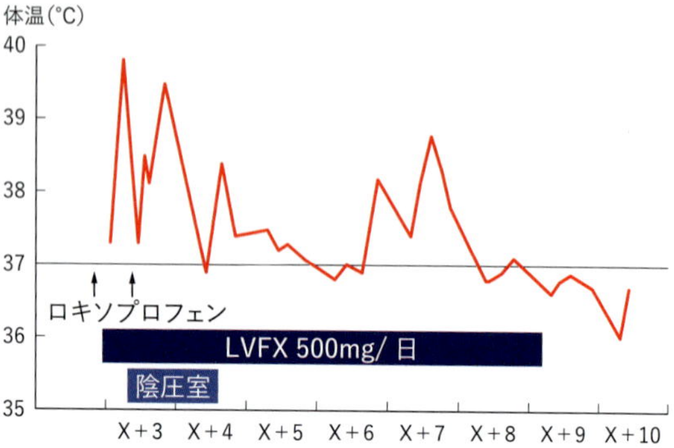

図2 入院後経過

管理体制が解除された.

入院後，マラリアの除外のためのギムザ染色３回および迅速検査，デング熱迅速検査が行われたが陰性であった.

入院初日（X+3 日）より細菌性肺炎を考慮しレボフロキサシンの投与が開始された．X+5 日から解熱傾向となり X+10 日には退院となった 図2.

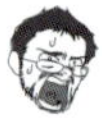
「細菌性肺炎を考慮しレボフロキサシンって……肺炎なんかないじゃないか！」

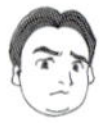
「不適正使用として読者のツッコミが入りそうッスね」

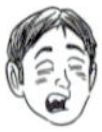
「若気の至りです……」

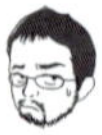
「それはともかく，H5N1 インフルエンザウイルスは陰性か……とりあえず良かったけど，肝心の診断がわからんな……」

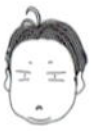
「迷宮入りッスね」

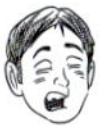
「さあ，そろそろ救急外来も混んできましたので，診断をお願いします」

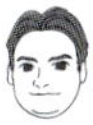
「先生……どうしますか？」

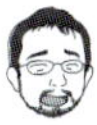
「肺炎を伴わない発熱，咽頭痛，咳嗽で，抗菌薬が入っちゃってるけどたぶん自然に解熱してるし……これはもう上村の言う通り，風邪だろ」

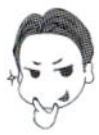
「ゼーカーですか!?」

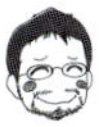
「うむ，ゼーカーだ！」

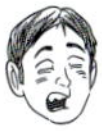
「さすが神経梅毒……言っていることがよくわかりませんが風邪ということでよいですね．では最終診断です」

宮崎県衛生環境研究所ではインフルエンザウイルスの遺伝子検査に続き，原因ウイルスの分離を試みたところ，培養1日後にVero細胞に特徴的な合胞体形成を示すウイルスが分離された．分離ウイルスのVero細胞培養上清から抽出したRNAとDNAを感染研に送付し，感染研では，新興ウイルス感染症の網羅的検出方法として，rapid determination system of viral DNA/RNA sequences（RDV法）によるウイルス遺伝子同定検査を実施し，オルトレオウイルス属のネルソンベイウイルスグループに分類されるウイルス（Reovirus strain HK23629/07，Melaka orthoreovirus）ときわめて類似した遺伝子が検出され，RT-PCRでもReovirus strain HK23629/07とほぼ同配列の遺伝子が検出された．電子顕微鏡学的検査でレオウイルス様の形態を示すことから，本分離ウイルスは，レオウイルス科オルソレオウイルス属のネルソンベイオルソレオウイルスグループに分類される新型レオウイルスと同定された.

最終診断

オルソレオウイルス感染症

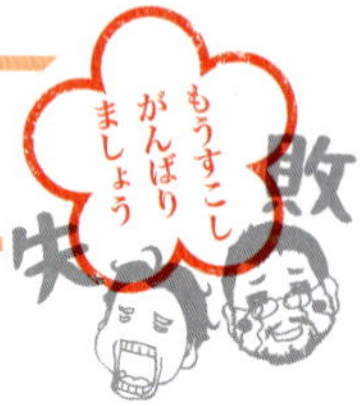

「というわけで，オルソレオウイルス感染症です」

「……は？」

「……ちょっと何言ってるかわかんないッスね」

「ですから，オルソレオウイルス感染症です」

「そんな感染症聞いたことないし」

「そんなこと言われましても」

「こんなの反則だよな」

「わかるわけないですよね」

「フェアプレー精神に反するよ．空気読めてないっつーか」

「鳥インフルエンザかどうかって言って盛り上がってたのに突然オルソなんとかって言われても，雰囲気ぶち壊しですよね」

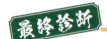

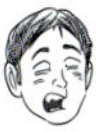
「あなたたち……言ってることが無茶苦茶ですね．早くベッドに横になってください．ルンバールしますから」

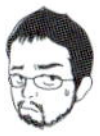
「やばい，ホントにルンバールされるな．ここでの宿泊は諦めて逃げるぞッ！」

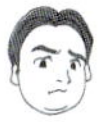
「先生，負けたらルンバールされるって言ったのに……」

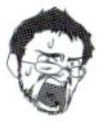
「絶対にイヤに決まっているだろう．まあ，世界にはまだまだオレたちの知らない感染症がたくさんあるってことがわかっただけでも良かったじゃないか．よし，東京へ急ぐぞッ！」

解説

本症例で分離されたレオウイルスはオオコウモリがリザーバーとして知られている．ヒトへの感染例は限られているが，Chua らの報告[4)]では，患者はマレーシアの Melaka という都市に住む 39 歳の男性で，高熱，咳嗽，咽頭痛，頭痛，関節痛，食思不振を呈したという．この事例では胸部 X 線は撮影されていないが（！），自然に良くなったとのことで本症例と似た経過といえる．この Chua らの事例では，患者が発症した 6 日後に子ども 2 人も高熱を示し，ヒト-ヒト感染が疑われ，実際に患者と妻と子ども 2 人は血清学的検査でオルソレオウイルスに感染したことが証明されている．遺伝子解析の結果，患者から分離されたウイルスはオオコウモリから分離されたオルソレオウイルスと相同性が高いこと，発症する約 1 週間前に患者の家にコウモリが侵入していたこと，近隣住民の血清疫学調査で約 13%がオルソレオウイルスに対する特異的抗体が陽性であったことから，コウモリ由来のオルソレオウイルスがヒトに感染し家族内感染した事例であり，この地域では endemic な疾患であることが疑われる．なお今回の宮崎県での事例では，渡航中にコウモリとの接触は確認されておらず，咳症状のあった現地ガイドからヒト-ヒト感染によって感染した可能性についても考慮されるところではあるが，現地ガイドの咳症状の原因や感染源は不明であった．

東南アジア帰国後の呼吸器症状を伴う発熱疾患では，鳥インフルエンザを考慮してトリとの曝露歴を聴取することが重要であるが，本症例のような稀な感染症においては，丁寧な病歴聴取と，衛生研究所や国立感染症研究所との連携の重要性が改めて認識される症例である．

参考文献

1) 武藤義和，加藤康幸，早川佳代子，他．海外渡航に関連したインフルエンザ患者の疫学的および臨床的検討．感染症誌. 2019；93：132-8.
2) Chartrand C, Leeflang MM, Minion J, et al. Accuracy of rapid influenza diagnostic tests：a meta-analysis. Ann Intern Med. 2012；156：500-11.
3) Kandun IN, Wibisono H, Sedyaningsih ER, et al. Three Indonesian clusters of H5N1 virus infection in 2005. N Engl J Med. 2006；355：2186-94.
4) Chua KB, Crameri G, Hyatt A, et al. A previously unknown reovirus of bat origin is associated with an acute respiratory disease in humans. Proc Natl Acad Sci U S A. 2007；104：11424-9.
5) Yamanaka A, Iwakiri A, Yoshikawa T, et al. Imported case of acute respiratory tract infection associated with a member of species nelson bay orthoreovirus. PLoS One. 2014；9：e92777.

第十九話

NCGMからの追手３

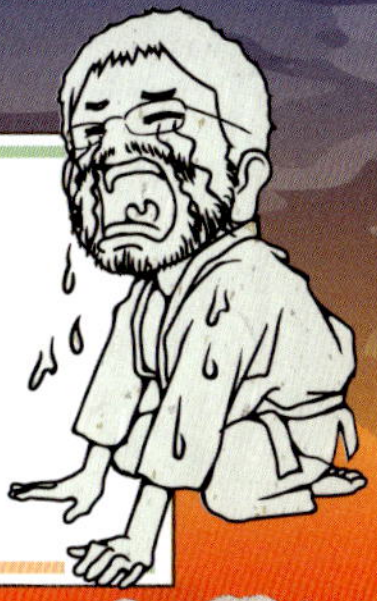

VS 宮里悠佑

国立国際医療研究センター国際感染症センター*

上村「先生，久しぶりに東京に帰ってきましたね．せっかくなんでちょっとNCGM（国立国際医療研究センター）でゆっくりしていきましょうね」

忽那「バカヤロウ！　修羅の道を歩むオレたちに休息など不要ッ！　用事を済ませたらすぐに出るぞッ！」

「先生……この働き方改革の時代の真逆を行ってますね」

「うむ．正確には本来の仕事はまったくせずに道場破りの旅に出ているだけだから，働き方改革の先陣を切っているわけだがな」

「それ働き方改革っていうか職務放棄です．ていうかNCGMに用事って何ですか？」

「ほら，オレ人気者だからさ……原稿依頼がひっきりなしに来てるんだよな．だからそれを後輩に振る仕事をしないといけないから．ちょっと寄るだけだよ」

「ちょっと寄るだけっていうか，ほんとは働いてないといけないんですよ．いつまで放浪するつもりなんですか」

「バカヤロウ！　組織というのは1人くらいいなくても回っていなくてはならないものなのだ……それをオレが身をもって示

*現所属：橋本市民病院内科

JCOPY 498-02156

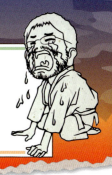

していいるわけだな」

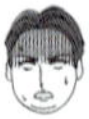「最悪だなこの人」

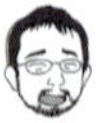「じゃあちょっと医局の机見てくるからここでちょい待ち」

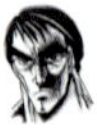**宮里**「待て待てエエエイ！」

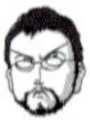「む，何奴ッ！」

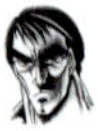「ようやく見つけたぞ，忽那ッ！　ここで会ったが百年目！神妙にしろ！　キエエエエエエエエエエエイ！」

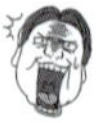「うわー，またヤバい人が出てきたな．いったい何の用ですか」

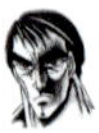「しらばっくれやがって…….勝負を挑むに決まってるだろオオオオオオオオ！　貴様らチーム AC/DC の 2 人には懸賞金が掛かってるんだヨオオオ！　貴様らを成敗して懸賞金をゲットしてくれる！」

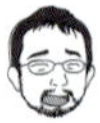「あ，久々に出たな，この WANTED の紙」

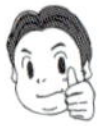「先生，懸賞金が 5,250 円から 5,255 円にアップしましたね！」

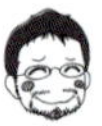「相変わらずめちゃ細かく刻んでるな．そういう上村こそ，缶コーヒーからシーチキンに格上げされてるじゃないか！」

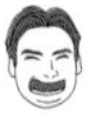「缶コーヒーとシーチキンとの格の上下がわかんないッス！」

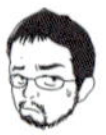「ていうか宮里！　おまえこんな 5,255 円＋シーチキンのためにわざわざ戦いを挑むつもりかッ！」

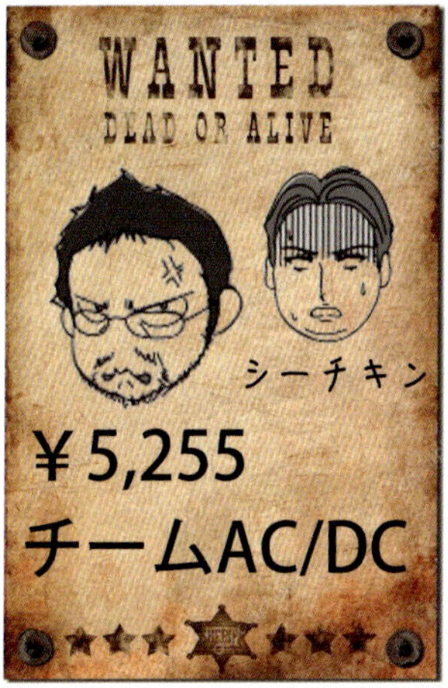

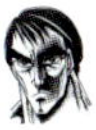 「挑むに決まってるだろオオオオオオオオ！　DCCフェローの給料をナメるんじゃネエエエエエエエ！」

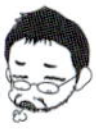 「そうだな．決まってるよな．オレもDCCフェローだったからその辺は確かにそうなんだよな」

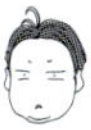 「悲しいですね……」

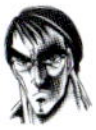 「いいから症例を出すぞオオオオオオオオオオオオ！」

28歳男性が下痢と腹痛を主訴に救急外来を受診した．

X－14日，水様性下痢が出現した．X－10日，下痢の回数が増え，間欠的な腹痛も出現した．食事を摂取しても30分ぐらい経つと，嘔吐してしまうという．その後も下痢の回数，腹痛が増悪し続けたため，X日，自身の勤務中に夜間の救急外来を受診した．

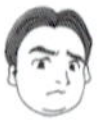
「自身の勤務中ってどういうことッスか？」

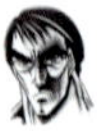
「患者はこの救急外来で働く医師に決まってるだろオオオオオオオオ！」

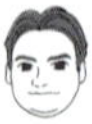
「いや，決まってはないと思うんですよね……」

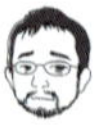
「職業・医師か……何かヒントになるかな……」

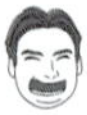
「嘔吐・下痢の患者をたくさん診療してたら，患者さんからうつっちゃうこともありますよね」

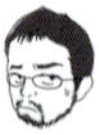
「ノロウイルス感染症とかな．でもさ，2 週間も続いてるわけだろ？　ちょっと長すぎないか？」

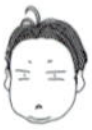
「そッスね」

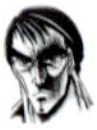
「次は順番的に ROS に決まってるな」

本症例の review of systems

ROS（＋）：嘔気，嘔吐，腹痛，水様性下痢

ROS（－）：発熱，悪寒，戦慄，寝汗，食思不振，頭痛，鼻汁，咽頭痛，咳嗽，喀痰，排尿時痛，残尿感，頻尿，血便，黒色便，腰背部痛，関節痛，筋痛，皮疹の自覚，掻痒感

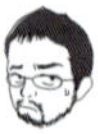
「熱はないんだな」

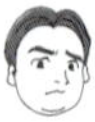
「消化器症状だけですね」

「熱はなくて 2 週間も下痢が続いているわけか……」

「ウイルスや細菌による下痢症は否定的ではないでしょうか」

「ムムッ！　上村，賢いなッ！　その通りだッ！　通常，ウイルスや細菌による急性下痢症では 1 週間以内に自然に良くなることが多い」

「亜急性に 2 週間以上続く場合は原虫感染症を考えるべし，ですッ！（ニヤリ）」

既往に脂質異常症（家族性高コレステロール血症）があり，ピタバスタチンを内服している．薬剤や食物へのアレルギーはない．独身で救急科の医師をしている．タバコは吸わず，飲酒もしない．

「タバコも吸わない，お酒も飲まない救急医か……」

「健康的ですね」

「上村よ……オレにも実は救急医だった時代があってだな」

「ええ，知ってますよ．ひたすら口腔ケアやったりポータブル X 線撮ったりしてたんですよね？」

「バカヤロウ！　確かにそれしか覚えてないが，たぶん挿管とか開胸心マッサージとかカッコいい手技もやってたはずだッ！」

「ふーん」

下痢，腹痛症状のある人との接触はないが，X−21 日頃に生焼けの牛肉を摂取したという．動物との接触，性交渉歴はない．

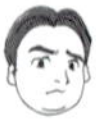
「うーん．牛肉食べてから1週間経って発症ですか……関係あるんですかねえ」

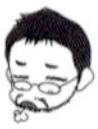
「おい，上村．牛肉はいいから，ほかに重要な問診があるだろう．アレを訊いてみろ」

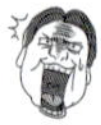
「なんですかアレって……え，まさか……また海外渡航歴ですか？　どうせないと思いますけど……」

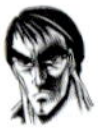
「あるに決まってるだろうがアアアアアアア!!」

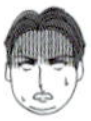
「だから決まってはないと思うんですよね」

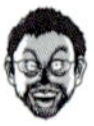
「海外渡航歴キター！　この勝負，もらったッ！」

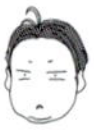
「渡航歴があると急に目が輝き始めますね．さっきまで死んだ魚のような目だったのに」

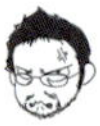
「うるさいッ！　渡航歴の詳細を教えろッ！」

インドのデリー，ベナレスにX−30 日から 5 日間の観光旅行に行っている．1 日目に関西国際空港発，デリーに到着し，2 日目はタージマハルなど市内観光をした．3 日目にはベナレスへインド国内線で移動し，観光をした．日本人ツアー（30 人程度）で同行者には症状なし．生水や氷は摂取しておらず，ミネラルウォーターのみ摂取．屋台の利用はなく，ホテルの食事のみ摂取していた．渡航前のワクチン接種なし，予防内服なし．ブッダガヤの草むらで寝転がったりしたという．

JCOPY 498-02156

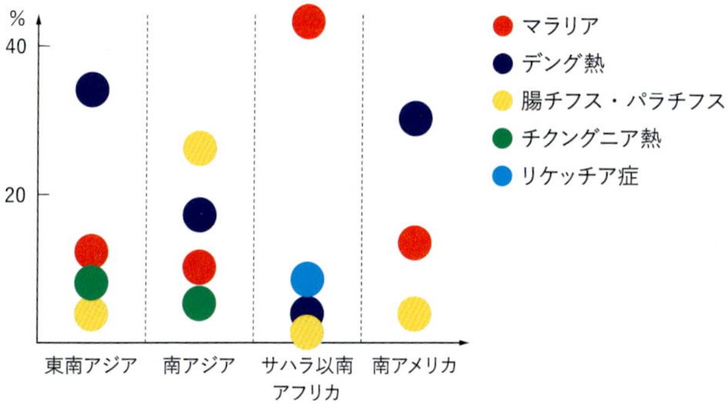

図 1　熱帯・亜熱帯から帰国後に発熱を主訴に受診した患者の最終診断（文献 1 より改変）

「インドか……インドだといろんな感染症のリスクがありそうですね……」

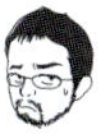
「インド渡航後だとやはり腸チフス・パラチフスを想起するところだが…… 図 1」

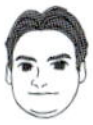
「でもそもそも発熱がないッス……」

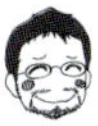
「ムムッ！　鋭いな，上村．ちなみに旅行者下痢症だと，オレがID week で発表した FilmArray® による multiplex PCR のデータがあるが…… 表 1」

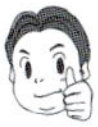
「おおっ！　旅行者下痢症 106 人のデータ！　なかなかごっついデータですね！」

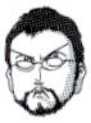
「見ろッ！　南アジアから帰国後の旅行者下痢症では病原性大腸菌，カンピロバクターなどの細菌，ノロウイルスが多いだけでなく，ジアルジアやクリプトスポリジウムなどの原虫も検出されているのだッ！」

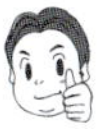
「さすが渡航歴があると病原体の検出率が高くなりますね．原虫が多いというのはこの症例にも合致しますよね」

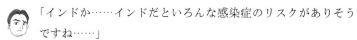

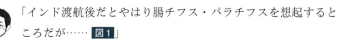

表1 旅行者下痢症と診断された患者の便から検出された病原体の分布（単位：%）

	東南アジア	南アジア	東アジア	アフリカ	ラテンアメリカ	そのほか
Campylobacter	23.6	36.4	28.6	0	0	25
CD toxin A/B	3.6	0	14.3	0	0	0
Plesiomonas	29.1	9.1	0	0	0	0
Salmonella	5.5	0	0	9.1	0	0
Vibrio	7.3	0	0	0	0	0
Vibrio cholerae	1.8	0	0	0	0	0
EAEC	50.9	72.7	14.3	54.5	33.3	12.5
EPEC	29.1	54.5	0	45.5	0	25
ETEC	50.9	40.9	14.3	36.4	33.3	12.5
STEC stc1/stx2	20	22.7	0	18.2	0	0
E. coli O157	10.9	18.2	0	9.1	0	0
Shigella/EIEC	10.9	36.4	0	18.2	0	0
Cryptosporidium	5.5	9.1	0	0	0	0
Gialdia lamblia	0	13.6	0	9.1	0	0
Astrovirus	1.8	4.5	0	0	0	12.5
Norovirus GⅠ/GⅡ	3.6	13.6	14.3	18.2	33.3	0
Rotavirus A	3.6	0	14.3	0	0	0
Sapovirus	1.8	0	0	0	0	0
FilmArray® Total	90.9	100	71.4	90.9	66.7	75

（文献2より改変）

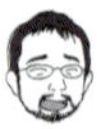

「うむ．原虫感染症の可能性が高いッ！」

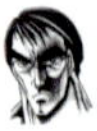

「じゃあ次は身体所見に決まっているな」

◆意識：清明，全身状態：かなりつらそう，呼吸数 18 回/分，体温 36.7℃，脈拍 82 回/分，血圧 118/60 mmHg，SpO_2 100%（室内気）

◆眼瞼結膜：貧血なし，眼球結膜：黄染なし，口腔内：乾燥なし，潰瘍なし，発赤なし，頸静脈虚脱なし，甲状腺腫大なし

◆胸部：呼吸音清，心雑音なし

◆腹部：平坦，軟，心窩部，下腹部正中に圧痛あり，筋性防御なし，tapping pain あり，肝叩打痛なし

◆腰背部：CVAT なし，脊柱叩打痛なし

◆四肢：下腿浮腫なし，関節腫脹なし，圧痛なし，表在リンパ節：両側鼠径に 2 個触知（1 cm 程度）

◆皮疹：下腿に点状の皮疹あり 図2，eschar なし

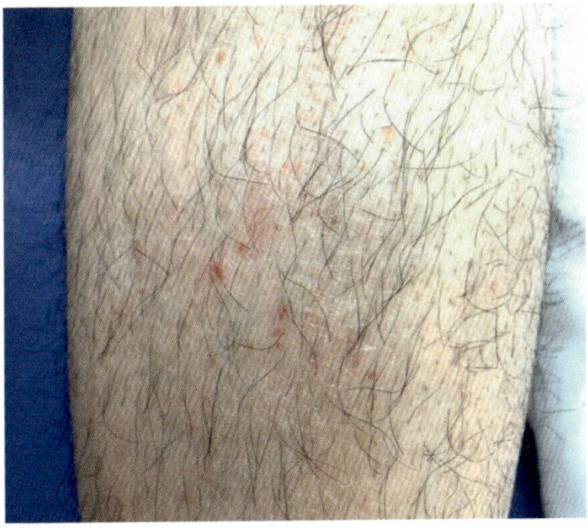

図2 本症例の下腿に観察された点状の皮疹

表2 血液検査結果

WBC	15,000/μL	K	4.2 mEq/L
Neu	32.9%	Cl	105 mEq/L
Ly	15.5%	Ca	9.2 mg/dL
Eo	47.1%	LDH	225 IU/L
Hb	16.1 g/dL	CK	91 IU/L
MCV	89.0 fL	T-Bil	0.6 mg/dL
Plt	170,000/μL	AST	29 IU/L
TP	7.4 g/dL	ALT	55 IU/L
Alb	4.7 g/dL	γ-GTP	25 IU/L
BUN	14 mg/dL	ALP	160 IU/L
Cr	0.94 mg/dL	Amy	51 IU/L
Na	139 mEq/L	CRP	0.03 mg/dL

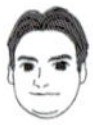
「腹部に圧痛がありますね．まあ原虫感染症に矛盾しない所見と思います．鼠径リンパ節腫脹は病的なものかはわかりませんけど」

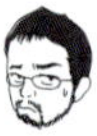
「下腿の皮疹はなんだろうな……下痢と点状の皮疹が結びつかんな……」

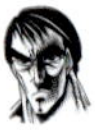
「次は血液検査結果 **表2** に決まっているな……」

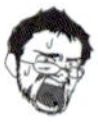
「CRP 0.03 だと……」

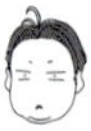
「ピクリともしてないッスね」

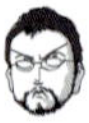
「上村よ……CRP よりも注目すべき所見があるだろう！」

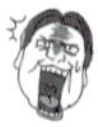
「自分が CRP のことを言い出したんでしょ！　わかってますよ！　好酸球数が増えてるってことでしょ！」

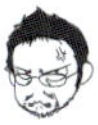
「いちいち突っかかるんじゃないッ！　反抗期かッ！」

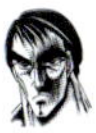
「ちょッ！　おまえら，喧嘩するんじゃねえ！　仲良くするのがいいに決まってるだろ！」

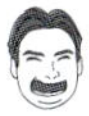
「あ，心配させてすいません．とりあえずプロブレムリストをあげてみますね」

プロブレムリスト

#1　亜急性下痢
#2　間欠的腹痛
#3　嘔気，嘔吐
#4　海外渡航歴（インド）
#5　好酸球増多
#6　軽度肝障害

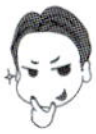
「こんなところですかね」

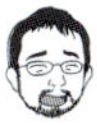
「うむ．なかなか良さげじゃないか」

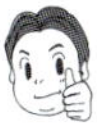
「鑑別診断としては，やはりジアルジア症やクリプトスポリジウム症，サイクロスポーラ症などの原虫感染症でしょうか」

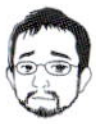
「疫学的にはそうだと思うんだけど，原虫感染症って好酸球は上昇しないんじゃなかったっけ？」

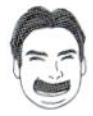
「そういえばそうでしたね……先生，鋭いッス！」

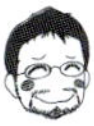
「だろ？　だろ？」

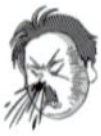
「ってことは……つまりどういうことだってばよ！」

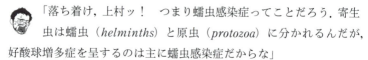

「落ち着け，上村ッ！　つまり蠕虫感染症ってことだろう．寄生虫は蠕虫（*helminths*）と原虫（*protozoa*）に分かれるんだが，好酸球増多症を呈するのは主に蠕虫感染症だからな」

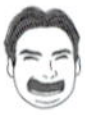
「ホンマや……ホンマにすっきりや！」

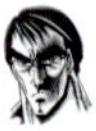
「蠕虫感染症に決まってるよな！」

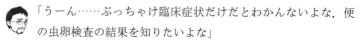

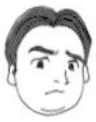
「蠕虫感染症ってことは……線虫症，条虫症，吸虫症とかでしたよね．インドだと有鉤条虫とか無鉤条虫とかでしょうか？」

「うーん……ぶっちゃけ臨床症状だけだとわかんないよな．便の虫卵検査の結果を知りたいよな」

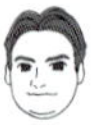
「なるほど……宮里先生，便の虫卵検査はしてますか？」

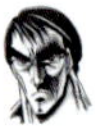
「してるに決まってるだろオ！」

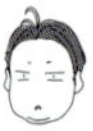
「あ，そうですか……いろいろ決まってるんですね……」

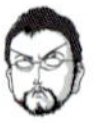
「ムムッ!?　なんか虫卵があるんじゃないか？ 図3」

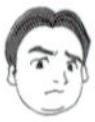
「え，真ん中のヤツですか？」

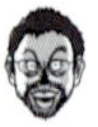
「そうそう．おい，宮里！　もう少し拡大したやつはないのかッ！」

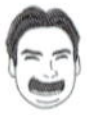
「あるに決まってますよね？」

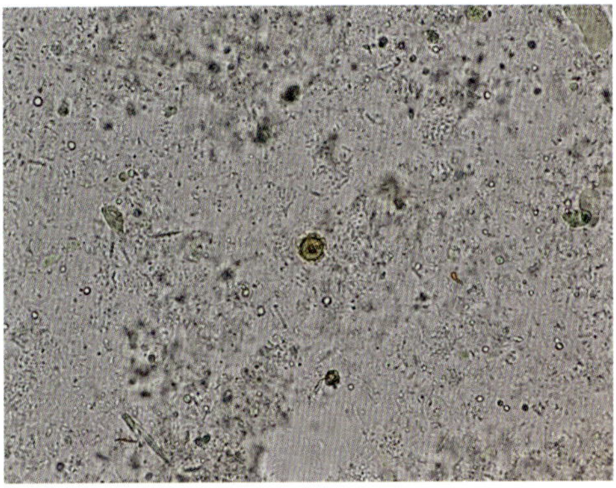

図3 本症例の便塗抹検査

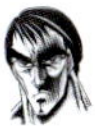「あるに決まってるだろオオ!!」

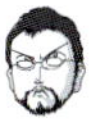「これは間違いなく虫卵だな 図4」

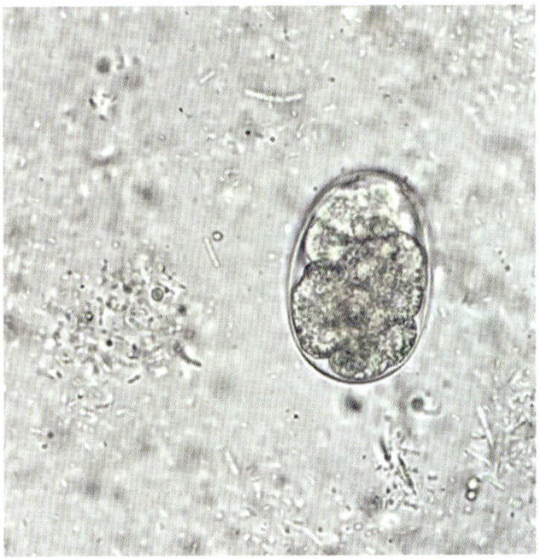

図4 本症例の便塗抹検査で確認された虫卵

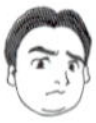
「虫卵ッスね」

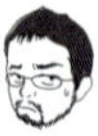
「でも何の虫卵なんだ？」

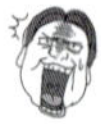
「僕がわかるわけないでしょ！」

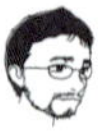
「こういうのって寄生虫の図鑑とか見ながら鑑別しないとわかんないよな」

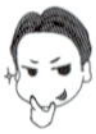
「今手元にないですもんね……あ，そうだ，あの蟲姫のカプセル使ったらいいんじゃないですか？　蟲姫，寄生虫に詳しいでしょ？」

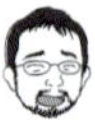
「詳しいっていうか虫狂いなんだけどな．でも確かに虫卵見て何の蠕虫か教えてくれそうだな．よし，蟲姫出てこいッ！」

～蟲姫登場～

倉井「アンタ……家来の分際で私に『出てこい』ってどういうつもりッ！（バチーン）」

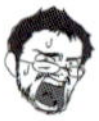
「ひえー！　違います，上村が言ったんです！　僕じゃないです！」

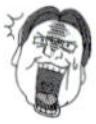
「先生，人のせいにしないでください．蟲姫様，この症例の虫卵が何の寄生虫によるものか教えてください．どうぞ，これはつまらないものですが……お供え物のマダガスカルゴキブリです」

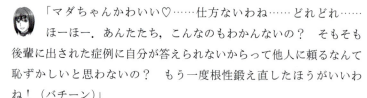

「マダちゃんかわいい♡……仕方ないわね……どれどれ……ほーほー．あんたたち，こんなのもわかんないの？　そもそも後輩に出された症例に自分が答えられないからって他人に頼るなんて恥ずかしいと思わないの？　もう一度根性鍛え直したほうがいいわね！（バチーン）」

「ひえー！　そんな正論を……」

「ぐうの音も出ない正論ッスね……」

「なるほど……さすが蟲姫……．さあ貴様らッ！　そろそろ診断を答えろッ！」

「先生，どうします？」

「落ち着いて考えよう……まず便に虫卵が検出される蠕虫には線虫，吸虫，条虫があるわけだな」

「ふんふん」

「で，条虫っていうと日本海裂頭条虫とかが有名だけど，虫卵ってこんなかんじじゃん？ 図5」

「こんなかんじって……どんなかんじですか？」

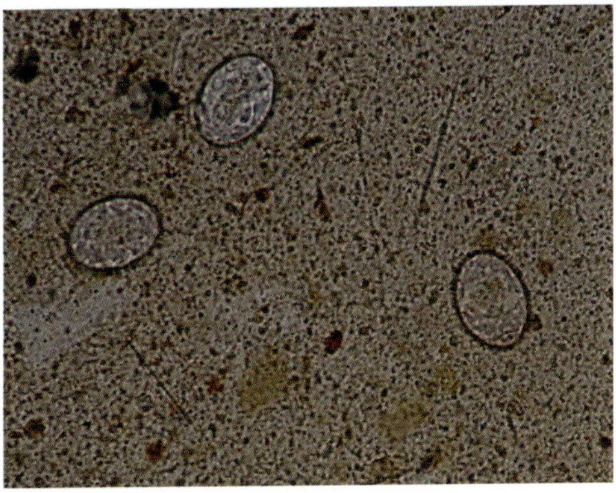

図5 日本海裂頭条虫の虫卵

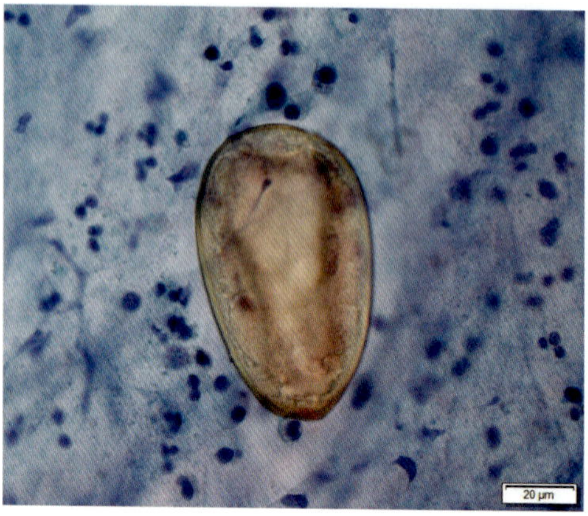

図6 喀痰細胞診（パパニコロウ染色）で観察された肺吸虫

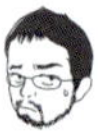
「教科書的には淡褐色の楕円形で，小蓋があって，反対に微突起があるのが特徴とされる．ちょっと今回の症例の虫卵とは違うんじゃないか？」

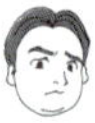
「ふーん．吸虫はこの前肺吸虫の症例をみましたよね **図6**」

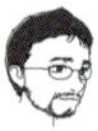
「肺吸虫はウエステルマン肺吸虫と宮崎肺吸虫との形態学的鑑別は困難だが，黄褐色で小蓋を持つのが特徴とされる」

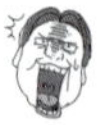
「先生……ぶっちゃけ日本海裂頭条虫との違いがわかんないッス！」

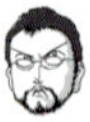
「安心しろ，オレもだ!!」

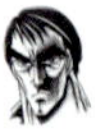
「早く診断を言ってみろオオオオ!!」

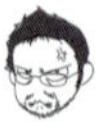
「いや，無理だろこれ．せめて成虫を見せてくれよ！　駆虫したり下部消化管内視鏡したりしてないのか？」

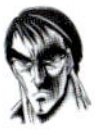
「したに決まってるだろオオオオ！　だが残念ながら下部消化管内視鏡では成虫は見つからなかったんだよオオオオ！」

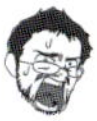
「くっ！……ガッツが足りないッ！」

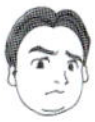
「そのキャプテン翼ネタ，ほとんどの読者に通じないと思いますよ」

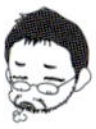
「うーん……診断どうする？　蟲姫は教えてくれないしなー」

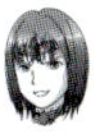
「おバカッ！　ヒントは与えているでしょうがッ！（バチーンバチーン）」

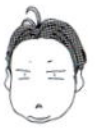
「ヒント……？　正論しか言ってませんよね……？」

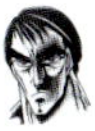
「おっと，そこまでだ．診断を答えてもらおうか」

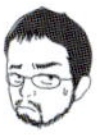
「えー．もうわかんねえし適当に答えちゃうか．じゃあズビニ鉤虫で．なぜなら名前がなんか強そうだから」

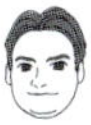
「先生，適当すぎますね」

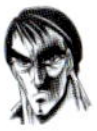
「ズビニだな……では診断だッ！」

薄い卵殻で四分裂期卵がみられることから鉤虫症が疑われた．アルベンダゾール400 mgを単回投与したところ，翌日より腹痛・下痢は改善した．アルベンダゾール投与後も便中に虫体の排泄はみられなかった．

奈良県立医科大学寄生虫学講座の吉川正英教授に同定を依頼したところ，ろ紙法培養にて幼虫が検出され，同検体から抽出されたDNAからのPCRで *Ancylostoma ceylanicum*（セイロン

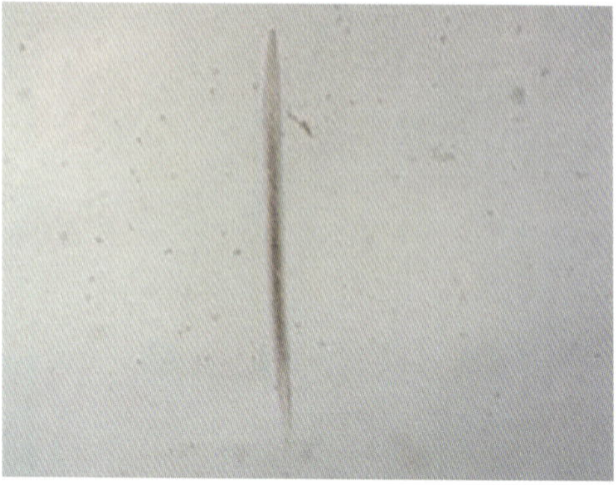

図7 本症例の便検体からろ紙法培養で検出された
セイロン鉤虫の幼虫

鉤虫）と同定された 図7.

最終診断

セイロン鉤虫症

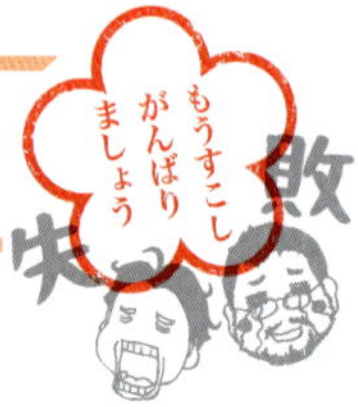

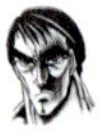
「というわけでセイロン鉤虫症に最初から決まっていたな……」

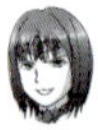
「だからセイロンって言ってたのに……」

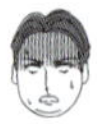
「それでやけに正論を言ってたんですね……」

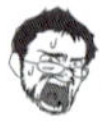
「わかるわけないし！　セイロン鉤虫とか初めて聞いたし！」

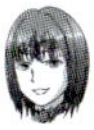
「修行が足りないのよッ！（バチーンバチーン）」

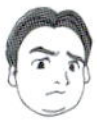
「ところでこの症例はどこでセイロン鉤虫に感染したんですか？」

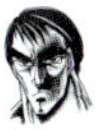
「鉤虫症だから経皮感染に決まっているだろう！　本症例では下腿に点状の皮疹がみられたが，あの皮疹は幼虫が経皮感染した際に侵入部位にみられる点状皮膚炎に決まっている可能性があると考えているのだ！」

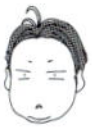
「決まっている可能性って……もう何がなんだか……」

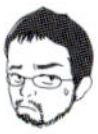
「なるほど……ブッダガヤの草むらで寝転がったというエピソードがセイロン鉤虫に曝露した機会だったと決まっている可能性があるということか……」

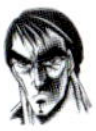
「よっしゃー!!　5,255円ゲットーーー!!　キャッホーーーーーーイ！」

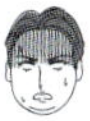
「5,255円でここまで喜ぶ医者がかつていただろうか……」

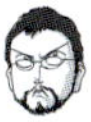
「DCCフェローにとっては大金だからな……」

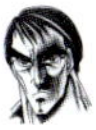
「それはともかく，今日からはNCGMでしっかりと働いてもらうぞ」

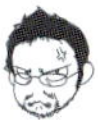
「ぐぬぬ……道場破りもここまでか……」

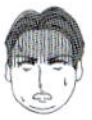
「ケースカンファレンス道場破り，一巻の終わりですね……涙」

解説

鉤虫症は鉤虫（hookworm）の幼虫の肺移行に伴う一過性の呼吸器症状（単純性肺好酸球増多症），成虫の寄生・吸血による消化器症状，貧血などがみられる蠕虫感染症である[3)]．日本国内での感染者は少なくなったが，世界的には熱帯・亜熱帯地域を中心に5億人以上が感染していると考えられている．ヒトで最も頻度の高い鉤虫症はズビニ鉤虫（*Ancylostoma duodenale*）とアメリカ鉤虫（*Necator americanus*）で，前者は温帯地域，後者は熱帯・亜熱帯地域を中心に流行している 図8．

セイロン鉤虫（*Ancylostoma ceylanicum*）はイヌやネコに感染する鉤虫であるが，アメリカ鉤虫・ズビニ鉤虫と同じようにヒト体内で成虫に発育し鉤虫症の原因となる人獣共通寄生虫である．近年，アジアの鉤虫症流行地でヒトに感染している鉤虫種を遺伝子学

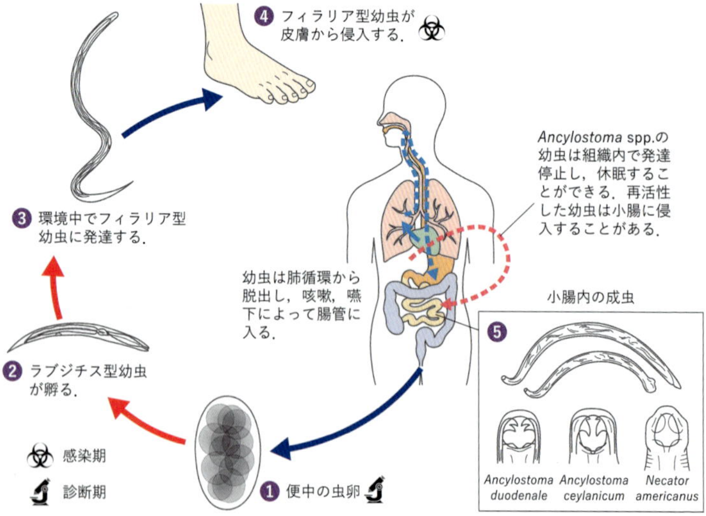

図8 鉤虫症の生活環（文献4より改変）

的に同定したところ，アメリカ鉤虫に次いでセイロン鉤虫が多いことが報告されている[5)].

診断には糞便検査で虫卵を検出することによるが，虫卵の形態で鉤虫の種の鑑別はできないため，虫卵を培養し幼虫の形態で判断するか，遺伝子学的な診断による.

治療はアルベンダゾール 400 mg 単回投与が世界的には一般的であるが，本邦ではピランテルパモ酸塩 10 mg/kg 単回投与で治療されることが多い[6)].

果たして忽那・上村の道場破りの旅は終わってしまうのか……今後の展開にご期待ください（続く）.

参考文献

1) Leder K, Torresi J, Libman MD, et al. GeoSentinel surveillance of illness in returned travelers, 2007-2011. Ann Intern Med. 2013；158：456-68.
2) Kutsuna S, Hayakawa K, Mezaki K, et al. Spectrum of enteropathogens in cases of traveler's diarrhea that were detected using the FilmArray GI panel：New epidemiology in Japan. J Infect Chemother. 2021；27：49-54.
3) 片浪雄一，中村（内山）ふくみ，佐藤公俊，他．パプアニューギニアで感染し虫卵の遺伝子学的同定によりセイロン鉤虫症と診断した1例．感染症誌. 2017；91：759-63.
4) CDC. DPDx-Hookworm（Intestinal）. https://www.cdc.gov/dpdx/hookworm/index.html（Accessed 2019/11/27）
5) Traub RJ. Ancylostoma ceylanicum, a re-emerging but neglected parasitic zoonosis. Int J Parasitol. 2013；43：1009-15.
6) 濱田篤郎．鉤虫症．In：熱帯病治療薬研究班．寄生虫症薬物治療の手引き．10版．2019．p.63-4.

さくいん

あ行

か行

ま行

や行

ら行

わ行

A

B

C

本書は感染症総合誌『J-IDEO』Vol. 1 No. 1（2017年3月）
から Vol. 4 No. 4（2020年7月）に連載された「日本全国感
染症ケースカンファレンス 道場破り」を書籍化したものです.
なお，書籍化にあたり一部加筆・修正しました.

著者

くつ な さと し
忽那賢志

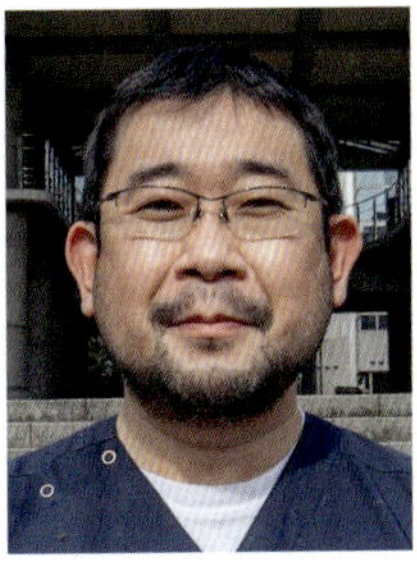

2004年3月　山口大学医学部を極めて平凡な成績で卒業
2004年4月～　関門医療センターで初期研修医として無難に過ごす
2006年4月～　山口大学医学部附属病院先進救急医療センターで医員としてポータブルレントゲン撮影や口腔洗浄などに従事
2008年10月～　奈良県立医科大学附属病院感染症センターで医員として関西の多くのお寺を巡る
2010年4月～　市立奈良病院感染症科で医長を勤めながらにして西国三十三ヶ所の寺院を巡るという偉業を達成
2012年4月～　国立国際医療研究センター国際感染症センターでフェローとして東京デビューし都会にかぶれる
2021年7月～　コロナのどさくさに紛れて大阪大学大学院医学系研究科感染制御学の教授に着任

日本中のお寺を巡りながら，ダニを収集することを趣味としている．
最も好きなお寺は奈良県の室生寺，最も好きな仏像は滋賀県渡岸寺の十一面観世音菩薩，最も好きな日本庭園は京都府東福寺光明院庭園，将来の夢は『探偵！ナイトスクープ』に出演すること，最も捕まえたいダニは京都府の無人島・沓島の *Carios* spp.である．

感染症道場破り（かんせんしょうどうじょうやぶ）　シーズン1　Ⓒ

発　行　2025年5月20日　1版1刷

著　者　忽那賢志（くつなさとし）

発行者　株式会社　中外医学社
代表取締役　青木　滋
〒162-0805　東京都新宿区矢来町62
電　話　(03) 3268-2701（代）
振替口座　00190-1-98814番

カバーイラスト/anじぇら　〈HI・HU〉
印刷・製本/三報社印刷㈱
ISBN978-4-498-02156-3　Printed in Japan